ESSAI

SUR LE

TRAITEMENT DES FISTULES

GÉNITO-URINAIRES CHEZ LA FEMME

A. PARENT, Imprimeur de la Faculté de Médecine , rue Monsieur le Prince, 31

ESSAI

SUR LE TRAITEMENT

DES FISTULES

GÉNITO-URINAIRES

CHEZ LA FEMME

PAR

José-E. MONTEROS

DOCTEUR EN MÉDECINE DE LA FACULTÉ DE PARIS

Licencié en médecine de la Faculté de Guatemala.

SOMMAIRE

Première partie.

De la guérison spontanée des fistules vésico-vaginales et des opérations non sanglantes qu'elles réclament.
Position, tampon et sonde à demeure. — Cautérisation — Instruments unissants, etc.

Deuxième partie.

De la guérison des fistules vésico-vaginales au moyen des opérations sanglantes.
Méthode Française.
Méthode Allemande. — Méthode Américaine.

Troisième partie.

Appréciations des différentes méthodes opératoires
Plusieurs observations détaillées et un grand nombre de tableaux synoptiques.

17 PLANCHES

ET PLUSIEURS FIGURES LITHOGRAPHIQUES

PARIS

LOUIS LECLERC, LIBRAIRE-ÉDITEUR

14, RUE DE L'ÉCOLE DE MÉDECINE.

1864

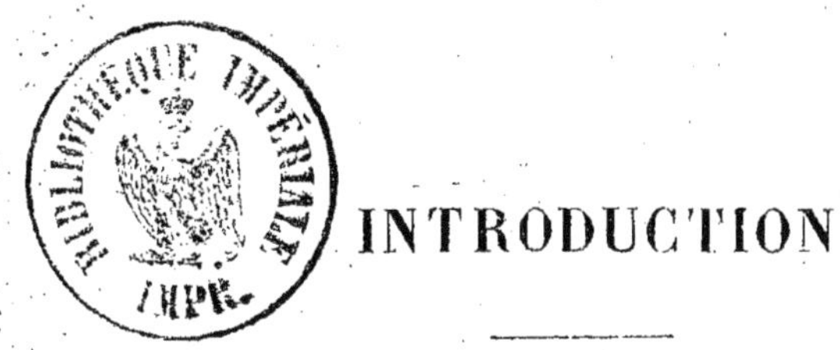

INTRODUCTION

Le seul but de ce travail a été de réunir la plupart des travaux qui ont été publiés sur l'intéressante question du traitement des fistules génito-urinaires chez la femme, et d'apprécier, par l'étude comparative des principaux procédés opératoires et des observations que nous avons pu réunir, lequel de ces procédés mérite la préférence ?

Nous avons trouvé que c'est celui de M. Sims, accepté d'ailleurs par la plupart des chirurgiens, qui doit être préféré ; mais l'étude de la méthode allemande nous a montré certaines modifications utiles qui simplifieraient singulièrement, suivant notre manière de voir, le traitement consécutif par le procédé américain.

Voici l'ordre que nous avons suivi :

Dans une première partie, nous avons étudié la question de la guérison spontanée, pour mieux préciser l'indication de l'opération, ainsi que le traitement de ces fistules par des opérations non sanglantes.

La seconde partie est destinée à l'exposition sommaire des quatre procédés opératoires qui font époque dans la science.

Dans la troisième partie, nous avons apprécié ces divers procédés, d'après l'étude comparative de chacun de leurs temps, et des résultats qu'ils ont donnés.

Nous ajoutons à la fin de ce travail, sous la forme de tableaux synoptiques, un résumé des observations que nous avons pu recueillir. Nous avons exposé en détail celles qui nous ont paru intéressantes.

DU TRAITEMENT

DES

FISTULES URINAIRES

CHEZ LA FEMME

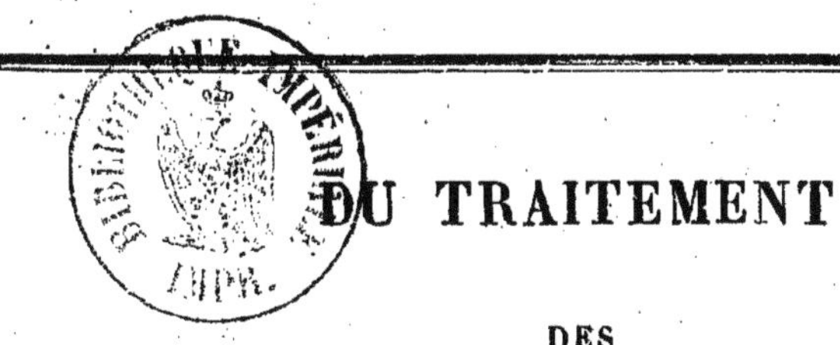

PREMIÈRE PARTIE.

De la guérison spontanée des fistules vésico-vaginales et des opérations non sanglantes qu'elles réclament.

CHAPITRE I&ER;.

GUÉRISON SPONTANÉE DES FISTULES VÉSICO-VAGINALES.

Presque tous les chirurgiens qui se sont occupés du traitement des fistules vésico-vaginales ont observé des cas de guérison spontanée par les seuls efforts de la nature ou favorisée par l'emploi des moyens les plus simples ; mais, en général, ils n'ont fait qu'indiquer ces cas sans en décrire les phases et les détails. Par suite de cette omission, la question de l'époque où il convient d'intervenir avec la

médecine opératoire n'est pas encore résolue, et son importance est
à peine indiquée dans les traités *ex professo* (1).

« Ce fait est important, dit M. Nélaton ; car il apprend à apprécier
la valeur des méthodes de traitement. Ce n'est pas qu'il faille considérer la guérison spontanée comme la règle. Loin de là : le plus
souvent, au contraire, les fistules persistent, surtout lorsqu'elles
sont très-étendues ; mais la possibilité d'une guérison spontanée
doit toujours entrer en ligne de compte, lorsqu'il s'agit de suppu-
ter les chances de guérison et d'apprécier les résultats des méthodes
mises en usage. » (*Éléments de pathologie chirurgicale*, tome V,
page 507.)

Pour résoudre les questions relatives à ce sujet, approximativement du moins, il faudrait étudier attentivement les faits de guérison spontanée qui ont été publiés, afin de déterminer le temps dont
la nature a eu besoin pour oblitérer la fistule, le mécanisme de
cette guérison, les conditions dans lesquelles on l'a observée, et les
moyens employés par les chirurgiens dans le but de la favoriser.

Nous allons passer en revue ces différents points afin d'arriver,
s'il nous est possible, à la solution de ces intéressantes questions : et

---

(1) Certains auteurs prétendent, dit M. Jobert, que les fistules vésico-vaginales
peuvent guérir par les seules ressources de la nature et par l'emploi des moyens
les plus simples. Jusqu'à présent, pour ma part, je n'ai pas été assez heureux
pour obtenir la guérison de fistules vésico-vaginales, quelque étroites qu'elles
fussent, par le seul travail de la nature. Mauriceau en a vu disparaître deux dans
l'espace de quatre mois, et le D\u02b3 Cumin, de Glascow, a obtenu l'oblitération d'une
fistule à l'aide d'une sonde conservée dans la vessie (*Edinburgh medical journal*,
2-76, p. 62). Il y a même des exemples de guérison spontanée... (Clémot, *Bibl. méd.*,
2-59, p. 108). Mais alors il s'agissait de fistules survenues à la suite de la taille
vaginale et non de fistules avec perte de substance (*Traité de chirurgie plastique*,
par A.-J. Jobert (de Lamballe), t. II, p. 356).

La guérison des fistules vésico-vaginales, dit M. Gustav Simon, se fait presque
exclusivement par première intention, peut-être jamais par granulations : la ténuité des bords de la plaie et l'action mécanique de l'urine s'y opposent (*Ueber
die Operation der Blasen-Scheidenfisteln*, von D\u02b3 G. Simon, professor in Rostock,
broch. in-8°, 1862, p. 52).

nous rapporterons à la fin de ce chapitre des observations à l'appui de ce que nous aurons avancé.

Nous allons rapporter 15 observations de fistules vésico-vaginales qui se sont guéries spontanément, et 4 cas cités par M. Depaul, dans lesquels il a observé cette heureuse terminaison, que nous n'avons pas chiffrés, parce qu'ils contiennent très-peu de détails. Nous devons éliminer la 1re et la 11° observation, que nous trouvons incomplètes. Il reste donc 17 cas de guérison que nous allons examiner.

A. *Époque à laquelle la guérison a été constatée.*

Dans la 14e obs. la guérison a été constatée au bout de   7 jours ;
—   8e   —   —   15
—   13e   —   —   30
—   5e   —   —   40
—   4e   —   —   42
—   10e   —   —   2 mois ;
—   3e et 12e   —   —   3
—   9e   —   —   5
—   2e   —   —   8

Dans les autres cas, le temps que cette période de réparation a duré n'est pas indiqué.

Desault, en préconisant l'efficacité du tamponnement et de la sonde à demeure, avait déjà dit : «Nous croyons devoir observer que le traitement de ces fistules est nécessairement long, et que souvent la guérison n'a été parfaite qu'au bout de *six mois* ou un an.» Mais les deux observations de Desault, que Chopart rapporte dans son livre, n'étant pas des exemples de guérison complète, l'assertion du savant chirurgien ne fut pas admise par tout le monde.

M. le professeur Nélaton, en vue des faits qu'il a eu occasion d'observer dans sa pratique, établit comme principe général qu'il ne faut pas opérer les fistules vésico-vaginales avant le sixième ou le neuvième mois après l'accident.

M. Verneuil ne va pas aussi loin et pense, de son côté, que les deux ou trois premiers mois qui suivent la formation de la fistule doivent être consacrés uniquement aux soins hygiéniques, ou bien à de simples cautérisations destinées à exciter la cicatrisation de l'inodule et à empêcher la soudure de la muqueuse vaginale à la muqueuse vésicale, cause essentielle de la permanence des fistules.

M. Sims, dont l'autorité en pareille matière est si grande, pense comme M. Verneuil.

L'époque à laquelle on a observé la guérison par la spontanéité de l'organisme est donc une contre-indication pour pratiquer l'opération sanglante immédiatement après l'accident.

M. Verneuil donne le nom d'*opération prématurée* aussi bien à celles qui sont pratiquées trop près de l'accouchement qu'à celles qu'on pratique trop tôt après un insuccès de suture.

Quand on opère une fistule vésico-vaginale très-peu de temps après l'accouchement, l'utérus et ses annexes n'étant pas encore revenus complétement à l'état normal, on doit craindre qu'une opération aussi longue et aussi pénible, faite dans leur voisinage, ne retentisse pas vers les parties profondes; d'un autre côté, le vagin, à cette époque, n'a pas assez de consistance pour bien supporter l'effort des sutures, lesquelles peuvent déchirer les tissus. Il est à craindre aussi, vu la vascularité et l'irritation des parties, qu'une vaginite vienne compromettre le succès de l'opération.

Il ne serait pas difficile, dit M. Verneuil, de démontrer que certains échecs sont dus à ce qu'on s'est trop souvent hâté d'opérer ou de réopérer. Voici quelques recherches que ce chirurgien a faites sur ce point important :

« Les chirurgiens, dit-il, n'ont pas formulé de règles précises sur le point qui nous occupe; et quand on cherche dans les textes ou dans les observations, on trouve des résultats et des avis tout à fait différents. Et d'abord je reconnais que l'on a réussi plusieurs fois en faisant l'opération d'une manière prématurée. Ainsi M. Schuppert opère avec succès, le 26 février, une femme chez laquelle une première tentative avait échoué quarante-trois jours avant. » (*New-Orleans med. news and hospital Gazette*, april 1858, p. 77.)

— 5 —

« M. Esmarch échoue le 8 juin ; il recommence le 23 juillet, et réussit » (*Deutsche Klinik*, n° 27 ; 1858).

« M. Jobert opère le 31 mars, insuccès ; le 23 avril, il revient et réussit (*Chirurgie plast.*, t. II, obs. 95).

« Lenoir opère le 9 avril sans succès, cautérise le 5 mars, enfin pratique une nouvelle suture le 22 mars, et cette fois ferme la fistule (même ouvrage, obs. 96, p. 513).

« Mais à côté de ces cas heureux que je pourrais multiplier, j'en signalerai d'autres qui se sont terminés différemment.

« M. Jobert opère une dame le 13 juillet 1850, insuccès ; nouvelle tentative en août, même échec. La malade part pour son pays. Elle est réopérée le 7 avril 1851, cette fois la réunion réussit, sauf une fistule secondaire causée par la section des lèvres par un fil. Une dernière suture pratiquée le 5 juin amène la guérison définitive. (*Traité des fistules vésico-utérines*, 1852, obs. 5, p. 108.)

« Le même auteur nous fournit une observation très-concluante : il opère la nommée Huttin le 1er mars 1847, insuccès ; puis le 1er avril, nouvel insuccès ; puis le 30 mai, insuccès.

« Le vagin devint le siége d'une lésion que M. Jobert considère comme de la pourriture d'hôpital ; malgré le mauvais état de la santé générale on opère encore le 6 décembre, mais cette fois la malade succombe au bout de douze jours.

« L'auteur, dans les remarques qui accompagnent son récit, nous dit, p. 569 : « On ne sera pas étonné de ces insuccès, si l'on réfléchit à l'indocilité de la malade, etc. Toutefois je dois avouer que peut-être certaines de ces opérations ont été trop rapprochées, et il tombe de suite sous le sens que les lèvres de la fistule, encore enflammées, ont dû se laisser couper prématurément. (*Chirurgie plastique*, t. II, p. 554, obs. 98.) Réflexion très-juste et à laquelle on ne peut reprocher que d'avoir été trop tardive. »

« M. J. Wright opère une femme un mois après l'accouchement, réunion incomplète ; il reste un petit pertuis qui s'agrandit beaucoup dans la suite ; seconde opération six semaines après la première, insuccès complet (*Medical Times and Gazette. Statistical report*, 1860, t. I, p. 473).

; «Jusqu'ici point de préceptes, mais en voici : M. Baker-Brown, spécialiste habile, ne craint pas d'opérer de très-bonne heure. En parlant de M^{ss}. K..., il dit : » L'opération fut pratiquée peu de semaines seulement (six environ) après l'accouchement et avant que les bords soient calleux ou renversés en dedans, point que je regarde comme de la plus grande importance. J'y insistai beaucoup lorsque je fus consulté pour la première fois, et l'allaitement lui-même ne m'engagea pas à remettre l'opération. La condition d'une femme affectée de fistule vésico-vaginale est en tout temps des plus misérables, et cette jeune dame en particulier étant d'un tempérament vivace, d'humeur gaie et aimant le monde, il eût été difficile et dangereux de la décourager.» A quoi je répondrai que cela est fort bien et que des motifs analogues m'ont décidé moi-même, mais qu'on pourrait bien n'être pas toujours aussi heureux. Précisement dans ce cas de M^{ss}. K..., les fils avaient coupé complétement les lèvres de la plaie au sixième jour ; ils étaient même devenus libres dans le vagin, à ce point qu'ils furent entraînés au dehors par une injection. La guérison n'en fut pas moins obtenue, mais elle n'était pas bien solide, car douze jours après l'opération quelques gouttes d'urine suintèrent à travers les surfaces réunies ; phénomène qui se renouvela quatre jours plus tard, mais qui, par bonheur, ne reparut plus dans la suite. (*On vesico-vaginal fistula ;* brochure in-8° de 27 pag., obs. 2, p. 8.)

«Margarit Dancer fut opérée deux mois après l'accouchement, il y eut amélioration seulement ; une nouvelle tentative vingt-huit jours plus tard réussit (*On vesico-vaginal fistula,* obs. 6).

«M. Baker-Brown avait été moins heureux auparavant. Il opéra une fois treize jours seulement après l'accouchement ; il y eut insuccès complet, non sans quelques accidents sérieux (obs. 1re du chapitre consacré aux fistules vésico-vaginales dans son livre *On some diseases of women,* 1856).

«Enfin, dans les remarques qui suivent l'obs. 5 (*On vesico-vaginal fistula,* p. 14), l'opération fut faite neuf semaines après l'accouchement, et M. Baker-Brown considère comme un avantage d'avoir pu agir aussitôt après la séparation des eschares qui avaient formé la fistule ; les parties, dit-il, se trouvaient ainsi dans un état favorable. La guérison fut obtenue en effet, mais au troisième jour survint une hémorrhagie assez grave.

« A la précipitation raisonnée du chirurgien anglais nous opposerons l'avis de M. Marion Sims qui se prononce catégoriquement pour la temporisation ; en effet, M. le D' Smith Warner, de Lumpkin, Georgie (*Charleston med. journ. and rewiew*, 1857, p. 466), avait opéré le 6 décembre, sur une jeune négresse, une fistule très-compliquée. L'échec avait été complet : il écrivit à M. Sims pour savoir quand il pourrait recommencer. Ce dernier répondit que le temps à mettre entre la première et la seconde opération dépendait uniquement de l'état général de la malade, qui devait être complétement rétablie et avoir récupéré ses forces ; il ajoutait : « J'ai eu souvent à regretter une répétition trop précoce de l'opération, et l'expérience m'a enseigné l'important précepte de me *hâter lentement*, malgré les instances pressantes des malades. Quelques-unes pourront subir la seconde opération au bout de cinq, six, huit semaines ; la plus longue période est plus sûre que la plus courte.

« M. Smith Warner ne put ou ne voulut pas profiter de ce sage conseil, il opéra le 18 février, un peu plus de deux mois après la première tentative : il n'obtint qu'une légère amélioration. Enfin un troisième essai fut fait six semaines après, il échoua parce que, dit-il, les parties étaient encore trop tendres et n'avaient pas eu le temps de se consolider, ce qui amena une section rapide des lèvres par les fils et remit les choses comme elles étaient avant la dernière opération. On ne revit plus la malade.

« Quoique incomplets, ajoute M. Verneuil, les détails que je viens de donner suffiront pour appeler l'attention sur ce point ; ils devront inspirer la prudence aux chirurgiens, et aux opérées la patience nécessaire. »

En résumé : La probabilité d'une guérison spontanée ou bien le rétrécissement plus ou moins considérable de la fistule dans les premiers mois qui suivent l'accident, l'état des organes génitaux à cette époque, de même que les insuccès qu'on a remarqués quand on s'est hâté d'opérer, doivent engager les chirurgiens à suivre les conseils de MM. Nélaton, Sims et Verneuil.

B. *Caractères des fistules.*

1° *Fistules avec perte de substance ou sans cette complication.* — Dans la 14ᵉ observation, la fistule s'était produite à la suite d'une chute sur un chaudron qui se brisa ; il n'y avait pas de perte de substance, les bords n'étaient pas contus et se juxtaposaient.

Dans la 8ᵉ observation, la fistule était sans perte de substance longitudinale, et produite probablement par le forceps, car l'urine commença à couler par le vagin le même jour de son application (1).

Nous faisons les mêmes remarques précédentes dans la 13ᵉ obs., car l'urine commença à sortir par le vagin une heure après le travail.

Dans 7 cas, la chute d'une eschare précéda la formation de la fistule.

Il résulte que dans 3 cas de guérison, les fistules étaient dans les meilleures conditions pour la réunion, tandis que dans 7 autres cas, malgré la circonstance fâcheuse d'être accompagnées de perte de substance, la guérison n'a pas été moins heureuse. Faudrait-il dire que ces guérisons, parce qu'elle se trouvent en majorité dans les cas que nous rapportons, avaient plus de chances de réussite ? Évidemment non : le simple raisonnement suffit pour prouver le contraire. Le plus souvent les fistules sont accompagnées de perte de substance, ce qui explique pourquoi dans les cas cités, elles se trouvent en majorité.

---

(1) On trouve sur 100 accouchées, dans lesquelles on a appliqué le céphalotribe, 5 fistules vésico-vaginales.

Dans la statistique de Henning, en Allemagne, on trouve sur 100 femmes délivrées au moyen du céphalotribe, 8 cas de fistules vésico-vaginales. (*De la Céphalotripsie* ; thèse d'inaug. de M. Édouard Lauth. Strasbourg, 1863.)

2° *forme*. — La forme n'a été indiquée que dans 5 cas seulement : 3 étaient longitudinales et 2 transversales.

On croit que les premières sont dans de meilleures conditions pour que la guérison spontanée s'effectue, car les bords seraient alors plus rapprochés et l'urine ne coulerait que par un des angles de la plaie, tandis que dans les fistules transversales, lesquelles sont beaucoup plus fréquentes, les lèvres de la plaie seraient séparées par un intervalle plus considérable et baignées par l'urine dans une étendue plus grande.

3° *Grandeur de la fistule* :

Dans le 3ᵉ cas, la fistule avait 15 millimètres d'étendue.
>   6ᵉ   »   1 centimètre et demi.
>   8ᵉ   »   2 centimètres.
> les 7ᵉ, 9ᵉ, 15ᵉ et 4ᵉ cas de M. Depaul, le doigt pénétrait dans la vessie.

Dans le 13ᵉ, deux doigts passaient.

Les 10ᵉ, 12ᵉ, 14ᵉ, avaient le diamètre d'une sonde ordinaire.

Dans le 5ᵉ, l'ouverture avait l'étendue d'une pièce de 5 francs.

Les circonstances étant les mêmes, on conçoit que plus la fistule est petite et récente, plus les chances de guérison augmentent.

Dans les cas précédents, il y a ce fait important, c'est qu'on a vu la guérison par la spontanéité de l'organisme, même dans les grandes fistules, comme dans les exemples 5ᵉ, 13ᵉ, etc.

4° *Siége de la fistule*. — En général, les fistules vésico-vaginales sont situées près du col de la vessie, comme dans les observations 11ᵉ, 12ᵉ, 13ᵉ et 14ᵉ ; cependant, dans les 3ᵉ, 5ᵉ, 9ᵉ et 10ᵉ, elles correspondaient au bas-fond de la vessie, et ce siége, quoique plus rare, est encore assez fréquent.

La considération du siége dans ces sortes de lésions est importante pour apprécier les conditions qui favorisent ou entravent la guérison spontanée. Dans les fistules du bas-fond de la vessie, l'écoulement continuel de l'urine dans la position horizontale de la femme, et la mobilité de cette partie de l'organe, sont considérées comme des conditions défavorables à la réunion. L'épaisseur (1) de la cloi-

---

(1) Les auteurs ne sont pas d'accord sur l'épaisseur de la cloison vésico-vaginale. C'est ainsi, par exemple, que Huschke (*Encyclopédie anatomique*, t. V, p. 461) donne au vagin une épaisseur d'une ligne, et Kölliker (*Histologie humaine*, p. 587) celle de 2 millimètres ; M. Malgaigne (*Manuel de médecine opératoire*, 7ᵉ édit., p. 768) admet, vu la *rétraction de la vessie dans les cas de fistules vésico-vaginale,* que les parois réunies du vagin et de la vessie peuvent acquérir *alors* une épaisseur de 6 à 8 millim., sous-entendant ainsi que, dans l'état normal, l'épaisseur est beaucoup moindre. M. Jobert (de Lamballe), qui a le mieux indiqué la disposition de la région utéro-vagino-vésicale, dit (*Traité de chir. plast.*, t. II, p. 274) que la paroi vésico-vaginale n'a jamais moins de 1 centimètre, et peut acquérir 1 centimètre et demi à 2 centimètres. Voyant ces contradictions, M. le Dʳ Deroubaix (*Observations cliniques et critiques sur l'opération de la fistule vésico-vaginale, par la méthode américaine*, 1863, p. 34; Bruxelles) a fait quelques recherches sur ce point controversé de l'anatomie des régions : «Il est des détails anatomiques relatifs à la cloison vésico-vaginale, dit-il, que l'on observe mieux par la dissection et la séparation des deux organes par leurs parties latérales, et d'autres qui se font mieux reconnaître par une coupe verticale sur la ligne médiane et par une autre pratiquée sur les côtés. Ces préparations préliminaires font constater les particularités suivantes :

«L'épaisseur de la paroi vésico-vaginale est généralement plus grande chez une femme qui a accouché que chez une fille. Elle présente des variétés assez grandes chez les différentes femmes de la première catégorie, ce qui peut en partie dépendre de la quantité de sang renfermé dans les vaisseaux du vagin, et du volume variable, comme l'on sait, de la membrane musculaire de la vessie. En général, elle est d'un demi-centimètre au tiers antérieur du canal de l'urèthre, de 1 centimètre et un quart à 1 centimètre et demi au niveau du col de la vessie, où un renflement manifeste se produit, de 8 millimètres à 1 centimètre au delà du col, et de 1 centimètre et un quart à 1 centimètre et demi vers le col utérin. Cette épaisseur est susceptible de diminuer ou d'augmenter considérablement suivant qu'on exerce une pression ou une traction en sens inverse sur les deux faces de la paroi. L'épaisseur relative de la paroi vaginale et de la paroi urinaire est comme 2 : 1. Au niveau du canal de l'urèthre, l'union du canal et du vagin est telle qu'il est impossible de les séparer par la dissection; mais à partir du col, il s'interpose entre la vessie et le conduit vulvo-utérin un tissu conjonctif qui devient de plus en plus abondant et de plus en plus lâche à mesure qu'on se rapproche du repli péritonéal interposé entre la matrice et le réservoir urinaire. Il en résulte que la vessie glisse sur le vagin avec d'autant plus de facilité et dans une étendue

son vésico-vaginale varie dans les différents points de son étendue, ce qui fait varier aussi les chances de réunion suivant le siége de la fistule, et cela est facile à comprendre, car, si au lieu de se correspondre par de simples bords, les lèvres de la plaie se correspondaient par des larges surfaces, la nature ne serait pas si souvent impuissante à produire l'oblitération, et la sagacité des chirurgiens n'aurait pas été si longtemps mise à l'épreuve pour lui venir en aide.

C. *État de santé et âge des malades.*

Obs. 3ᵉ, 34 ans, cachectique.

» 6ᵉ, 0 » une pneumonie fit ajourner l'opération.

» 8ᵉ, 26 » tempérament sanguin.

» 9ᵉ, 31 » santé robuste.

» 10ᵉ, 36 » forte et bien constituée ; elle a eu une péritonite intense après l'accouchement.

---

d'autant plus grande qu'on l'examine plus en arrière. Dans l'état de vacuité, et sans aucune dissection préalable, ce glissement, immédiatement au-dessous du col utérin, peut aller jusqu'à 2 et même 3 centimètres. La portion de tissu conjonctif qui est immédiatement en contact avec la vessie est beaucoup plus lâche que celle qui recouvre le vagin, d'où il suit que le glissement s'effectue principalement dans les mailles de la première. Le tissu conjonctif qui réunit le péritoine à la partie supérieure et antérieure du col de la matrice est beaucoup plus dense que celui qui avoisine en cet endroit la vessie. Sur les côtés, le vagin et la vessie, s'adossant par des surfaces plus ou moins convexes, tendent à s'écarter, et présentent par conséquent entre eux une plus grande quantité de tissu conjonctif, mais surtout un plus grand nombre d'artères et de veines disposées en plexus. Les deux uretères passent au devant de ces vaisseaux, et vont se confondre avec la paroi musculaire de la vessie, puis avec sa membrane muqueuse, sans contracter aucune espèce d'adhérence avec le vagin. On peut facilement détacher de la vessie toute l'épaisseur du vagin, sans toucher en aucune manière aux uretères. Le tissu du vagin devient de moins en moins dense à mesure qu'on s'éloigne de la superficie de la muqueuse pour se porter vers la vessie. C'est le contraire pour ce dernier organe. En outre, le vagin forme dans toute son épaisseur un tout qu'il est impossible de séparer en différentes lames, tandis qu'il est très-facile de détacher la muqueuse de la vessie de sa membrane musculaire. Toutefois il est beaucoup plus facile de séparer le vagin des deux couches de la vessie que de détacher celles-ci l'une de l'autre.

Obs. 12°, 0 ans, la santé paraît avoir peu souffert.
   » 13ᵉ, 23 »   »
   » 14ᵉ, 30 »   »

Ces détails manquent dans les autres cas cités.

Il résulte que la plupart des femmes étaient dans la force de l'âge et jouissaient d'une bonne santé, excepté dans le 3ᵉ cas, où la femme était cachectique.

La constitution, l'état de la santé générale, et certaines maladies intercurrentes graves, telles que les différentes diathèses, la syphilis, la fièvre typhoïde, etc., sont importantes à considérer, car elles peuvent entraver la cicatrisation, et partant l'oblitération spontanée de la fistule.

D. *Mécanisme de la guérison spontanée de la fistule vésico-vaginale.*

M. Verneuil en étudiant le siége, l'étendue et la forme de la fistule, a énoncé, sur le mécanisme de la guérison spontanée de la plaie, quelques propositions théoriques que l'observation aura à confirmer ou à infirmer :

1° Toute perforation vésico-vaginale, dit-il, peut être considérée comme une plaie annulaire.

2° Dans toute plaie annulaire, le travail de cicatrisation s'effectue dans deux directions : A, d'une lèvre muqueuse à l'autre ; B, de la circonférence au centre.

3° Si la cicatrisation marche vite dans le premier sens, et que les lèvres soient peu distantes, elles se rejoindront vite, se souderont et formeront un ourlet muqueux, désormais invariable et permanent. La fistule établie pour toujours, la guérison spontanée ne sera plus possible.

4° Si, au contraire, la rétraction concentrique marche plus vite ; si les lèvres sont distantes l'une de l'autre ; si elles ne peuvent se rejoindre, ou si le froncement centripète met au contact des points non recouverts encore d'épithélium, l'oblitération du trou est sinon assurée, au moins très-probable.

5° Le chirurgien devra donc imiter ou favoriser le second procédé naturel, comme il imite et favorise le premier, lorsque, dans un but thérapeutique, il veut créer un orifice artificiel permanent.

Après avoir indiqué l'époque à laquelle la guérison spontanée des fistules vésico-vaginales a été constatée, les caractères de ces fistules, l'âge et l'état de la santé générale des malades, et enfin l'étude théorique du mécanisme de la guérison, il nous reste à passer en revue les différents moyens qui ont été employés pour favoriser cette guérison.

E. Moyens qui ont été employés dans le but de favoriser l'oblitération spontanée des fistules vésico-vaginales.

1° *Simple expectation et position.* — Dans sept cas (obs. 2ᵉ, 3ᵉ, 4ᵉ, et les quatre cas cités par M. Depaul), la guérison s'est effectuée par les seuls efforts de la nature. En effet, dans cinq cas, les malades furent guéries sans aucune intervention ; dans le deuxième, on se limita à faire de simples injections émollientes pour calmer l'irritation du vagin, et dans le troisième, la femme fut couchée pendant deux semaines sans interruption sur le ventre, en même temps qu'elle fut soumise à une diète modérée. Je ne sais pas si, ayant à peine quelques probabilités de guérison, plusieurs malades supporteraient une position aussi gênante et continuée pendant si long-temps. Cependant nous croyons que certaines positions moins incommodes pourraient être utiles, dans les cas par exemple où la femme, étant couchée sur le dos ou sur un côté, pourrait conserver son urine pendant un certain temps, car de cette manière on éviterait le contact continuel de ce liquide avec les bords de la plaie. On pourrait même empêcher son passage par la fistule, au moyen du cathétérisme intermittent, fait quelques instants avant le moment dans lequel on a observé que l'urine commence à couler par le vagin.

Quant aux injections émollientes, elles sont d'une incontestable utilité dans les cas de forte irritation du vagin.

2° *Sonde à demeure.* — La sonde à demeure a été employée dans le but de rétablir le cours de l'urine par l'urèthre, et d'éviter ainsi son passage par la fistule ou sa rétention dans la vessie. — Dans les quatre cas (5ᵉ, 6ᵉ, 7ᵉ et 8ᵉ) où la sonde a été employée seule; dans trois, il n'est pas dit si l'urine a cessé de couler complétement par le vagin; mais, si on considère que dans le cinquième, la fistule avait l'étendue d'une pièce de 5 frans; dans le sixième, 1 centimètre et demi, et dans le septième, 3 centimètres au moins, il est difficile de croire que les choses se soient passées autrement. Quant au huitième cas, son application a produit des douleurs et n'a pas empêché complétement l'écoulement de l'urine par le vagin.

Nous croyons donc qu'on peut contester l'utilité de la sonde à demeure dans ces cas. D'un autre côté, son séjour prolongé dans la vessie n'est pas sans inconvénients; elle produit souvent du ténesme vésical, des accès de fièvre intermittente, et, quand elle est bien supportée, elle est la cause de ces paralysies du col de la vessie qui continuent à produire l'incontinence de l'urine si la malade guérit de sa fistule, et on n'aurait fait que changer de place l'infirmité.

Ce qui nous fait encore douter de l'utilité de la sonde à demeure, c'est que sur 17 cas, 9 ont guéri très-bien sans son application.

M. Verneuil dit que l'on a obtenu autant de guérisons avec l'usage de la sonde que sans elle, et il lui reproche de provoquer des douleurs. Comme il pense que les liquides excrétés n'empêchent pas la cicatrisation ou la réunion secondaire, il croit qu'on peut s'en passer (1).

En résumé, l'emploi de la sonde à demeure n'est pas aussi utile qu'on le croit généralement, parce qu'elle produit souvent des accidents, et ne satisfait pas les indications. Si toutefois on essaye encore son application, on devra ne pas hésiter à se priver de son secours quand elle produit du ténesme, et on doit l'employer

---

(1) *Bulletin de la Société de chirurgie de Paris,* 1862, 2ᵉ série, t. III, p. 433.

d'une manière intermittente, dans les cas où, dans certaines positions de la malade, l'urine cesse de sortir pendant un certain temps
par la fistule. Dans ces cas on viderait la vessie quelques instants
avant le moment dans lequel on a observé que l'urine commence à
couler par le vagin, car si l'urine n'est pas aussi *antiplastique* qu'on
le croyait autrefois, il est incontestable que son contact avec les
bords de la plaie ne saurait favoriser la cicatrisation, et son écoulement continuel doit s'opposer mécaniquement à l'oblitération de
l'ouverture fistuleuse.

3° *Pessaire à réservoir d'air.* — Dans le 9° et le 10° cas, le pessaire
a été placé dans le vagin. Le prolapsus de l'utérus dans l'un, et la
hernie vésicale dans l'autre, en faisaient une nécessité. Dans les deux
cas, la perforation siégeait au bas-fond de la vessie, et comme celui-ci est dans un plan inférieur à celui de l'urèthre, on a cru qu'en
soulevant le premier, l'urine aurait plus de tendance à se diriger
du côté de la voie naturelle. En effet, dans le premier cas, quelques
heures après l'application du pessaire, le besoin de vider la vessie
se fit sentir et la malade urina par l'urèthre. Plus tard, suivant que
l'insufflation était plus ou moins grande, les urines passaient en plus
ou moins grande quantité par la fistule. Dans le second cas, il est
dit qu'après avoir placé le pessaire Gariel, les urines passaient à peu
près entièrement par la voie naturelle.

L'emploi de ce moyen a donc été utile, et on ne saurait trop le
recommander dans des cas pareils, c'est-à-dire quand il y a prolapsus de l'utérus ou hernie de la vessie. Mais, quant à son utilité
pour favoriser l'oblitération de la fistule, on pourrait se demander
si l'avantage d'avoir diminué l'écoulement de l'urine par le vagin
n'a pas été annulé par les inconvénients de l'écartement des bords
de la plaie et la présence d'un corps étranger dans le vagin. Le premier inconvénient s'explique par le soulèvement de la cloison vésico-vaginale, et parce qu'on laissait la vessie se remplir d'urine,
car on n'a pas employé la sonde à demeure ni le cathétérisme intermittent.

4° Tamponnement et sonde à demeure. — Ces moyens ont été employés dans les quatre derniers cas, en voici les résultats. Dans le 12ᵉ, la permanence de la sonde dans la vessie causa un écoulement de sang considérable, et on la retira plusieurs fois à cause de la douleur ; l'urine ne cessa de sortir par le vagin, malgré les moyens employés, et, après la guérison, la femme resta avec quelques incontinences d'urine. — Dans le cas 13ᵉ, la malade, souffrant beaucoup à cause du tampon et de la sonde, les enleva. Dans la 14ᵉ et la 15ᵉ obs., l'urine passait toujours par le vagin, d'où il résulte que l'emploi de ces deux moyens n'a pas rempli les indications auxquelles on s'était proposé de satisfaire, et de plus leur application n'a pas été sans inconvénients.

Desault et Chopart ont préconisé l'efficacité du tamponnement et de la sonde à demeure. « En suivant ce procédé, dit Desault, nous sommes venu à bout de guérir de ces fistules urinaires vaginales très-anciennes à travers lesquelles nous pouvions facilement porter deux doigts dans la vessie.

« Nous croyons devoir observer que le traitement de ces fistules est nécessairement long, et que souvent la guérison n'a été parfaite qu'au bout de six mois ou un an. »

Les paroles de ce grand chirurgien semblent indiquer que ce procédé lui procura plusieurs succès ; mais les deux observations citées par Chopart, les seules connues, ne sont point concluantes pour justifier les assertions du chirurgien de l'Hôtel-Dieu. Nous rapportons une de ces observations (obs. 11ᵉ), laquelle se termine de la manière suivante : La malade *paraît* parfaitement guérie de sa fistule. Le tamponnement vaginal, qui caractérise le procédé de Desault, est repoussé par les chirurgiens modernes.

« Des deux moyens employés par Desault, dit M. Jobert (de Lamballe), le premier seul était utile, mais il devenait nul à cause de l'insuffisance, du danger même du second. »

Le même jugement est porté par Vidal (de Cassis).

« Ce que je ne conçois pas, dit-il, c'est le tampon comme moyen curatif ; je suis porté à croire qu'il peut souvent produire un effet

contraire à celui qu'on en attend ; il peut écarter au lieu de rapprocher les lèvres de la plaie. Aucun fait parfaitement authentique ne
viendra démentir ce que j'avance ici. Point de guérison par le tampon » (1).

M. le professeur Nélaton ne croit pas non plus à l'efficacité de
ces moyens, et n'hésite pas à considérer les cas de guérison qui
existent, dans lesquels on les a employés, comme dus à la spontanéité de l'organisme (2).

En résumé, de tous les moyens que nous venons de passer en
revue, nous ne trouvons de réellement utiles que les suivants :

1° La position de la malade et le cathétérisme intermittent dans
les cas indiqués plus haut ;

2° Le pessaire Gariel, quand il y a prolapsus de l'utérus ou hernie
de la muqueuse vésicale ;

3° Les injections vaginales et les bains émollients pour modérer
l'irritation des parties ;

4° Enfin, des moyens hygiéniques et les soins nécessaires pour empêcher les adhérences vicieuses et d'autres complications qui pourraient survenir.

Il nous reste à parler d'un moyen plus efficace pour favoriser la
guérison spontanée, la cautérisation ; mais, comme elle fait partie du
traitement de ces fistules par des opérations non sanglantes, nous en
parlerons après avoir rapporté les observations relatives au sujet que
nous venons de traiter.

OBSERVATION Iʳᵉ.

On trouve dans les *Mélanges de chirurgie* de Saucerotte, page 526, une observation (la 82ᵉ de Stalpart Van der Wiel) d'une femme atteinte de fistule vésico
vaginale, qui guérit seule, et presque sans secours, de cet accident, les urines
ayant peu à peu repris leur route ordinaire.

---

(1) *Traité de pathologie externe*, 5ᵉ édit., t, V, p. 40 ; Paris, 1861.
(2) *Éléments de path. chir.*, t. V, p. 508.

Nous avons cherché cette observation, et Van der Wiel ne dit pas qu'il ait obtenu cette heureuse terminaison. Voici cette observation :

« Une femme de la Haye, après une couche fâcheuse, s'aperçut que ses urines s'écoulaient involontairement goutte à goutte avec beaucoup de douleur, de feu et de puanteur. Elle souffrait bien plus pendant qu'après l'écoulement, comme il arrive dans ces ulcères de la vessie. Dans ces souffrances, elle consulta mon frère, qui, après l'avoir interrogée, introduisit le doigt dans la vulve et sentit la partie inférieure de la vessie rompue et les bords de l'ouverture calleux ; comme une partie de l'urine s'était épanchée entre le vagin et la vessie, elle a dû causer une douleur considérable ; et l'urine purulente qu'on trouvait toujours venait d'une exulcération survenue avec le temps. » (Van der Wiel, *Obs. rar. med.*)

OBSERVATION II.

Fabrice de Hilden, dans sa chirurgie, observation 69, donne l'histoire d'une dame qui, après un travail douloureux et l'expulsion d'un enfant mort, fut sujette à une fistule par où l'urine s'écoulait continuellement, et qui donnait aussi passage aux liquides qu'il injectait dans la vessie à l'aide d'une sonde. Ce qu'il y a de remarquable, c'est que la guérison de cette malade fut complète après huit mois de traitement, qui consista uniquement dans l'usage des frictions sur les lombes, des purgatifs, et surtout des injections composées d'une décoction d'orge, de pepins de coing et de semences de fenu grec, à laquelle on ajoutait de l'huile d'amandes douces et du miel rosat.

OBSERVATION III.

Fistule vésico-vaginale de 15 millimètres de diamètre, située à 3 pouces de l'orifice du vagin, position sur le ventre de la malade pendant neuf semaines ; diète modérée ; pas de sonde dans la vessie ; guérison spontanée et complète au bout de trois mois.

Une femme primipare (Elsässer, de Stuttgard, in *Würt. correspond. Bl.*, Bd. IX, n°ˢ 18, 21, 27 et 28), cachectique, âgée de 34 ans, accouche, après un long travail, d'une fille en première position du crâne. Pendant le travail, on avait reconnu l'existence d'un polype long de 4 pouces et épais de 2 pouces, qui, par une large racine, adhérait à la paroi antérieure du vagin vers son extrémité supérieure. Huit jours après l'accouchement, le polype se détache spontanément par suppuration, mais il laisse béante une fistule vésico-vaginale à 3 pouces de l'orifice antérieur du vagin, et d'un diamètre de 15 millimètres, avec des bords enflammés et déchiquetés. A l'exception de cette ouverture anormale, le reste du vagin était complétement sain, et la vulve était seulement un peu rouge et tuméfiée.

Elsässer fit coucher la malade, pendant neuf semaines sans interruption, sur le ventre, et la soumit à une diète modérée (pas de cathéter dans la vessie). La guérison fut complète. Au bout de ce temps, la fistule était bouchée par une cicatrisation un peu enfoncée, mais solide, et, *douze semaines* après l'accouchement, cette femme put quitter l'hôpital complétement rétablie.

MM. Verneuil et Depaul ont observé les cas suivants (*Bulletin de la Soc. de chir.*, 2ᵉ série, t. III, p. 431 ; Paris, 1863):

OBSERVATION IV.

M. Verneuil a vu en province une malade atteinte d'une fistule vésico-vaginale, qui avait été constatée par deux médecins distingués et par M. Barrier (de Lyon). En sondant cette femme, la sonde passait de la vessie dans le vagin, où elle pouvait se sentir avec le bout du doigt. Elle était accouchée depuis six semaines. Quand M. Verneuil examina la malade, on lui assura que la fistule était facile à constater; mais il ne put reconnaître cette ouverture que par la présence de quelques bourgeons charnus rougeâtres. L'introduction d'une sonde ou d'une bougie dans l'intérieur de la vessie ne faisait pas arriver dans le vagin. Cela s'expliquait par le travail de cicatrisation spontanée qui s'était opéré. En effet, depuis trois ou quatre jours cette malade ne mouillait plus son lit, et la guérison s'était faite ainsi d'une manière spontanée, sans aucun traitement et surtout sans l'usage de la sonde.

Quatre cas. — M. Depaul a observé quatre exemples, dont un à la Clinique et trois en ville. Toutes ces fistules étaient variables quant à leur étendue; dans toutes, l'on pénétrait facilement dans la vessie au moyen du doigt introduit dans le vagin; dans toutes, M. le professeur Depaul a observé le même siége : c'étaient des fistules vésico-vaginales qui ont guéri spontanément. Dans un cas, ce chirurgien a voulu essayer la sonde à demeure, mais elle ne fut pas supportée et il fut obligé de la supprimer, et cependant la guérison survint spontanément sans aucune cautérisation.

Au moment où nous écrivons cette thèse, M. Depaul nous dit qu'il observe un cas de fistule vésico-vaginale. Encouragé par les faits que nous venons de signaler, il espérait que la guérison s'effectuerait spontanément, avant d'alarmer la famille en lui proposant une opération qui peut-être ne serait pas nécessaire.

Sonde à demeure.

Maintenant nous allons raconter les cas de guérison spontanée de fistules vésico-vaginales observés par M. Nélaton, et sur l'importance desquelles il a insisté à différentes reprises dans ses leçons cliniques. Voici ces faits :

OBSERVATION V.

Dans un cas observé en 1845 à l'hôpital Saint-Antoine dans le service de M. Marjolin père, il s'agissait d'une fistule vésico-vaginale de l'étendue d'une pièce de 5 francs. M. Marjolin considéra la malade comme au-dessus des ressources de l'art. M. le professeur Nélaton et M. Michon furent consultés et déclarèrent qu'il n'y avait rien à faire. Le chirurgien garda la malade dans le service pour la préparer à recevoir cette triste nouvelle. En attendant, M. Marjolin fils, engagé par son père, employa la sonde à demeure, et la fistule guérit au bout de quarante jours, sans avoir eu besoin d'employer d'autres moyens. A propos d'une discussion à la Société de chirurgie, M. Marjolin ajoute avoir revu cette malade dans son service deux ans après l'accident; elle a été aussi vue par M. Maisonneuve dans le sien. Elle avait une vaginite, mais la cicatrice restait solide; seulement le tissu inodulaire avait attiré le col de l'utérus très-fortement en avant vers la symphyse pubienne.

OBSERVATION VI.

Chez une autre malade observée par M. Nélaton à l'hôpital Saint-Louis, laquelle lui a été adressée par M. Bazin, il s'agissait d'une fistule vésico-vaginale d'un centimètre et demi. M. Nélaton avait l'intention de l'opérer ; mais, pendant le séjour de la malade dans le service, elle fut atteinte d'une pneumonie qui fit ajourner l'opération. Une fois guérie de cette maladie, M. Nélaton examina la malade et trouva l'ouverture fistuleuse notablement rétrécie. Pour tout traitement il se limita à placer une sonde à demeure, et au bout de quelque temps, dit M. Nélaton, j'ai eu le plaisir de la voir guérir spontanément et sans opération. Dès lors il a établi comme principe général : qu'il ne faut pas opérer les fistules vésico-vaginales, jusqu'à ce que celles-ci ne se rétrécissent plus : c'est-à-dire après quatre mois de l'accident, approximativement. (Leçon clinique du 11 juillet 1860.)

OBSERVATION VII.

M. Danyau a communiqué à la Société de chirurgie le cas suivant :

Une femme du faubourg Montmartre, ayant une présentation de la face, fut soumise à l'application du forceps. Une première application ayant été infructueuse, on en employa une seconde avec un insuccès égal, et l'on fut obligé, en définitive, de faire la céphalotripsie. Quoi qu'il en soit, il se déclara une fistule vésico-vaginale, assez grande pour recevoir l'extrémité du doigt indicateur. Dans ce cas, M. Danyau engagea le médecin ordinaire à mettre une sonde à demeure, et quelque temps après la fistule était guérie.

OBSERVATION VIII.

Fistule vésico-vaginale récente et sans perte de substance; sonde à demeure; injections détersives dans le vagin. Guérison spontanée au bout de quinze jours. (Thèse de M. Bontemps, p. 25 ; Strasbourg, 1858.)

J. Sch......, âgée de 26 ans, tempérament sanguin, entre à la clinique de Strasbourg le 24 juillet 1857 ; le 25, elle est accouchée pour la première fois au moyen du forceps après un travail laborieux de trois jours. Le même jour de l'accouchement, elle commença à perdre son urine par le vagin. Le 26, la malade retient son urine. Jusqu'au 29, rien de particulier du côté de la fistule. Le 30 et le 31, la femme se sentit mouillée de nouveau. A l'examen, on trouve une fistule vésico-vaginale, sans perte de substance, longitudinale, et d'une étendue de 2 centimètres environ. Sonde à demeure, injection de camomille. Le 1er août, le lit de la malade a été encore mouillé ; cependant l'urine coule bien par la sonde et ne paraît pas suinter par le canal. Le 3, l'écoulement de l'urine est moins considérable, la sonde est bien tolérée et les urines sont claires. Le 5, la sonde, causant des douleurs, a été changée hier ; il s'écoule par le vagin beaucoup moins d'urine. Le 6, la sonde produit encore des douleurs. Le 7, pas une goutte d'urine n'a coulé par la fistule. Le 10, on retire la sonde ; la malade peut rester pendant une heure sans perdre d'urine ; elle satisfait à ses besoins. Le 11, l'état des voies urinaires continue à être le même. Le 15, la femme sort de l'hôpital sans avertir personne.

Usage d'un pessaire à réservoir d'air.

OBSERVATION IX.

Fistule vésico-vaginale ; hernie de la muqueuse vésicale ; usage d'un pessaire à réservoir d'air pendant 5 mois. Guérison. (Observation communiquée par M. Féron à M. Debout. *Bulletin de thérapeutique*, t. LIII, p. 59.)

Pigné R......, d'une santé robuste, âgée de 31 ans. Son second accouchement fut long, laborieux et suivi de la production d'une fistule vésico-vaginale. Trois mois après elle consulta M. Féron.

A l'examen le 20 juin 1852. La vessie fait hernie à travers l'ouverture fistuleuse qui est située au bas-fond de la vessie. L'extrémité de l'index y pénètre facilement. La situation de la fistule au bas-fond expliquait pourquoi la malade conservait son urine quand elle était debout pendant quelque temps, et pourquoi elle en perdait une grande quantité aussitôt qu'elle se couchait.

Traitement. Une vessie de porc insufflée fut introduite dans le vagin. Quelques heures après les besoins d'uriner se manifestèrent, et la malade urina par l'urèhre. Chaque jour, ou tous les deux jours au plus, la vessie était changée, et, suivant que l'insufflation était plus ou moins grande, les urines passaient en plus ou moins grande quantité par la fistule. Quelque temps après elle fut substituée par un pessaire en caoutchouc vulcanisé. Le pessaire fut maintenu pendant cinq mois, et, au mois de janvier 1859, trois ans et demi se sont écoulés, et la guérison se soutient parfaitement. Un troisième accouchement a eu lieu sans accidents.

OBSERVATION X.

Fistule vésico-vaginale récente guérie par l'emploi du pessaire à réservoir d'air (Dʳ Maruéjouls, *Bulletin général de thérapeutique*, t. LVII, p. 217 ; Paris, 1859).

Mᵐᵉ X....., âgée de 36 ans, forte et bien constituée ; elle a eu déjà cinq accouchements naturels ; enceinte pour la sixième fois, elle fut accouchée dans les derniers jours du mois de juin 1857. La tête resta engagée plus de huit heures dans l'excavation ; elle fut délivrée par une application de forceps, et un enfant très-volumineux fut retiré, qui ne donna aucun signe de vie ; la vessie, très-distendue put alors être vidée avec la sonde, ce qui avait été impossible avant l'opération. Il survint une péritonite intense, qui fut efficacement combattue par un traitement antiphlogistique énergique. Le quinzième jour, après la chute d'une eschare, presque toute l'urine passait par le vagin.

A l'examen huit jours plus tard. Une certaine quantité d'urine, 300 grammes environ par vingt-quatre heures, sort par l'urèthre : le reste passe par le vagin ;

dans la position horizontale l'écoulement est continuel, et, quand la malade est debout, ses urines sont retenues.

La fistule était au centre d'une dépression; elle avait une direction presque transversale, et siégeait à gauche de la ligne médiane de la paroi vésico-vaginale, plus près du col de la matrice que de celui de la vessie. Une sonde pénétrait aisément par cette ouverture.

Traitement. Un pessaire Gariel fut introduit dans le vagin; on crut inutile d'établir par l'urèthre une sonde à demeure dans la vessie. A partir de ce moment les urines passèrent à peu près entièrement par la voie naturelle. Pendant une semaine environ les linges placés sous la malade pendant la nuit étaient encore un peu mouillés le matin; mais c'était très-peu de chose en comparaison de ce qui avait eu lieu avant. Au bout de deux mois, quand déjà depuis plus d'un mois et demi il ne sortait plus une goutte d'urine par le vagin, le pessaire fut retiré; la guérison a été complète et définitive. Le pessaire ne fut point retiré pendant toute la durée du traitement.

Tamponnement, sonde à demeure.

OBSERVATION XI.

(Chopart, observation de Desault.)

Une dame d'un bon tempérament, âgée de 20 ans et bien conformée, accoucha d'un premier enfant le 1er septembre 1781. L'accouchement fut terminé par le levier. Trois jours après cet accouchement une eschare, de la grandeur d'un demi-pouce, se détacha de la cloison vésico-vaginale, et permit à l'urine de passer par le vagin.

La fistule vésico-vaginale, qui pouvait avoir 3 lignes d'étendue, était située transversalement au col de la vessie, du côté de son bas-fond; elle était de forme allongée, et ses bords étaient durs et calleux; le vagin et les grandes lèvres étaient excoriées.

Pendant deux mois elle porta un pessaire cylindrique qui empêchait l'écoulement des urines dans la position horizontale, mais non pas quand la femme était debout. Des bougies creuses et pleines furent employées sans succès, et fatiguaient la malade. Après être restée quelque temps sans avoir recours à aucun traitement, et sans éprouver de changement, elle consulta Desault. Ce chirurgien conseilla de porter à demeure une sonde creuse de gomme élastique, de manière qu'elle dépassât d'environ 1 pouce la fistule; des injections mucilagineuses dans le vagin, le repos et le décubitus sur le lit, furent également prescrits. Il plaça dans l'urèthre des sondes dont il augmenta successivement la grosseur, et traita les excoriations de la vulve et des cuisses par l'eau blanche et les onctions avec du cérat de saturne.

Cette femme resta pendant deux mois se tenant souvent couchée sur le côté. Après trois mois, la fistule était presque fermée dans sa totalité; les callosités étaient ramollies; l'urine passait par l'urèthre, quelques gouttes sortaient pendant la marche. Cette femme, de retour dans son pays, a continué quelque temps l'usage de la sonde; depuis, elle est accouchée deux fois avec bonheur, et elle *paraît* parfaitement guérie de sa fistule.

OBSERVATION XII.

Fistule vaginale urinaire, par William Cumming, chirurgien à Glascow, par la sonde à demeure et l'éponge (*The Edinburgh medical and surgical Journal*).

H. M....., entrée à l'infirmerie royale le 11 novembre 1818. Cinq semaines avant, à la suite d'un accouchement qui ne fut terminé qu'après deux applications de forceps, elle s'aperçut que son urine passait par le vagin; huit jours après la malade rendit par la vulve une eschare d'un pouce de long, et d'un quart de pouce de large; depuis lors l'urine coula sans interruption par le vagin. La douleur était considérable, les nymphes gonflées et enflammées, la peau voisine très-excoriée et très-facile à ulcérer. L'appétit était encore bon; la santé générale paraissait avoir peu souffert. En introduisant une sonde dans la vessie, et le doigt dans le vagin, on sentait la sonde à 1 pouce au moins dans une ouverture longitudinale, qui commençait à un demi-pouce de l'orifice externe de l'urèthre. On introduisit une éponge dans le vagin pour absorber l'urine ou l'empêcher de passer; une sonde de gomme élastique fut placée à demeure dans la vessie: l'irritation qu'elle produisit causa un écoulement de sang considérable; il y eut fièvre; on essaya de laisser un peu d'urine dans la vessie pour prévenir l'irritation: mais les symptômes persistèrent, et l'on fut forcé de retirer la sonde. On pratiqua une saignée, des fomentations sur l'abdomen et aux pieds: huile de castor, une once. On remplaça bientôt la sonde élastique par une sonde d'argent: l'urine s'écoulait librement; la malade se trouva mieux. Le 30 novembre, la douleur que produisait la sonde força de la retirer: la malade ne perdait plus d'urine involontairement; mais, par précaution, elle la rendait toutes les heures.

Du 1er au 5 décembre la malade éprouva de fréquents besoins d'uriner; elle ne rendait que 4 onces de liquide chaque fois. Divers remèdes n'apportèrent aucune amélioration. Le 5, la malade observa le passage involontaire de l'urine par le vagin.

Le 7, on remplaça la sonde à demeure; peu après on la ferma avec une cheville, pour la rouvrir quand la malade voulait rendre son urine, comme on avait fait la première fois.

Le 19, la malade se plaignit de nouveau : on retira la sonde.

Le 26, la malade urinait à volonté, et aux mêmes intervalles qu'avant d'être malade.

Le 28, elle fut renvoyée parfaitement bien portante.

Deux jours après, la malade crut que son affection était revenue ; il n'en était rien.

Le 4 mai 1819 elle se portait bien ; mais, quand elle se fatiguait, elle avait besoin d'uriner, et, si elle n'y satisfaisait pas, l'urine coulait malgré elle. A l'examen, on trouva que l'orifice de l'utérus était considérablement abaissé, et la face supérieure du vagin légèrement couverte de plis. Un mois après elle se portait bien, si on en excepte quelques incontinences d'urine quand elle s'était fatiguée.

Après avoir brièvement rapporté le cas d'une fistule vésico-vaginale, guérie après quatre cautérisations, à l'Hôtel-Dieu de Paris (extrait de la *Lancette*), l'éditeur du *London medical and surgical Journal* fait les réflexions suivantes (thèse de M. Michon, 1841, p. 48):

« On obtiendrait une guérison aussi rapide en laissant une sonde à demeure dans la vessie, en plaçant un tampon dans le vagin, ainsi que le professeur Cumming, de Glascow, l'a recommandé. Ce mode de traitement m'a réussi deux fois depuis deux années. Dans l'un de ces cas, on pouvait introduire quatre doigts dans la fistule, et depuis six semaines la malade était privée de sommeil. Quand le tampon est convenablement appliqué, et placé contre l'ouverture, il empêche le passage de l'urine par le vagin ; il prévient, par conséquent, l'irritation et l'inflammation qui en sont le résultat ; il faut laisser le pavillon de la sonde ouvert, afin que la vessie, revenant sur elle-même, rende plus facile le contact des bords de la solution de continuité, et plus prompte leur cicatrisation. » (Vol. III, july 1829, p. 70.)

OBSERVATION XIII.

Fistule de la vessie à la suite d'un accouchement ; guérison par la sonde et l'éponge. James Guthrie, chirurgien à Kilmarnock (*The Edinburgh medical and surgical Journal*).

Le 21 mai 1823, Agnès C....., âgée de 23 ans, eut un accouchement très-pénible, pendant lequel la tête de l'enfant resta fort longtemps sur le périnée. Elle fut délivrée par le forceps ; mais l'application de cet instrument ayant été très-tardive, la malade en souffrit peu.

Une heure après sa délivrance, elle avait rendu ses urines, et, depuis, ne pouvait plus les retenir ; les parties étaient gonflées et enflammées.

Le 23, la malade eut la fièvre : cet état se continua jusque vers le 26, et céda enfin à deux saignées et deux purgations, et aux frictions sur le ventre avec l'essence de térébenthine.

L'examen à l'aide d'une sonde introduite dans la vessie, et du doigt placé dans le vagin, découvrit une ouverture large de deux doigts, et qui était placée au-dessus du col de la vessie.

Le 2 juin, quand la sensibilité des parties le permit, on commença le traitement. On introduisit par le vagin un morceau d'éponge qu'on plaça sur l'ouverture de la vessie, et une sonde fut mise à demeure dans l'urèthre, de manière que, l'urine s'écoulant à mesure qu'elle se produisait, la vessie n'était jamais distendue, et les bords de l'ouverture se trouvaient au plus grand degré de rapprochement possible. Jusqu'au 10 juin, l'éponge et la sonde ne furent retirées que le temps de les nettoyer.

Le 10, la malade, souffrant beaucoup, les ôta, et vit qu'elle pouvait retenir son urine pendant trois heures, et rendre ensuite presque tout par l'urèthre. Les parties examinées, on trouva l'ouverture diminuée, jusqu'à ne plus admettre que le bout du doigt.

L'éponge et la sonde furent introduites de nouveau, et placées de la même manière, et pendant un mois ; on les retira, seulement un moment, tous les trois jours, pour les nettoyer.

A cette époque, l'ouverture de la vessie était complétement fermée par une cicatrice molle, mais très-solide ; la communication entre le vagin et la vessie était complétement oblitérée ; la malade retenait ou rendait son urine à volonté.

Cinq mois après, la malade fut examinée ; elle était encore parfaitement guérie : il y avait une légère dépression, de forme ovale, sur le lieu de l'ouverture ; le vagin était considérablement contracté ; cependant il n'y avait aucune difficulté dans la conservation ou l'émission de l'urine.

Fistule vésico-vaginale traumatique sans perte de substance qui laissait pénétrer une sonde ordinaire dans la vessie. Guérison complète au bout de sept jours par : 1° la diète, 2° l'immobilité du bassin, 3° le tamponnement vaginal, 4° la sonde à demeure. Observation communiquée par le Dr Aubinais, de Nantes (*Journal de la Société de médecine de la Loire-Inférieure*, 1852-1853). Nous n'en donnons qu'un résumé :

OBSERVATION XIV.

Une paysanne, de l'âge de 30 ans, multipare, fit une chute sur un grand chaudron, dont l'oreille pénétra dans le vagin. Quand on releva la malade, on remarqua que le bas de sa chemise était mouillé d'urine et de sang. Des efforts de vomissement suivirent l'accident, et, à chaque contraction de l'estomac, toute l'urine passait par le vagin.

M. Aubinais examina la malade quatre heures après l'accident. Les petites lèvres étaient déchirées dans leur partie moyenne et interne ; à la profondeur de 20 millimètres environ et en arrière du canal de l'urèthre, existait une déchirure de toute l'épaisseur de la cloison vésico-vaginale ; elle était dirigée d'avant en arrière, en ligne presque droite, et laissait pénétrer librement une sonde dans la vessie. Les bords saignants de la plaie se juxtaposaient de manière que si ce contact se prolongeait, la réunion par première intention pouvait être obtenue.

M. Aubinais se limita à placer dans le vagin un tampon de charpie imbibée d'huile d'olive et une sorte de pessaire creux et cylindrique, qui était percé de trous et rempli de charpie. Ce pessaire en *bondon* que le chirurgien improvisa, au moyen d'une tige de choux (car l'accident était arrivé dans un endroit où il manquait de tout), fut maintenu en place au moyen d'un bandage. Le rectum fut préalablement vidé par un lavement d'eau tiède, et la femme fut couchée sur le dos dans son lit. On plaça une sonde à demeure dans la vessie, et la femme fut condamnée à une diète absolue d'aliment et de boissons pendant toute la durée du traitement : on étanchait la soif, en donnant à la malade une cerise aigre. Dans le but de favoriser la constipation, 2 pilules de cynoglosse de 1 décigramme chacune furent prises, l'une le matin et l'autre le soir.

Pendant les six jours de diète et d'alitement, la femme n'éprouva pas le besoin d'aller à la selle, et l'urine sortit de la vessie par l'algalie. La femme resta couchée sur le dos, s'abstint, autant que possible, de tousser et d'éternuer, afin de condamner le bassin à l'immobilité.

Le pansement se faisait tous les matins avec grand soin. Le troisième jour, la charpie extraite du tube était sèche. Tout alla bien jusqu'au sixième jour, où le cylindre fut enlevé avec une grande précaution, de même que le tampon de charpie. M. Aubinais trouva que la cicatrisation était complète. La sonde fut retirée, on apporta moins de sévérité à la diète, et on combattit la constipation avec de l'huile de ricin. Au bout de quelques jours la cicatrisation était bien consolidée, il ne restait aucune trace de l'accident et la vessie avait repris ses fonctions. Par excès de prudence, M. Aubinais lui recommanda de s'absteuir du coït pendant un mois.

M. Danyau a communiqué à la Société de chirurgie le cas suivant (*Bull. de la Soc. de chir.*, 2ᵉ série, t. III, p. 430; Paris, 1863):

OBSERVATION XV.

Dans ce cas, il s'agissait d'une femme de 25 ans qui, ayant une présentation de la face, fut soumise (par M. Danyau, père du rapporteur) à une application forceps. Quand l'eschare tomba, il y eut une fistule vésico-vaginale, assez grande pour recevoir l'extrémité du doigt indicateur. On plaça une sonde à demeure et un tampon dans le vagin : celui-ci n'empêchait pas le passage de l'urine puisqu'on trouvait sur les pièces du tamponnement une grande quantité de concrétions calculeuses. Le chirurgien renonça à ce tamponnement et, par la sonde seule, il parvint à obtenir la guérison de la fistule.

CHAPITRE II

CAUTÉRISATION.

Les bons effets obtenus avec la cautérisation dans le traitement des fistules urinaires chez l'homme, devaient conduire les chirurgiens à tenter l'application de ce même moyen aux fistules vésico-vaginales.

Dans les deux cas il y a déviation du cours des urines par la voie normale, d'où découlent les mêmes indications de traitement, c'est-à-dire rétablir l'écoulement de ce liquide par l'urèthre, et favoriser, au moyen de la cautérisation, la cicatrisation secondaire qui amènera l'oblitération spontanée de la solution de continuité.

Mais, si on trouve des analogies lorsqu'on observe ces sortes de lésions dans les deux sexes, on trouve d'un autre côté de grandes différences quant à la configuration de la solution de continuité chez l'homme et chez la femme. Chez cette dernière la lésion n'est pas constituée comme chez l'homme par un trajet long et sinueux, car la cloison vésico-vaginale est peu épaisse, ce n'est donc pas une véritable fistule dans le sens rigoureux de ce mot, mais une perforation à trajet direct et accompagnée fréquemment de perte de substance. L'étendue plus considérable de la lésion chez la femme, son existence fréquente aux dépens du corps même de la vessie, sa situation au fond d'un canal profond et rendu plus étroit par l'inflammation de ses parois, constituent des différences considérables qui expliquent pourquoi les succès du traitement sont plus fréquents dans l'un que dans l'autre sexe.

La cautérisation des bords de la fistule favorise son oblitération spontanée de deux manières : 1° en excitant la rétraction du tissu inodulaire dans les fistules récentes; 2° en avivant les bords des fistules anciennes, et par conséquent en les mettant dans les mêmes conditions où elles se trouvaient au moment de leur formation.

Différents agents de cautérisation ont été recommandés, tantôt c'est le fer rouge ou la cautérisation électrique, tantôt ce sont les di-

vers autres caustiques. Nous allons passer en revue les plus importants.

Cautère actuel. — La cautérisation avec le fer rouge exige des
grandes précautions, à cause de la rapidité de son action et de son
degré d'énergie. On la pratique de la manière suivante : La malade
étant placée dans la position de la taille, afin de protéger les parois
du vagin, on se sert d'un spéculum plein, percé d'une ouverture à
sa partie supérieure. La fistule mise à nu, on pratique la cautérisation avec le fer rouge ou le cautère électrique. On choisit la forme
et le volume du cautère suivant la forme et la grandeur de la fistule.
Aussitôt qu'on a pratiqué la cautérisation, on fait une injection d'eau
froide dans le vagin pour refroidir l'eschare produite et on met
une sonde à demeure.

M. Velpeau, dans sa *Médecine opératoire*, donne le conseil d'agir
principalement sur la portion vaginale de la fistule. Ce précepte
important a été attribué à Delpech, mais ce chirurgien cautérisait
tout le trajet de la fistule.

Un précepte qui n'a pas moins de valeur est celui de cautériser
seulement les angles de la fistule quand elle a une certaine étendue.
On conçoit que les bords de la plaie étant plus rapprochés dans ces
points, les chances de guérison soient plus considérables. Ce précepte a été donné par J. Cloquet après l'avoir employé avec succès
dans les divisions anormales du voile du palais.

La durée d'action du fer rouge doit être proportionnée au degré
d'induration des bords de la plaie.

Il vaut mieux appliquer l'instrument deux ou trois fois de suite
que de s'exposer à produire d'emblée une cautérisation trop considérable.

Il faudra se rappeler aussi que l'action du cautère actuel s'étend
au delà des points touchés pour ne pas intéresser une trop grande
épaisseur des tissus.

La cautérisation par le fer rouge, telle que Dupuytren et Delpech
l'employaient, est abandonnée aujourd'hui. Ces chirurgiens comp-
taient sur l'avivement immédiat des bords de la fistule, tandis que ce

résultat n'est obtenu qu'après la chute de l'eschare et par conséquent l'ouverture se trouve plus ou moins agrandie.

« Quand vous avez fait une eschare aux deux lèvres de la solution
de continuité, dit Vidal, ce sont des parties mortes qui se touchent
mutuellement ; quand l'eschare tombe, le gonflement tombe aussi,
et les bords enflammés qui étaient sous l'eschare se trouvent plus
éloignés que jamais ; aussi, point de guérison par la cautérisation
seule. »

Vidal fait une juste critique quant à la manière de pratiquer la
cautérisation, mais il va trop loin quand il assure qu'il n'y a pas de
faits authentiques de guérison par la cautérisation. Chelius, Dupuytren, Delpech, et M. Nélaton, citent des exemples incontestables
de guérison, comme on verra plus loin.

Le *cautère électrique* est très-commode à manier, et on agit avec
plus de précision par ce moyen que par l'ancien, à cause de la vive
clarté qu'il projette à l'intérieur du vagin quand il est porté au
rouge-blanc.

M. Nélaton, dans le premier essai de cautérisation électrique qu'il
a pratiqué en 1850, s'est servi d'une anse métallique afin d'obtenir
une action plus étendue de ce mode d'ustion. Nous rapportons un
cas de guérison qu'il a obtenue par l'application de ce moyen.

M. Debout (*Bulletin général de thérapeutique*, tome LIII, page 353)
se sert d'un cautère de forme conique, au moyen d'un fil de platine
enroulé en spirale. Avec ce cautère, on peut cautériser tout le trajet
de la fistule, ou seulement un de ses angles, selon les indications,
et en suivant les règles que nous avons indiquées.

Après avoir parlé de la cautérisation avec le fer rouge et le
cautère électrique, il nous reste à dire quelques mots sur quelques
uns des caustiques chimiques les plus usités.

Nitrate d'argent. — Ce moyen est très-employé à cause de son
facile maniement et du peu de douleur qu'il provoque. On se sert
généralement du crayon d'azotate d'argent qu'on fixe à angle droit
sur une pince à anneaux, de manière que le caustique arrive per-

pendiculairement sur la fistule. On aura soin d'avoir un crayon bien taillé, pour cautériser le plus exactement possible les lèvres de la plaie, en suivant le même procédé que pour le cautère actuel. La cautérisation terminée, on lave le vagin à grande eau pour entraîner les portions non dissoutes du caustique.

M. Nélaton attribue les insuccès de la cautérisation avec le nitrate d'argent, à ce que, en général, on l'applique très-superficiellement : « Il faut, dit-il, l'appliquer profondément dans tout le pourtour et dans tout le trajet de la fistule. »

Le nitrate d'argent étant un caustique peu énergique, il ne peut être utile que pour exciter la rétraction du tissu inodulaire, et pour favoriser l'oblitération des pertuis fistuleux qui restent après les opérations sanglantes.

La *teinture de cantharides* a été employée par Dieffenbach pour aviver les bords de la fistule chez deux malades. Dans un cas, il employa la sonde à demeure, et, dans l'autre, il appliqua la suture. Dans les deux cas, il obtint la guérison.

La teinture de cantharides avive les bords de la fistule par son action vésicante. On croit qu'elle stimule les bourgeons charnus et les fait croître sans les détruire comme le nitrate d'argent.

L'*ammoniaque liquide* est employé de préférence à la teinture de cantharides par M. Verneuil, quand le trajet fistuleux est épidermique.

La *teinture d'iode* est souvent employée par M. Verneuil dans le but de favoriser la réunion secondaire. Après avoir lavé le vagin avec l'eau tiède, ou une décoction aromatique, il touche légèrement la plaie avec la teinture d'iode qui a la propriété d'arrêter l'inflammation, de vivifier les bourgeons charnus, et de restreindre la suppuration. M. Verneuil place ensuite un petit tampon de charpie fine pour isoler la plaie des liquides irritants, s'il y a vaginite. Il répète le même traitement tous les jours, ou tous les deux jours pendant une semaine.

Les applications de caustiques liquides ne présentent rien de particulier. On les fait en portant dans la fistule un pinceau imbibé du liquide caustique.

Époque à laquelle on doit pratiquer la cautérisation. — C'est pendant la période de réparation de la plaie qu'il faut intervenir avec le cautère potentiel ; mais, comme ce travail de la cicatrisation spontanée réclame un temps qui varie selon l'étendue de la fistule, la violence du traumatisme, et même les conditions de la santé générale, l'âge, etc., des malades , c'est après l'examen attentif de chaque cas en particulier, que le chirurgien pourra décider le moment où il faudra pratiquer la première cautérisation.

Dans les fistules étroites et dans celles qui se rétrécissent constamment, on choisirait de préférence le nitrate d'argent et les divers caustiques chimiques dont nous avons parlé. Il en est de même pour les pertuis fistuleux qui restent quelquefois après les opérations sanglantes.

Il est prudent de n'intervenir par la cautérisation électrique que dans les fistules peu étendues et qui sont stationnaires.

Intervalle qu'on doit laisser entre chaque cautérisation. — Cet intervalle varie suivant qu'on a eu recours au cautère actuel ou au potentiel.

Dans le premier cas, on doit laisser un intervalle de quatre à cinq semaines au moins entre chaque cautérisation. La chute de l'eschare a lieu du quatrième au cinquième jour, c'est à partir de ce moment que l'oblitération spontanée commence à s'effectuer dans les cas heureux, il faut donc ne pas renouveler la cautérisation trop tôt, car on s'exposerait à détruire l'avantage obtenu après la première application du cautère. Mais, si le travail qui succède à la chute des eschares, au lieu de réparer la perte de substance, prend la forme ulcérative, il faudra renoncer à une nouvelle application du cautère.

Dupuytren mettait (obs. 18) vingt jours entre chaque cautérisation avec le fer rouge, et Delpech (obs. 20) dix-sept jours.

M. Nélaton a mis (obs. 16) un intervalle d'un mois entre chaque application du cautère électrique.

Lorsqu'on pratique la cautérisation avec le crayon de nitrate d'argent, on laisse un intervalle qui varie entre huit, quinze jours à trois semaines, suivant que la cautérisation a été plus ou moins profonde.

Nous avons dit que M. Verneuil employait la teinture d'iode tous les jours ou tous les deux jours.

Après avoir parlé des différents agents de cautérisation, de la manière de les employer, de l'époque de la première application, et de l'intervalle qu'on doit laisser entre chaque cautérisation, nous allons rapporter l'histoire de sept malades dans lesquels ce moyen a été employé.

OBSERVATION XVI.

Fistule vésico-vaginale occupant le bas-fond de la vessie; trois applications de la galvano-caustique à longs intervalles. Guérison. Par M. Nélaton. (Thèse de M. Démétropoulos.)

La nommée D....., femme bien constituée en apparence, ne put être accouchée qu'avec l'application du forceps; le travail de l'enfantement dura quarante-huit heures, et l'extraction du fœtus fut faite vingt-quatre heures après la rupture de la poche des eaux. Sept jours après la femme se sentit mouillée; elle l'attribua d'abord aux lochies; mais plus tard elle s'aperçut qu'elle n'avait plus d'envies d'uriner et que le liquide qui coulait par le vagin avait l'odeur urineuse. Voyant son état empirer de jour en jour, elle se décida à entrer à l'hôpital des Cliniques, en 1855. M. Nélaton, l'ayant examinée avec soin, reconnut une fistule vésico-vaginale, dirigée transversalement et située à 1 ou 2 centimètres au-dessus du col de la vessie. La perte de substance avait transversalement l'étendue de 2 centimètres, et un demi d'avant en arrrière; la malade perdait toutes ses urines par le vagin, et cela dans toutes les positions qu'elle prenait.

Fidèle à ses principes de sagesse et de prudence, M. Nélaton ne voulut soumettre d'abord la malade qu'à l'expectation prolongée. Au bout de deux mois la fistule parut être améliorée, et à ce point que la femme demanda sa sortie, l'écoulement des urines étant très-peu marqué et incommodant à peine la malade. Mais quelque temps après, sans aucune cause appréciable, il y eut aggravation dans son état, et la malade entra de nouveau à l'hôpital.

M. Nélaton, avant de faire subir à la malade une opération grave, jugea à propos d'essayer la cautérisation, et dans le cas où ce moyen aurait échoué, il se réservait de prendre un parti; après trois cautérisations répétées, l'urine reprit

son cours naturel, et la femme se trouva guérie de son infirmité à peu de frais.
Chaque cautérisation était suivie d'une suppression complète des urines par la
voie anormale, comme cela arrive presque toujours. Après la disparition de l'inflammation et la chute de l'eschare, il n'y eut pas une amélioration notable ; mais
dès la deuxième cautérisation, l'amélioration était bien marquée et la guérison
de la fistule prit le dessus. La malade commençait déjà à avoir quelques envies
d'uriner, et à pouvoir même expulser une quantité plus ou moins grande de
liquide par l'urèthre. Cependant elle en perdait toujours par le vagin. Enfin la
guérison complète n'ayant pu être encore obtenue, on a eu recours à une troisième cautérisation qui, cette fois, produisit la guérison définitive de la fistule. Le
temps qui s'était écoulé depuis la première cautérisation jusqu'à la guérison définitive était de trois mois ; l'intervalle que l'on avait mis entre chaque cautérisation était d'un mois.

Pour s'assurer d'une manière incontestable de la guérison radicale de la fistule,
M. Nélaton a injecté du lait dans la vessie sans en voir suinter une goutte dans
le vagin ; et enfin il a introduit dans le vagin un tampon de charpie imbibée de
cyanure de potassium et de fer ; en même temps il a injecté dans la vessie un sel
de sesqui-oxyde de fer, sans qu'il y ait eu coloration violette de la charpie. Depuis la sortie de la malade, M. Nélaton a eu occasion de revoir cette femme et de
s'assurer que sa cure se maintenait.

OBSERVATION XVII.

M. le professeur Nélaton raconte, dans ses leçons cliniques, qu'il a observé un
cas de fistule vésico-vaginale de 5 centimètres et demi qui a été guérie par les
seules forces de la nature, sans autre intervention que la cautérisation avec le
nitrate d'argent, quand elle avait fini de se rétrécir spontanément. C'est à Creil
où M. Nélaton a observé ce cas avec MM. Dionis et Cheroux.

M. Nélaton fit mention de ce cas à l'occasion d'une femme entrée dans le service avec une large fistule qui intéressait le col de la vessie et une partie de
l'urèthre. Il engagea la malade à s'en aller du service et à revenir au bout de six
mois, temps qu'il jugea nécessaire pour que la rétraction de la fistule fût définitive. (Leçon clinique du 9 janvier 1861.)

OBSERVATION XVIII.

Fistule vésico-vaginale récente occupant le bas-fond de la vessie ; quatre cautérisations avec le fer
rouge. Guérison.

(Cette observation a été recueillie par M. le Dr Haveng, de Manheim, en 1820, dans la clinique de
Dupuytren, et n'a été publiée qu'en 1857 dans le *Bulletin général de thérapeutique*.)

Marie Barneux, âgée de 36 ans, d'une bonne constitution, accouchée pour la
cinquième fois au mois de décembre 1820, d'un enfant mort-né. La parturition fut

très-laborieuse et d'une longue durée; elle se termina toutefois sans l'intervention du forceps. Les parties génitales avaient été fortement contuses, et, trois semaines après son accouchement, cette femme s'aperçut qu'une partie des urines s'échappait par le vagin. Sous l'influence de la déviation du cours des urines, une inflammation de la vulve se manifesta, et assez intense pour que cette femme ne pût vaquer à ses occupations de domestique et fût renvoyée de son service. Dans ce triste état, elle s'adressa à plusieurs praticiens qui, méconnaissant la nature de l'affection, se bornèrent à lui prescrire des bains froids et des médicaments fortifiants. Enfin elle vint à la consultation de l'Hôtel-Dieu, et l'examen des parties au moyen du spéculum permit à Dupuytren de reconnaître une fistule dont l'ouverture, du diamètre de 2 lignes, était située à 1 pouce environ en arrière du col de la vessie. Ce chirurgien fit admettre la malade dans son service. Les bords de la fistule étaient calleux; il crut devoir attaquer tout d'abord la lésion avec le fer rouge.

Le 15 juin 1821, une première cautérisation fut pratiquée avec le même cautère en forme de haricot. Pendant les trois premiers jours il ne s'écoula point d'urine par le vagin; mais, passé ce laps de temps, sous l'influence de la détuméfaction des bords de l'ouverture de la fistule, l'écoulement du liquide reparut. La malade resta dans cet état jusqu'à la fin du mois.

Le 5 juillet, une nouvelle cautérisation fut pratiquée avec le même cautère; elle offrit un résultat semblable à celui de la première opération; seulement, lorsque l'écoulement de l'urine reparut après le troisième jour, la quantité de liquide formait à peine la sixième partie de ce que la malade perdait lors de son entrée dans le service. Une sonde de gomme élastique, que l'on avait placée à demeure dans la vessie, a été laissée ouverte; sa présence finit par provoquer de telles douleurs vésicales qu'il fallut l'enlever le 11 juillet.

Le 17, il s'échappait à peine quelques gouttes d'urine par la fistule, lorsque, sous l'influence d'efforts musculaires que fit la malade pendant la journée du 19, la cicatrice encore récente des bords de la solution de continuité se rompit et l'urine s'écoula en plus grande quantité.

Le 24. Dupuytren a recours à une troisième cautérisation; mais pour la pratiquer, au lieu de se servir de cautère en forme de haricot, il fait usage d'un instrument à forme conique, afin d'agir plus profondément sur toute l'étendue du trajet de la fistule. Douze heures après l'opération, on introduisit une sonde de gomme élastique dont la présence causa encore des douleurs et des besoins d'uriner assez fréquents. Comme la malade continuait à rendre toujours quelques gouttes d'urine par le vagin, on laissa la sonde ouverte jusqu'au 3 août, époque à laquelle on retira l'instrument. Dès ce moment la malade éprouva moins de ténesme vésical.

Des affaires de famille forcent la malade à quitter l'hôpital; mais elle revint le 27 août, présentant le même état que lors de sa sortie, c'est-à-dire perdant tou jours une petite quantité d'urine par le vagin. Dupuytren lui pratique une qua-trième cautérisation le jour même; seulement au lieu de faire placer la malade sur le dos, il la fait coucher sur le ventre, position dans laquelle la lésion de la paroi vésico-vaginale est plus apparente. L'ouverture fistuleuse n'a plus alors que les dimensions d'une tête d'épingle. La cautérisation est exécutée avec le cau-tère conique. Deux jours après, la quantité d'urine qui s'écoule par le vagin est si faible que la malade demande à quitter de nouveau l'hôpital, promettant de revenir si l'amélioration qu'elle éprouve ne persiste pas. On cède à son désir.

Environ quatre mois après, vers la fin de décembre, Marie Barneux se pré-sente à la consultation de l'Hôtel-Dieu, afin de faire constater qu'elle est com-plétement guérie. «Peu de temps après sa sortie, dit-elle, tout écoulement d'u-rine a cessé, et il ne lui restait plus de son infirmité qu'un besoin fréquent de vider sa vessie.

Un examen attentif, pratiqué avec le spéculum et la femme couchée sur le ventre, permit à Dupuytren de constater la réparation complète de la cloison vésico-vaginale.

OBSERVATION XIX.

Fistule vésico-vaginale située au bas-fond de la vessie; une seule cautérisation avec le fer rouge; sonde à demeure dans la vessie. Guérison. (Recueillie par M. Harveng à la clinique de Dupuy-tren et publiée en 1857 (1).

Anne B....., âgée de 28 ans, de chétive constitution, accouche pour la deuxième fois en 1824. Le travail fut long et laborieux, puisque le quatrième jour seulement cette femme fut délivrée au moyen du forceps. L'enfant mourut peu de temps après sa naissance. Dès le lendemain de son accouchement, la malade s'aperçut qu'un tiers au moins de ses urines s'écoulait par le vagin. Cette déviation du cours des urines entretint une inflammation si vive des parties génitales, que plusieurs mois après, le 25 juillet, la malade se présentait à la consultation de l'Hôtel-Dieu, pour y être traitée spécialement de cet accident.

Dupuytren, à l'aide du spéculum, constate une fistule, large environ d'une ligne et demie, située en arrière, au point où le bas-fond de la vessie se trouve en rapport avec le col de l'utérus. Il fait entrer la malade dans son service, et, deux jours après, il procède à la cautérisation de l'ouverture fistuleuse.

Dès que le spéculum est introduit, il engage la malade à faire des efforts pour uriner; on voit alors un jet d'urine tomber sur la paroi postérieure de l'instru-ment. Après avoir attendu quelques instants que la vessie se soit vidée, l'habile

---

(1) *Bulletin gén. de thér.*, t. LIII, p. 353; Paris, 1857.

chirurgien cautérise l'ouverture fistuleuse, à l'aide d'un fer rouge de forme conique. Immédiatement après l'opération, l'urine cesse de suinter dans le vagin.
Une sonde de gomme élastique est placée à demeure dans la vessie, et pendant
les deux premiers jours elle donne issue à toute l'urine excrétée.

Le 6 août, la malade, pour la première fois depuis la cautérisation, rend quelques gouttes d'urine par le vagin. La sonde commence à s'incruster de plaques
calcaires et provoque du ténesme vésical et des envies fréquentes d'uriner : on
l'enlève. Le lendemain, la malade quitte son lit et se promène longtemps dans la
salle, aussi l'urine coule en plus grande abondance par le vagin. Toutefois son
état s'est bien amélioré, puisque depuis la cautérisation, l'écoulement, qui était
continuel, est devenu intermittent. Dupuytren lui fait reprendre le lit.

Le 13, on réapplique une sonde à demeure, qui provoque de nouvelles envies
d'uriner. Le volume de l'instrument est un peu faible, l'urine s'écoule entre la
sonde et le canal de l'urèthre; on lui en substitue une d'un plus fort diamètre; dès
ce moment, l'urine cesse de couler.

Le 27, les douleurs provoquées par la sonde sont assez intenses pour forcer le
chirurgien de garde à l'enlever. Le ténesme vésical cesse, mais quelques gouttes
d'urine reparaissent dans le vagin.

Le 7 septembre, malgré l'absence de la sonde à demeure, la malade ne perd
plus d'urine pendant toute la durée du décubitus dorsal; mais dès qu'elle se lève,
il s'écoule toujours quelques gouttes d'urine par la fistule. On lui ordonne de
rester couchée.

Le 5 décembre, aucune trace d'écoulement, même lorsque la malade se lève.
Les promenades dans la salle lui permettent de retenir ses urines un peu plus
longtemps. — On lui prescrit des bains froids, dans le but de triompher de l'irritation du col de la vessie.

Le 20 décembre, après un examen qui lui permet de constater la cicatrisation
de la fistule, Dupuytren accorde la sortie de la malade.

OBSERVATION XX.

Fistule vésico-vaginale datant de dix-sept années ; deux cautérisations au fer rouge, une avec le nitrate d'argent; sonde à demeure. Guérison en cinquante-deux jours. (Courte analyse de l'observation publiée par M. Delpech dans le *Mémorial du Midi*, t. II, p. 474.)

B. R....., femme d'une grande taille et d'une constitution robuste, est affectée
d'une fistule vésico-vaginale à la suite de son premier accouchement, à l'âge de
18 ans. Toute la quantité des urines passait par le vagin et y déterminait des
accidents déplorables. Sous l'influence du temps, la solution de continuité se rétrécit, et au moyen d'une éponge de toilette qu'elle portait dans le vagin, elle
pouvait garder les urines pendant une heure ou deux. Malgré l'existence de cette

lésion, cette femme devint enceinte plusieurs fois, et les parturitions n'ajoutèrent rien à l'étendue de la fistule : son diamètre s'accroissait par l'amaigrissement et par la nécessité de supprimer l'éponge pendant la suite des couches. Mais dès que les forces se restauraient, que l'embonpoint reparaissait, la jeune femme rentrait dans son état habituel, qui lui était devenu supportable. Cependant, avec l'âge, cette femme maigrit; vers 40 ans, ce changement aggrava les incommodités de son état, et le désir de guérir se fit sentir de nouveau; mais des vicissitudes de fortune firent ajourner encore l'exécution de ses projets pendant huit ans. Alors elle se rend à Montpellier et se confie aux soins de Delpech.

Voici l'état des parties, après une durée de dix-sept années de la fistule : « Il existait au fond de la vessie, à 1 pouce en arrière de la symphyse pubienne, une ouverture capable d'admettre le doigt indicateur sans le moindre effort, les bords étaient épais, garnis d'un bourrelet inégal et de rides assez profondes : la disposition de l'ensemble était telle, que la pression exercée obliquement, de bas en haut, faisait recouvrir une partie de l'ouverture par deux mamelons assez saillants : tel devait être l'effet de l'éponge.

Le 22 mai 1830, la première cautérisation est pratiquée. «Un cautère chauffé à blanc, disposé en fer de lance, épais et recourbé à son extrémité, est porté jusque dans l'ouverture de la vessie, en ayant soin de lui faire parcourir tous les points de la circonférence. Malgré nos précautions, nous ne pûmes éviter l'instillation de quelques gouttes d'urine, qui éteignirent promptement le cautère : nous en prîmes un second, et nous le promenâmes d'une main sûre dans le pourtour de l'ouverture vésico-vaginale.» Des accidents locaux et généraux eurent lieu, et sous l'influence de la tuméfaction des bords de la fistule, la plus grande partie de l'urine sécrétée passait par la sonde introduite dans la vessie. Le cinquième jour, l'écoulement de l'urine reparut en abondance par le vagin.

Le dix-septième jour, nouvelle cautérisation. «Un seul fer rouge, engagé dans l'ouverture, se trouva la remplir en entier; aussi n'y jouissait-il d'aucune mobilité, tandis que la première fois les cautères avaient pu parcourir un cercle notablement étendu.

Cette fois la sonde soutira la totalité des urines jusqu'au vingtième jour; elles reparurent ensuite au vagin pendant six jours, mais en petite quantité.

«Le trente-troisième jour, il ne passait plus rien par le vagin, même lorsque la malade faisait des mouvements dans son lit, ou qu'elle toussait.

«Cependant l'ouverture, bordée de grosses rides, n'était fermée que par l'application mutuelle de ces plis; lorsqu'on les écartait, on faisait encore couler l'urine.

«Le quarante-quatrième jour, les rides étaient fort aplaties; le contour de l'ouverture formait un ombilic au centre duquel un stylet à bouton pouvait encore pénétrer.» Un crayon de nitrate d'argent fut porté dans cette ouverture.

Après cette cautérisation, l'urine cessa de distiller par le vagin, la sonde donnait passage à tout le liquide, et dix jours après on put supprimer l'instrument. Alors le toucher faisait sentir sur le point correspondant à la fistule une surface boursouflée, ridée, peu sensible au toucher.

La réparation de la cloison était complète.

La malade, complétement guérie, est restée trois mois encore sous les yeux de Delpech, et lorsqu'elle dut enfin quitter Montpellier, « nous avons, dit-il, quelques jours auparavant, fait constater son état par plusieurs de ceux qui avaient assisté à l'opération et par un jeune médecin anglais très-distingué, le Dr Tarral.

Cautérisation, tamponnement et sonde à demeure.

OBSERVATION XXI.

Fistule vésico-utéro-vaginale profonde, guérie par la cautérisation avec le nitrate d'argent, le tamponnement du vagin avec l'amadou et la charpie, le tout aidé par le séjour d'une sonde de Sims maintenue en permanence dans la vessie. (*Observation communiquée par M. Dolbeau; Bulletin de la Société de chirurgie*, 2e série, t. III, p. 427 ; Paris, 1863.)

L. R....., âgée de 32 ans, est entrée, le 16 août 1862, salle Sainte-Marthe, n° 33.

Cette malade est accouchée à la Ferté-Macé (Orne), le 20 juillet 1862, à l'aide du forceps. C'était une première grossesse ; l'enfant, du sexe féminin, fort et bien constitué, fut amené vivant.

Le travail dura dix-neuf heures. Les membranes s'étaient rompues le 18 vers six heures du soir.

Le 20, vers deux heures du matin, les douleurs commencèrent, et l'accouchement ne fut terminé que le même jour vers sept heures du soir.

Six heures après l'accouchement, la malade urina seule et facilement.

Les suites de couches n'offrirent rien de particulier.

Le 9 août, c'est-à-dire vingt jours après l'accouchement, la femme R..... revenait à Paris très-bien portante.

Le 12, elle s'aperçut d'un léger écoulement d'urine par le vagin. Ce symptôme était surtout évident pendant la station verticale.

Du 12 au 16, la malade, sans s'en préoccuper davantage, se livra à ses occupations, cependant l'écoulement d'urine allait en augmentant; aussi la femme R... se présenta-t-elle à l'hôpital, où elle fut admise le même jour.

Le 18, le toucher vaginal fut pratiqué : il démontra que le vagin était normal, mais que la lèvre du col utérin était détruite, et que là devait être la fistule. Une sonde introduite dans la vessie donna issue à quelques gouttes d'urine; il était évident que toute l'urine sortait par le vagin. Du reste, pas de douleurs, mais absence du besoin de rendre les urines.

Le 20, la malade fut placée sur les genoux, la tête très-fléchie, de façon que le front s'appuyât sur le lit; le spéculum de Sims fut introduit, et on constata directement l'état suivant :

Le vagin est rouge, baigné par de l'urine et du muco-pus. Vers le col, on remarque d'autres altérations; la lèvre postérieure est intacte, mais un peu gonflée; l'antérieure a été détruite, en sorte que la cavité du col se trouve à découvert dans l'étendue de 1 centimètre et demi. A la place de la lèvre antérieure, on trouve des sillons et des anfractuosités séparés par des mamelons irréguliers et d'un rouge vif. On distingue spécialement une fente transversale curviligne, à concavité antérieure, composée de deux parties qui se réunissent vers le milieu de la surface malade. C'est de là que sort l'urine, c'est-à-dire dans la cavité même du col utérin. C'est là où l'on voit sourdre une injection laiteuse poussée dans la vessie sur le canal de l'urèthre.

L'exploration de la fistule est très-difficile à cause de la profondeur et de l'irrégularité du trajet. On hésite à augmenter, par les recherches, l'étendue d'une perforation de la vessie.

Le diagnostic est d'ailleurs suffisant : il s'agit d'une fistule faisant communiquer le bas-fond de la vessie avec le vagin par l'intermédiaire du col de l'utérus.

L'utérus est revenu à ses dimensions normales. Les règles n'ont pas reparu depuis la couche. Santé générale excellente.

Le peu de temps que la fistule existe, la difficulté de remédier par une opération à une infirmité aussi grave, firent songer à tenter la cure par les moyens simples.

On soumit donc la malade au traitement suivant :

Demeurer couchée dans le décubitus dorsal, les jambes légèrement fléchies.

Garder à demeure la sonde de Sims.

Le 21 août, la sonde a causé de vives douleurs; on a été dans l'obligation de l'enlever après neuf heures de séjour dans la vessie.

Le 23, on essaye de remplacer l'instrument, qui est bien supporté jusqu'au 27. Ce même jour, la fistule et les parties environnantes sont cautérisées avec le nitrate d'argent; on place un tampon dans le vagin; la sonde est mise en place après avoir été nettoyée.

Le 27 et le 28 se passent très-bien; l'urine sort continuellement par la sonde.

Le 29, la malade se plaint de constipation, et prend 20 grammes d'huile de ricin.

Le 30, nouvel examen; la vaginite a cessé; les bourgeons qui occupaient la place de la lèvre antérieure sont affaissés, leur coloration rouge est actuellement rosée; l'urine ne semble plus couler dans le vagin. On place de nouveau un tampon et la sonde à demeure.

Le 4 septembre, la sonde, qui avait été bien supportée, tombe, le tampon sort du vagin. La malade se lève, éprouve le besoin d'uriner et accomplit la miction. Il ne semble pas que l'urine sorte par le vagin. La sonde est remise en place.

Le 11, la malade retire sa sonde qui est engorgée et qui occasionne de vives douleurs. Elle urine plusieurs fois sans sonde et sans perdre l'urine. On laisse la malade au repos; on lui fait prendre un bain, et on l'engage à se sonder lorsque le besoin d'uriner se fera sentir.

Le 12, on constate que l'injection laiteuse poussée dans la vessie ne passe plus dans le vagin.

Le 18, la malade demande à sortir; elle est, dit-elle, guérie depuis longtemps. On procède à un quatrième examen avec le spéculum de Sims.

Le vagin n'est plus enflammé; la lèvre antérieure du col est remplacée par une cicatrice irrégulière, mais qui paraît solide. L'injection laiteuse poussée avec force ne pénètre plus dans le vagin, ce qui démontre l'occlusion de la fistule.

Le besoin d'uriner se présente toutes les trois ou quatre heures; la malade y satisfait facilement et sans douleurs. La santé générale est restée bonne. On laisse sortir la malade, en lui recommandant les soins de propreté et l'abstention des rapports sexuels.

M. Béraud donne à la Société de chirurgie (1) quelques renseignements sur un cas de fistule vésico-vaginale observé par lui et M. Danyau, à la Maternité. Voici le fait :

Il s'agissait d'une femme primipare, très-petite, ayant le bassin rétréci, et étant entrée à la Maternité vers le sixième mois de la grossesse. Il fut convenu que l'on chercherait à provoquer l'accouchement avant terme. Des douches utérines furent administrées sans succès et la grossesse arriva à terme. On fut obligé de faire la version, d'appliquer le forceps sur la tête défléchie, le corps étant dehors. Cette application fut infructueuse, et c'est alors qu'on eut recours à la céphalotripsie.

Dix jours après l'accouchement, M. Béraud examina la malade, et constata l'existence d'une fistule vésico-vaginale située à la paroi antérieure du vagin, à 1 centimètre en avant du col utérin et sur la ligne médiane. Sa longueur était de 2 centimètres environ, et sa largeur d'un peu plus de 1 centimètre. Sur l'avis de M. Danyau, M. Béraud plaça une sonde à demeure. A la visite de chaque jour on cautérisait la fistule avec le nitrate d'argent, et on prescrivait en même temps des soins de propreté. La fistule se fermait de plus en plus et d'une manière rapide, et elle était fermée complétement dix-huit jours après l'accouchement. M. Béraud put s'assurer plus tard que la cicatrisation était solide, et que la malade conservait bien son urine.

(1) *Bulletin, loc. cit.*

CHAPITRE III.

DE L'EMPLOI DES INSTRUMENTS UNISSANTS.

Le grand nombre de fistules qui persistent malgré les efforts spontanés de la nature qui amènent quelquefois la guérison, alors même que leur action est secondée par l'emploi des moyens simples et de la cautérisation, devait conduire les chirurgiens à chercher d'autres moyens plus efficaces pour favoriser la cicatrisation, en mettant les bords de la plaie dans un contact plus immédiat, sans être forcés de recourir aux opérations sanglantes.

Divers instruments unissants ont été imaginés dans ce but. L'instrument inventé par Dupuytren, la sonde-érigne de Lallemand et la pince-érigne de M. Laugier, sont depuis longtemps abandonnées.

Il y a très-peu de temps, on a songé de nouveau à l'emploi des instruments unissants, lesquels ont été simplifiés et perfectionnés. Tel est par exemple l'instrument que M. Chatelain a fait construire par M. Charrière, il lui a donné le nom de pince à griffes et à coulisse et ressemble, quant à la forme et au mécanisme de son maniement, au brise-pierre. Cet instrument a été employé deux fois (obs. 27), et la fistule fut notablement rétrécie.

M. le Dr Debout (*Bulletin gén. de thérap.*, t. LIII, p. 64) a songé à utiliser l'emploi des serres-fines de Vidal (de Cassis). Il a fait construire aussi par M. Charrière une pince destinée à porter cette sorte de suture métallique au fond du vagin.

Les instruments unissants ont de graves inconvénients. Ils agissent tous par des griffes ou des crochets qui tendent toujours à déchirer les bords de la fistule. Cependant les pinces de Vidal paraissent avoir le moins d'inconvénients, et les cas de guérison que nous allons rapporter doivent encourager les chirurgiens à faire de nouveaux essais. Voici ces observations.

Instruments unissants.

OBSERVATION XXIII.

Fistule vésico-vaginale compliquée de prolapsus de l'utérus ; cautérisations répétées ; application d'une serre-fine et d'un pessaire à réservoir d'air. Guérison. Traitement de la rupture du périnée par une forte serre-fine. Par M. Debout. (*Bulletin général de thérapeutique*, t. LIII, p. 59.)

En juillet 1849, la femme d'un valet de ferme de M. Debout vient le consulter. Voici ce qu'elle raconte : Il y a trois mois, elle est accouchée de son premier enfant, le travail dura trois jours et se termina spontanément. Une rétention d'urine nécessita la présence de la sonde. Prolapsus de l'utérus qui pend entre les cuisses de la malade le neuvième jour. La rétention d'urine s'est alors reproduite, et, après trente-six heures, une crevasse se fit à la partie antérieure de la tumeur, ouverture par laquelle les urines s'écoulent continuellement.

A l'*examen*. — Prolapsus complet de l'utérus ; au tiers supérieur et un peu à gauche de l'axe de la tumeur, se trouvait la fistule de la dimension du méat urinaire. Un stylet boutonné pénètre facilement dans la vessie. Il existait en outre une rupture complète du périnée.

Traitement. — Pendant quinze jours les lotions et les demi-bains, décoctions émollientes, les onctions huileuses, furent faites d'une manière assidue.

Opération. — Cautérisation profonde avec le nitrate d'argent de tout le trajet fistuleux ; après cela, réduction de la tumeur, et l'utérus est maintenu en place au moyen du pessaire Gariel soutenu par une ceinture. Une sonde de gomme élastique est placée à demeure dans la vessie. Pendant les cinq premiers jours, chaque matin on enlevait l'appareil qu'on replaçait après avoir cautérisé la fistule. Le sixième jour, les bords et le trajet de celle-ci étant complétement avivés par l'action du caustique, une serre-fine à dents multiples fut placée sur les lèvres de la fistule : une anse de fil serrait les mors en même temps que fixait en place la serre-fine. Dès ce moment l'appareil ne fut plus enlevé. Les douleurs provoquées par la sonde obligèrent à la retirer et à ne l'introduire que trois fois dans la journée ; elle était placée à demeure pendant la nuit seulement. Le dixième jour, la ligature jetée autour de la serre-fine fut coupée à l'aide de ciseaux et l'instrument demeura en place. On supprima la sonde complétement. Deux jours après, la serre-fine elle-même fut enlevée à son tour et les urines continuèrent à couler par l'urèthre. La fistule était complétement guérie. Elle a été confirmée six semaines plus tard, au moment de la guérison de la rupture du périnée qui fut opérée après la fistule.

OBSERVATION XXIV.

Fistule vésico-vaginale récente ; emploi d'une serre-fine, Guérison. Par M. le Dr Berthet. (Bulletin général de thérapeutique, t. LXIII, p. 370.)

Une femme d'une quarantaine d'années, ayant eu déjà trois enfants, fit, au mois de novembre 1851, une couche des plus laborieuses. Le bras se présentait avec la tête. Elle souffrait depuis trente-six heures, et était assistée par deux médecins qui avaient exercé sur elle des manœuvres plus ou moins énergiques. Elle fut accouchée au moyen du forceps.

Malgré les graves et fréquentes attaques d'éclampsie qui compliquaient son état elle se rétablit promptement. Seulement, il lui resta une fistule vésico-vaginale, capable d'admettre l'extrémité du petit doigt. Cette fistule était située à la partie antérieure du corps de la vessie.

Après plusieurs tentatives infructueuses de cautérisation et le décubitus sur le ventre, continué pendant plus d'un mois, sans résultat, j'eus l'idée de tenter l'emploi des serres-fines de Vidal (de Cassis). M. Charrière me fabriqua à cet effet une pince porte-serres-fines qui, sans me fournir de résultat, me donna la certitude de la possibilité d'un succès. Je fis donc construire, par cet habile artiste, une très-grande serre-fine. Et plaçant la malade sur le ventre, sur le pied d'un lit très-haut, les deux pieds appuyés sur deux chaises ; faisant soulever par un aide (son mari), et soulevant moi-même de la main gauche le périnée ; je pus porter cette serre-fine avec ma main droite jusque sur la fistule dont je pinçai une partie. Au bout de trois jours la serre-fine se détacha d'elle-même, et je vis que j'avais réussi à rétrécir la fistule. A la place qu'occupait la serre-fine, il y avait un petit bouchon rouge-brun formé par la muqueuse vaginale, qui avait été pour ainsi dire broyée par le mors de la serre-fine. Je compris, dès lors, qu'avec de la patience j'allais guérir cette malheureuse femme. Deux nouvelles applications de ma serre-fine amenèrent, en effet, la guérison complète de cette fistule en douze jours de temps, sans avoir presque occasionné de douleur à la malade, et, ce qui vaut mieux, sans lui avoir fait courir le plus petit danger.

OBSERVATION XXV.

Fistule vésico-vaginale ; a trois reprises différentes réunion des bords de la fistule au moyen de pinces vaginales. Guérison. Par M. Desgranges. (Bulletin de thérapeutique, t. LXII, p. 83.)

Delphine B....., âgée de 21 ans, robuste, abondamment réglée, accouche péniblement, par l'application du forceps, le 24 décembre 1850, après deux jours de douleurs et d'efforts inutiles. La tête resta sept heures dans l'excavation. L'urine passe par le vagin le 1er janvier 1851. Vers le 15, détachement d'une eschare; incontinence complète d'urine. Le 28 janvier elle entre à l'hôtel-Dieu de Lyon, salle Saint-Paul, n° 10.

A l'*examen* on trouve, près de l'orifice vulvaire, un bride circulaire qui empêche l'introduction d'instruments. La fistule est longitudinale, mesure 2 centimètres environ, et arrive, par son extrémité vulvaire, à 4 centimètres du méat. Les bords sont presque cartilagineux et distants entre eux de 5 à 6 millimètres. Le col utérin est méconnaissable. Le vagin est étroit et ne permet l'introduction d'aucun spéculum quelque petit qu'il soit. Il y a en outre une déchirure complète du périnée. L'*opération* est pratiquée le 1er mars 1851. Avivement des bords de la fistule, et réunion au moyen de deux pinces vaginales, semblables aux pinces-érignes de Vidal. *Point de sonde à demeure dans la vessie.* Les suites de l'opération sont bénignes. Les pinces restent 5 jours en place; pas une seule goutte d'urine ne passe par le vagin, bien qu'à plusieurs reprises la malade commette l'imprudence de se lever pour uriner.

Résultat. — La femme ne perd plus au lit; il faut qu'elle marche pour être mouillée.

Deuxième opération le 24 mars 1851. — Nouvelle application d'une pince vaginale, qui malheureusement tombe au bout de 3 heures et reste sans effet.

Troisième et dernière tentative le 1er avril.—Avivement. Application d'une pince qui tombe le troisième jour. La malade reste au lit; elle urine volontairement 4 fois le jour et 3 fois la nuit.

Résultat. — Le femme ne perd ui couchée ni debout, marche cinq heures sans mouiller.

Le 30 avril, sans cause appréciable, elle est prise de péritonite qui met ses jours en danger. Sous l'influence du ballonnement et des efforts de vomissements, la cicatrice se déchire; les urines commencent à couler involontairement. La malade se rétablit après deux mois de souffrances et de périls.

Le 1er juillet 1851, la malade mange et se promène: au lit elle ne perd absolument rien; levée elle se mouille, mais infiniment moins qu'avant l'opération.

Le 2 septembre, l'incontinence persiste quand la malade est debout. On lui donne un appareil en caoutchouc, composé d'un réservoir surmonté d'un entonnoir qui s'adapte à la vulve, lequel pallie parfaitement l'infirmité; dès lors cette fille demande à s'en aller. — *Exeat.*

Le 19 décembre 1851, elle rentre à l'Hôtel-Dieu pour une aiguille entrée dans les chairs. Elle avait continué à perdre son urine par le vagin, quand elle était debout seulement, mais de moins en moins tous les jours, et, le 1er novembre 1851, à sa grande satisfaction, le réservoir lui devient inutile au point qu'elle s'en débarrasse tout à fait.

Aujourd'hui, 2 novembre 1856, Delphine B..... est mariée et parfaitement uérie.

OBSERVATION XXVI.

Fistule vésico-vaginale ancienne (14 ans) ; pincement et écrasement de la muqueuse vaginale. Guérison. Par M. le Dr Berthet de Cercoux. (*Bulletin de thérapeutique*, t. LXIII, p. 371.)

La femme Vaillé, âgée de 40 ans, n'étant plus réglée, porte une fistule vésico-vaginale depuis quatorze ans. Cette fistule, située profondément, intéressant le corps de la vessie au niveau du museau de tanche, est capable d'admettre l'extrémité de l'index, qui pénètre facilement, à travers elle, du vagin dans la vessie.

Cette fistule est légèrement ovalaire, ayant sa grosse extrémité dirigée vers le fond de la vessie ; ses bords sont peu épais, peu calleux ; elle n'est point infundibuliforme. Cette grave infirmité est survenue à la suite d'un accouchement long et laborieux.

Quelques mois après ce malheureux accouchement, je fus consulté par la femme Vaillé. La cautérisation au nitrate d'argent, aidée de la position, n'amena aucun résultat pour cette malheureuse que je perdis bientôt de vue. Plus tard elle alla à l'hôpital de Bordeaux, où, après examen, on la renvoya sans avoir rien tenté pour elle.

C'est le 20 décembre dernier que j'ai été appelé de nouveau à m'occuper de la femme Vaillé.

Chez cette femme, les parties génitales externes et l'entrée du vagin, ainsi que les plis des cuisses, sont recouverts d'incrustations calcaires, il en est de même des poils implantés sur ces parties. Le vagin est un peu rétréci. La malade répand une odeur d'urine des plus prononcées, et ne peut aucunement retenir ce fluide, qui s'échappe incessamment par le vagin.

Ce jour-là même, 20 décembre, je tentai l'application de ma grande serre-fine. Malgré tout ce que je pus faire, en me faisant aider par le mari, il me fut impossible d'arriver à pincer la fistule, la serre-fine ne pouvant être portée assez loin ; je parvins seulement à la placer sur ses confins. Quand je revins voir cette femme, quelques jours après, je trouvai la serre-fine en place, mais recouverte d'incrustations calcaires, preuve que l'urine avait continué à couler par le vagin. Cependant la malade prétend qu'il en est passé une certaine quantité par l'urèthre. Je fis immédiatement une seconde application, qui ne me donna pas un meilleur résultat.

Le 1er janvier, j'eus l'idée de remplacer la serre-fine, qui ne pouvait remplir mon but, par un instrument bien simple et de plus grande dimension, sur le compte duquel je demande à garder le silence jusqu'à ce qu'il ait été rendu plus *présentable* et plus *scientifique* par notre célèbre Charrière, à qui j'en confie le soin. Dans le mémoire que je publierai plus tard sur cet intéressant sujet, je ferai part au lecteur des diverses péripéties que je dus traverser pour arriver au résultat où j'en suis maintenant.

Cet instrument resta en place jusqu'au 3; pendant ce temps, la femme ne perdit pas d'urine par le vagin. Ma joie fut grande, ce jour-là, en voyant que mon nouvel instrument n'offrait aucune trace d'incrustations urineuses. Je l'enlevai aussitôt, et ne pus, dès lors, retrouver la fistule. La malade urina devant moi, la valeur d'un verre à liqueur.

La place qu'occupait la fistule, avant mon opération, a l'aspect d'un *bourrelet* rouge-brun, saignant au moindre contact, et de la grosseur de la moitié d'une cerise ordinaire.

Le 8. La malade garde toujours son urine; seulement elle est obligée de se livrer fréquemment à la miction; sa vessie ne pouvant garder qu'une très-petite quantité d'urine.

L'endroit occupé par la fistule, examinée au moyen de l'écartement des grandes lèvres et du soulèvement du périnée, offre l'aspect d'un *bourrelet* moins gros, moins rouge et à peine saignant. Le doigt, porté dans le vagin, ne trouve aucune trace de la fistule, et, à sa place, rencontre une sorte de froncement de la muqueuse. La sonde, introduite dans la vessie, donne issue à une certaine quantité d'urine. Il est impossible de lui faire rencontrer l'orifice vésical de la fistule.

Le 12. Toute trace de l'opération a à peu près disparu. L'introduction de la sonde donne passage à un demi-verre d'urine.

La femme est donc guérie de sa fistule, qui datait de quatorze ans, sans avoir couru aucun danger et sans avoir, pour ainsi dire, éprouvé de douleurs, dans un espace de temps très-court, et qu'il sera possible d'abréger encore par l'habitude, et avec le secours d'instruments plus parfaits que ceux dont je me suis servi chez elle.

OBSERVATION XXVII.

Application de la pince à griffe et à coulisse de M. Chatelain dans un cas de fistule vésico-vaginale première application : les dix-neuf vingtièmes de l'étendue de la fistule sont réunis le cinquième jour ; seconde application : insuccès complet (*Bulletin. de thérapeutique*, t. LXIII, p. 563.)

Mme de H...... eut, le 24 avril 1858, un premier accouchement; le travail fut long et laborieux, et dura soixante heures. M. Chatelain termina l'accouchement au moyen d'une application de forceps. A la suite de cet accouchement, la femme resta avec une déchirure complète du périnée, et, quelques jours plus tard, l'écoulement de l'urine par la vulve démontra l'existence d'une fistule. Le toucher permit de constater à 1 pouce et demi un infundibulum dans la cavité duquel l'extrémité de l'indicateur venait se loger.

L'emploi de la sonde à demeure et les cautérisations restant sans résultat, la pince à griffe et à coulisse de M. Chatelain (rapportée par M. Charrière à M. Desgranges, de Lyon) fut appliquée. Dès que l'instrument fut fixé à l'aide d'un bandage de corps, pas une goutte d'urine ne s'échappa par le vagin.

Durant cinq jours, l'excrétion se fit par la sonde laissée à demeure, et que l'on débouchait toutes les trois heures; le jet de l'urine avait lieu à pleine sonde. La pince fut enlevée à cette époque, et l'urine continua à s'écouler par a sonde.

Le lendemain soir, quelques gouttes d'urine, écoulées par le vagin, viennent prouver que la réunion ne s'était pas effectuée. A l'*examen*, on trouva la fistule réunie dans sa partie moyenne, et aux angles, il existait deux petits tubercules charnus, tubuleux, qui livraient passage à l'urine.

Au moyen de la cautérisation avec le crayon de nitrate d'argent, l'orifice fistuleux du côté gauche fut oblitéré; quant à l'autre, il résista et continua à donner passage au liquide.

M. Chatelain appliqua une seconde fois sa pince à griffes. La crainte d'éprouver un nouvel échec lui fit serrer l'écrou trop fortement, de sorte qu'il provoqua la mortification des tissus, et son instrument s'échappa de la vulve le troisième jour.

En voyant l'écoulement de l'urine reparaître en plus grande abondance, la malade perdit courage et partit pour Paris sans qu'il fût possible d'examiner les parties. Le rapprochement des bords de la fistule, maintenu pendant cinq jours, avait suffi pour amener la cicatrisation des dix-neuf vingtièmes de l'étendue de la fistule.

DEUXIÈME PARTIE.

DU TRAITEMENT

DES

FISTULES VÉSICO-VAGINALES

AU MOYEN

DES OPÉRATIONS SANGLANTES.

Après avoir parlé dans la première partie de ce travail du traitement des fistules vésico-vaginales sans avoir recours aux opérations
sanglantes, et avoir dit ce qu'il faut espérer de la spontanéité de
l'organisme aidé ou non de l'application des moyens simples ou bien
de la cautérisation et des instruments unissants, nous allons nous
occuper des principaux procédés opératoires qui ont été imaginés
pour obtenir la réunion immédiate de la fistule quand elle persiste,
ce qui malheureusement arrive dans la plupart des cas. Mais, comme
les fistules urinaires chez la femme présentent assez souvent des
complications qu'il faut traiter avant d'en venir à l'opération, il
nous a semblé naturel de commencer la deuxième partie de notre
travail par l'étude de ces complications.

CHAPITRE IER.

DES COMPLICATIONS LES PLUS IMPORTANTES DES FISTULES URINAIRES DE LA FEMME ET DES OPÉRATIONS PRÉLIMINAIRES QU'ELLES RÉCLAMENT.

1° COMPLICATIONS QUI DÉPENDENT DE L'ÉTAT DE L'URÈTHRE.

Avant de fermer la fistule, il faut d'abord rétablir le canal de l'urèthre quand il est rétréci, oblitéré, ou bien plus ou moins détruit.

A. *Rétrécissements de l'urèthre.* — Ces rétrécissements sont assez communs. M. Jobert (de Lamballe) en a observé 17 cas ; ils comprennent tantôt toute la longueur du canal, tantôt un ou deux points seulement. Cette complication se montre surtout quand une inflammation plus ou moins violente des parties a amené une uréthrite.

Quand la fistule vésico-vaginale est un peu ancienne et qu'elle laisse passer toute l'urine, l'urèthre, n'étant plus traversé par ce liquide, tend à se rétrécir, comme il arrive à tous les conduits naturels quand ils cessent de remplir les fonctions auxquelles ils étaient destinés.

Ce rétrécissement, qui ne va pas jusqu'à l'oblitération complète du canal, cède à l'emploi des sondes de plus en plus grosses, aussi bien que par le passage de l'urine après la guérison de la fistule.

Le rétrécissement spasmodique qu'on observe quelquefois est une complication qui oblige parfois à remettre l'opération aux partisans du cathétérisme permanent.

Dans ce cas, avant de pratiquer l'opération, on tâche d'habituer l'urèthre au contact de la sonde préalablement enduite de pommade belladonée.

On emploie aussi le camphre, les injections laudanisées, les applications d'eau froide sur la vulve, etc. etc.; mais souvent tous ces moyens restent impuissants.

Aujourd'hui le rétrécissement spasmodique ne doit pas être considéré comme une contre-indication pour pratiquer l'opération, car de nombreuses observations tendent à prouver que la permanence de la sonde dans la vessie n'est pas nécessaire pour obtenir la guérison des fistules vésico-vaginales ni avant ni après l'opération.

B. *Oblitération de l'urèthre.* — Les oblitérations de l'urèthre sont de deux ordres :

1° Elles peuvent être formées par une simple valvule membraneuse ;

2° Ou bien par une fusion complète des parois du canal.

Dans le premier cas on peut franchir l'obstacle avec une sonde d'argent, et il suffit de la laisser en place deux ou trois jours pour rétablir la perméabilité du canal.

Lorsqu'il y a fusion plus ou moins considérable des parois de l'urèthre, on introduit le doigt dans le vagin et une sonde dans l'orifice extérieur du canal de l'urèthre ; puis, lorsqu'on a bien déterminé le siége de l'obstacle et la direction du canal, on pousse en suivant ce trajet un gros trocart jusque dans la vessie. Cela fait, on peut laisser la canule de l'instrument en place, ou la remplacer par une sonde ordinaire.

Si l'on réfléchit aux circonstances au milieu desquelles se produisent ces oblitérations, il est facile de se rendre compte du mécanisme de leur formation. Les fonctions du canal sont en effet brusquement interrompues ; ses parois, surtout le col de la vessie, sont alors fortement enflammés, une exsudation plastique se fait sur les surfaces muqueuses, et tout concourt au développement de l'inflammation adhésive.

M. Jobert, dans sa clinique du 14 juin 1862, résume les divers faits d'oblitération du canal de l'urèthre qu'il a eu occasion de rencontrer. Ils sont au nombre de treize. Ces obstacles siégent presque toujours au niveau du col de la vessie, du moins c'est ce qui se présente 11 fois sur 13. Deux fois le conduit était oblitéré jusque dans le milieu de son étendue (*Gazette hebdomadaire*, 1864, p. 45).

2° ADHÉRENCES DE LA VALVULE, DES PAROIS DU VAGIN ET BRIDES CICATRICIELLES.

Plusieurs de ces complications peuvent soustraire plus ou moins complétement la fistule aux regards et à l'abord des instruments. Nous allons en faire l'énumération sommaire :

A. Les adhérences de la vulve peuvent siéger sur les grandes lèvres ou sur les petites. Celles qui existent dans l'intérieur du vagin sont de plusieurs sortes. On peut trouver, au-dessous de la fistule, des brides transversales plus ou moins saillantes ou un rétrécissement plus ou moins long et étroit, qui masquent tout à fait la perforation. Les cas de ce genre sont très-communs, tous les auteurs en rapportent des exemples.

B. La partie supérieure du vagin, siége de la fistule, est fixée par des adhérences plus ou moins fortes et courtes à la face postérieure du pubis, là où l'œil ne peut parvenir.

C. Quoique siégeant au niveau du bas-fond, l'orifice fistuleux est relégué au centre d'une dépression infundibuliforme, dont la formation est due à la rétraction inodulaire, à des adhérences extra-vaginales, ou à des brides cicatricielles.

D. Enfin la fistule est difficile à voir, parce qu'elle occupe les bords latéraux du vagin et surtout les côtés du cul-de-sac vagino-utérin. La profondeur à laquelle elle est placée la rend déjà peu visible; mais ce qui gêne surtout l'exploration, c'est que les perforations latérales sont souvent compliquées d'adhérences solides aux parois pelviennes, et ne permettent point de ramener la lésion à l'ouverture de la vulve.

OPÉRATIONS PRÉLIMINAIRES SANGLANTES DESTINÉES A AGRANDIR LE VAGIN OU LA VULVE.

A cette catégorie appartiennent :

1° Les débridements, les incisions, la dilatation destinée à détruire les brides, les diaphragmes, en un mot, les rétrécissements du vagin qui rendent l'opération difficile ou impossible. Après ces différentes opérations, M. Sims introduit dans le vagin une sorte de spéculum en verre, qui tient les parois de ce conduit dilatées et empêche la reproduction du rétrécissement ou de la bride. Il a aussi l'avantage de laisser voir à travers ses parois ce qui se passe dans la cicatrice.

2° Les incisions pratiquées sur la vulve et le périnée, dans le but d'agrandir le champ de l'opération, sont condamnées par M. Jobert et tous les chirurgiens.

MANOEUVRES PRÉLIMINAIRES NON SANGLANTES DESTINÉES A ABAISSER LA FISTULE ET A LA RENDRE ACCESSIBLE.

Elles s'exécutent directement sur la fistule, sur la cloison vésico-vaginale ou sur le col de l'utérus :

1° *Sur les lèvres de la fistule,* qu'on saisit et qu'on attire avec des pinces à pansement, à griffes ou de Museux, avec des crochets mousses, des érignes, etc. etc.

2° *Sur la cloison vésico-vaginale,* avec des pinces de Dieffenbach, analogues à celles de Lisfranc, des anses des fils passés à travers la muqueuse vaginale seule (ce moyen a été utilisé par MM. Nélaton et Foucher); les anses des fils passées à travers l'angle inférieur de la fistule, au moyen d'une sonde introduite dans l'urèthre, au moyen des sutures elles-mêmes, etc.

3° *Sur le col de l'utérus* : On abaisse le col de l'utérus pour rendre la fistule visible, au moyen de la pince de Museux. C'est à M. Jobert qu'appartient sans conteste le mérite d'avoir appliqué à l'opération de la fistule vésico-vaginale une manœuvre préliminaire qui existait dans la science depuis près de cinquante ans, mais réservée à d'autres usages. Nous nous sommes contenté de faire une simple énumération des moyens qui ont été employés pour rendre la fistule accessible aux instruments, car la plupart d'entre eux sont abandonnés parce qu'ils ne sont pas dépourvus d'inconvénients. On ne saurait admettre, en effet, qu'il soit indifférent de labourer la muqueuse vaginale avec une série de crochets, d'implanter deux ou trois érignes dans le col utérin et d'entraîner, bon gré, mal gré, le vagin, la matrice et ses annexes jusqu'à la vulve, etc.; violences dont on s'abstient dans les cas ordinaires par l'emploi du spéculum de M. Sims, et le décubitus en pronation ou sur le côté, en un mot, quand on opère sur place par la méthode américaine.

(Pour avoir plus de détails sur ces divers points, voir la lettre à M. le D\u02b3 Debout, par M. Verneuil.—*Bullet. gén. de thérap.*, t. LXII, p. 442.)

3° Oblitération du col de l'utérus.

Il y a, dit M. Jobert, deux espèces d'oblitération du col de la matrice : 1° l'une directe, 2° l'autre indirecte.

Dans le premier cas, le col a été détruit dans une certaine étendue, et ses parois se sont fusionnées, ce qui suppose une gangrène partielle et des ulcérations; le col a perdu sa souplesse, il est remplacé par un tissu cicatriciel, dur et résistant.

Dans le second cas, le vagin a contracté des adhérences avec le museau de tanche, qui se trouve ainsi fermé. (*Chir. plast.*, t. II, p. 317 et suiv.)

M. Jobert a observé deux fois l'oblitération du col de la matrice, et les deux fois le vagin était plus ou moins fermé. Une seule observation a été publiée (obs. 109) : il y eut rétention des règles dont les symptômes se manifestèrent treize mois après l'accident.

On fit deux ponctions successives par la vessie à travers la fistule. La première ponction, qui donna lieu à des accidents graves, dut être renouvelée huit jours après, et la voie artificielle finit par se rétablir définitivement.

Chez la seconde malade, la rétention des règles, dit M. Jobert, fut incomplète; mais M. Verneuil fait observer que, si la rétention était *incomplète*, l'oblitération n'existait pas. Il y avait seulement rétrécissement plus ou moins étroit.

M. Verneuil a trouvé l'occlusion du col utérin mentionnée deux fois par M. Bozeman (*Urethro-vaginal and vesico-vaginal fistules;* Montgomery, 1857; obs. 8 et 13), sans se préoccuper de la complication susdite, il opéra et ferma les fistules par son procédé.

Dans l'obs. 8, l'oblitération datait de dix-huit mois, la menstruation n'avait jamais reparu. Peu de temps après la guérison de la fistule, M. Bozeman entreprit le rétablissement du canal cervico-utérin. A la place de l'orifice on ne voyait qu'une très-légère dépression à l'entrée du conduit cherché; un bistouri long et étroit fut plongé dans cette dépression à un quart de pouce de profondeur et dans la direction du canal. On le remplaça aussitôt par une mince bougie métallique, et, avec un peu de persévérance, on parvint dans la cavité utérine. La dilatation consécutive marcha vite, et l'on put bientôt introduire sans difficulté une bougie n° 12; on eut soin dans la suite d'introduire une bougie de temps en temps pour prévenir l'occlusion consécutive de l'orifice. La menstruation fut rétablie au bout de quelques semaines.

Dans l'obs. 13, il y avait également perte totale du col utérin avec oblitération de son canal. L'accident datait du second accouchement, survenu à l'âge de 15 ans environ. A 22 ans, la menstruation n'avait pas encore reparu. La santé générale était mauvaise; chaque mois les symptômes prodromiques des règles revenaient, et une hémorrhagie nasale seule amenait du soulagement. La suture fut pratiquée nonobstant. Plusieurs jours après, la malade accusa une douleur vive dans le bas-ventre avec fièvre à type rémittent, qui céda au sulfate de quinine. La fistule fut fermée. Au moment où il publia l'observation, M. Bozeman n'avait encore rien fait pour tenter la restauration du canal utérin, il attendait que la santé générale fût tout à fait rétablie.

Parmi les cas traités par M. Marion Sims, à Paris, s'en trouvait un dont la principale complication résidait précisément dans une occlusion complète du col utérin. D'après les renseignements fournis par M. le professeur Nélaton, la lèvre postérieure de la fistule avait contracté des adhérences avec le col de la matrice et la partie la plus reculée de la paroi postérieure du vagin, de sorte que le col utérin se trouvait placé derrière les adhérences. Le rétablissement de la voie des règles constitua le premier temps de cette cure difficile, puis on procéda avec un égal succès à l'occlusion de la fistule.

Tels sont les renseignements que M. Verneuil a recueillis sur l'oblitération utérine comme complication de la fistule vaginale, ils sont contradictoires et insuffisants pour établir nettement les indications. Voici la conduite que ce savant chirurgien a suivie dans un cas de sa pratique et qui donna lieu à ses recherches (*Archives générales de médecine*, t. XIX, p. 311 ; Paris, 1862).

M. Verneuil pratiqua l'opération deux mois après l'accouchement, avant le retour des premières règles, et rien n'entrava le succès. Vingt-huit jours plus tard, trois mois après la délivrance, la femme qui avait repris sa vie habituelle ressentit des douleurs annonçant le molimen hémorrhagique. Le ventre devint douloureux, des coliques intenses se firent sentir, et s'accompagnèrent d'un malaise assez sérieux pour inspirer des inquiétudes à M. le Dr Darnel, qui soignait habituellement la malade. Des moyens simples furent employés, et vingt-trois jours après le début des accidents, le sang menstruel fit enfin éruption. Tous les phénomènes alarmants cessèrent aussitôt, et depuis ce moment, les règles ont continué à se montrer toutes les trois semaines sans aucune difficulté, de sorte que la guérison fut complète sous tous les rapports. Il n'est pas difficile, dit M. Verneuil, de deviner ce qui s'est passé : l'oblitération existait évidemment ; le travail menstruel s'étant rétabli, le sang s'est accumulé dans la matrice, l'a distendue, et, pendant plus de trois semaines, a lutté mécaniquement contre l'obstacle ; il a fini par en triompher ; et la voie ouverte ainsi de vive force s'est établie d'une manière permanente. Grâce à la bonne santé de la malade et aux excellentes conditions hygiéniques, les accidents de la rétention n'ont pas pris de caractères sérieux, et la nature a fait tous les frais de la cure. Il est probable que l'oblitération n'était pas très-étendue ni très-résistante, sans quoi les choses auraient pu se passer tout autrement, et des accidents très-graves auraient nécessité l'intervention de l'art.

L'oblitération directe ou indirecte du col de l'utérus constitue une complication assez commune, son histoire pourrait être mieux connue si les chirurgiens qui l'ont observée avaient pris plus de soins d'en noter les résultats et l'influence sur l'issue de l'opération. C'est lorsqu'on cherche à élucider des points particuliers de médecine opératoire, dit M. Verneuil, qu'on s'aperçoit de la pénurie des documents, et qu'on déplore la concision des auteurs.

Les opérations qu'on pratique dans les cas d'oblitération directe du col sont difficiles et graves, telles sont :

1° *Le rétablissement de la voie naturelle.* On ne se décide d'ordinaire à pratiquer la ponction pour rétablir le conduit du col utérin, que lorsque le sang accumulé derrière l'obstacle, forme une tumeur plus ou moins fluctuante, et indique la direction qu'on doit donner à l'instrument. Après la ponction, on laisse la canule pour rétablir définitivement le canal.

Mais, si on attend que le sang accumulé dans l'utérus indique la direction qu'on doit donner à l'instrument, on ajourne à une époque absolument indéterminée l'opération de la fistule vésico-vaginale. En effet, tout le monde sait que dans cette infirmité, la menstruation est extrêmement irrégulière, et qu'elle peut être suspendue pendant des années entières sans être abolie, et sans impliquer par conséquent une occlusion du canal utérin. Le meilleur moyen de savoir à quoi s'en tenir est certainement de guérir la fistule, car après la cure de cette dernière les règles se rétablissent spontanément, et souvent même plus tôt qu'on ne le voudrait. Tels sont les motifs qui firent rejeter l'expectation à M. Verneuil dans le cas cité, et probablement les mêmes considérations ont fait suivre la même conduite à M. Bozeman dans les deux cas observés par lui, sans avoir eu à s'en repentir.

M. Sims rejette aussi l'expectation dans les mêmes circonstances précédentes, comme MM. Verneuil et Bozeman, mais il suit une marche inverse et rétablit d'abord le conduit cervico-utérin avant d'opérer la fistule. Désirant savoir si M. Sims avait une opinion arrêtée sur ce point important, nous lui avons posé la question et sa réponse fut la suivante :

« A mon avis, il faut toujours rétablir la voie naturelle des règles avant d'opérer la fistule. » On comprend cependant les difficultés qu'on peut rencontrer en suivant le précepte posé par M. Sims, dans les cas, par exemple, où la fluctuation manque derrière l'obstacle, et le col plus ou moins détruit devient méconnaissable. L'opération dans ce cas ne peut être qu'incertaine comme exécution et comme issue.

2° Quand il est impossible de rétablir la voie naturelle, on a proposé de pratiquer une route artificielle aux règles au moyen de la *ponction à travers la vessie ou à travers le rectum.*

M. Jobert était d'abord partisan de la ponction vésicale à travers la fistule, c'est pourquoi il croyait ne pas devoir fermer les fistules vésico-vaginales compliquées d'oblitération du col. Plus tard il a changé d'opinion, et l'oblitération utérine n'est plus à ses yeux une contre-indication à la cure de la fistule, depuis qu'il a pensé à atteindre la matrice dilatée par le rectum, dans lequel elle fait constamment saillie. Cette opération est restée à l'état de projet.

La ponction *extemporanée* de l'utérus rempli de sang, dit M. Verneuil, est une mauvaise opération, et, à plus forte raison, si on se proposait d'établir une voie *permanente* entre la cavité de l'intestin et celle de la matrice.

En résumé, la question de savoir s'il faut opérer la fistule vésico-vaginale avant ou après avoir établi une route définitive aux règles, n'est pas encore résolue. Cependant, la conduite de MM. Verneuil et

Bozeman nous semble jusqu'à présent mériter la préférence, et en voici les raisons :

1° M. Verneuil a observé un cas dans lequel le rétablissement de la voie naturelle des règles s'est effectué spontanément par les seuls efforts de la nature.

2° M. Bozeman a eu deux succès en opérant d'abord la fistule : dans un cas il rétablit plus tard la voie des règles avec non moins de succès ; dans l'autre, il attendit que la malade eût repris des forces avant d'agir sur l'utérus.

3° Dans les cas où, après l'apparition des règles, la nature se montrerait impuissante, la fluctuation donnée par le sang accumulé derrière le point oblitéré indiquerait la direction et l'endroit de la ponction.

4° On agirait en aveugle si on opérait avant de savoir la direction, l'étendue et la solidité de la fusion du canal cervico-utérin (1).

4° Cystocèle vaginal.

La laxité du vagin permet quelquefois à la vessie, doublée de la

---

(1) En suivant la clinique de M. le professeur Jobert (de Lamballe), nous avons eu l'occasion d'observer un cas de fusion complète de la cavité utérine. Voici ce que nous trouvons dans nos notes :

Le 5 janvier 1861, M. Jobert examina la pièce pathologique d'une femme âgée de 40 ans, qui avait été couchée au n° 28 de la salle Saint-Maurice. Cette femme était entrée dans le service pour se faire traiter d'une *fistule vésico-uréthro-vaginale profonde*. Elle n'a pas été opérée, parce que M. Jobert attendait que la malade s'acclimatât dans le service avant de faire aucune tentative, et quelques jours à peine s'étaient écoulés quand la malade fut atteinte d'une pleuro-pneumonie qui lui donna la mort.

A l'autopsie, on trouva une fusion complète de la cavité utérine dans toute son étendue, il n'existait là qu'une traînée fibreuse qui en indiquait la direction La portion sus-vaginale du col utérin était perméable et laissait passer un stylet ; le col sous-vaginal était complétement détruit. Que serait-il arrivé si, dans un cas pareil, on eût tenté de rétablir la cavité utérine ?

paroi antérieure du vagin, de venir faire une saillie plus ou moins considérable au devant de la fistule qu'elle cache en partie.

Le cystocèle vaginal se réduit facilement en changeant la position de la malade et en la mettant dans le décubitus antérieur.

5° *Hernie de la vessie.* — La poche urinaire peut venir faire hernie au travers de la fistule. Cette légère complication est très-commune dans les fistules d'une certaine étendue.

Pour éviter sa blessure, il suffit, comme dans le cas précédent, d'opérer, la femme étant placée dans le décubitus latéral gauche, ou bien antérieur.

6° *Grossesse.* — Faut-il tenter l'opération de la fistule vésico-vaginale chez une femme enceinte?

M. Sims n'attend pas la délivrance pour opérer, et il dit n'avoir observé aucun accident fâcheux.

M. le Dr Deroubaix, de Bruxelles, n'est point de l'avis de M. Sims. D'abord parce que l'augmentation considérable de la vascularisation du vagin dans le cas de grossesse, expose à des vaginites et à des lésions veineuses qui peuvent compromettre le succès de l'opération; ensuite parce que les tissus gorgés de sucs et ramollis se laissent plus facilement couper par les fils. En effet, c'est ce que M. Deroubaix observa dans un cas. Il opéra une fistule vésico-vaginal au sixième mois de la grossesse, après avoir consulté M. Sims. L'opération fut pratiquée le 28 novembre 1861. Tout marcha bien jusqu'au neuvième jour, mais à l'examen, il trouva que non-seulement la fistule n'était point guérie, mais aussi que presque tous les fils avaient coupé les bords de la plaie.

M. Deroubaix avait déjà opéré sans succès cette même malade le 5 août 1861 quand elle avait deux mois de grossesse, mais cette fois il ne songeait pas à son existence (*Observations cliniques et critiques sur l'opération de la fistule vésico-vaginale par la méthode américaine, par le Dr Deroubaix. Bruxelles, 1863. Broch. in-8°; obs. 2, p. 6*).

7° Dans les cas d'*uréthrite*, de *vaginite*, etc., il va sans dire qu'on doit combattre ces complications avant de pratiquer l'opération.

Quant aux complications qui surviennent pendant l'opération ou après l'avoir exécutée, nous en parlerons en décrivant les procédés opératoires et le traitement consécutif.

DISTINCTION DES FISTULES URINAIRES DE LA FEMME D'APRÈS LEUR SITUATION ET LEUR GRANDEUR, AU POINT DE VUE DES DIFFÉRENTS PROCÉDÉS OPÉRATOIRES QU'ELLES RÉCLAMENT.

M. Gustav Simon divise les fistules de la manière suivante (1) :

1° A la *fistule vésico-vaginale proprement dite*, appartiennent toutes les fistules qui se trouvent situées dans la cloison vésico-vaginale et dans le bas-fond de la vessie, mais assez éloignées du col de la matrice pour que celui-ci ne soit pas intéressé dans la fermeture de l'ouverture fistuleuse. Il compte aussi parmi les fistules vésico-vaginales, toutes celles qui confinent à l'urèthre ou qui intéressent une partie de ce canal, car, non-seulement la paroi uréthro-vaginale est la continuation de la paroi vésico-vaginale, mais aussi l'opération ne diffère en aucun point dans les deux cas. Les fistules vésico-vaginales sont de beaucoup les plus fréquentes, et c'est pour cela que les procédés d'avivement et de réunion des bords de la plaie s'appliquent particulièrement à ces sortes de fistules (v. pl. IV et V).

Les fistules uréthro-vaginales proprement dites sont très-rares. M. Simon n'en a vu dans sa pratique qu'un seul cas.

2° La *fistule vésico-utéro-vaginale superficielle* (Jobert) est située très-près du col de la matrice, de manière que le bord postérieur de la fistule est formé par la lèvre antérieure du col.

Après la fistule vésico-vaginale proprement dite, c'est la fistule qu'on observe le plus souvent.

---

(1) *Ueber die Operation der Blasen-Scheidenfisteln*, von Gustav Simon (Rostock, 1862 ; broch. in-8°, p. 47).

Pour pratiquer l'opération dans ce cas, on avive la partie antérieure de la lèvre du col de l'utérus et on la réunit avec le bord antérieur de la fistule formé par la cloison vésico-vaginale (pl. VI et VII).

3° Dans la *fistule vésico-utéro-vaginale profonde* (Jobert), la fistule est située sur le col de la matrice dont la lèvre antérieure a été détruite.

On pratique l'opération en réunissant au moyen de la suture la lèvre postérieure du col de la matrice avec la paroi vésico-vaginale. Dans ce cas la cavité de l'utérus et celle de la vessie restent en communication et la menstruation a lieu par l'urèthre (pl. VIII et IX).

4° Dans la *fistule vésico-utérine*, l'ouverture anormale fait communiquer la cavité vésicale avec la cavité *sus-vaginale* du col de l'utérus.

Dans ce cas on oblitère le col de la matrice et la menstruation a lieu par la vessie (pl. X et XI).

Le second procédé de M. Jobert consiste à fermer la fistule sans intéresser la cavité du col, de façon que cet organe puisse reprendre ses fonctions. Le premier temps de l'opération est constitué par l'agrandissement de l'ouverture naturelle du col ; le deuxième, par le ravivement de la circonférence de la fistule, et le troisième, par la suture. Ce procédé, employé une seule fois par son auteur, fut suivi d'insuccès, et c'est pour cela, et par suite aussi du danger qu'il présente dans son emploi, qu'on y a renoncé pour suivre le premier.

5° *Pertes de substance considérables de toute la cloison vésico-vaginale comprenant quelquefois une partie de l'urèthre.*

Avec de pareilles pertes de substance, il est impossible d'espérer la réunion des bords de la plaie, et on ne peut obtenir la guérison qu'au moyen de l'oblitération transversale du vagin au-dessous de la fistule. Cette opération a été décrite par M. Simon en 1856, dans le n° 35 *der Deutschen klinik ;* elle consiste dans la réunion du restant de la paroi uréthro-vaginale avec la partie correspondante de la paroi postérieure du vagin, et les restes de la vessie sont transformés en un réservoir commun pour l'urine et pour la menstruation qui trouvent dans l'urèthre leur conduit excréteur volontairement contractile.

L'oblitération transversale du vagin doit être préférée à l'occlusion de l'entrée du même conduit (épisiorrhaphie) que Vidal et autres chirurgiens ont pratiquée dans les cas dont il s'agit, parce que cette dernière opération, dit M. Simon, est plus grave et n'a pas réussi jusqu'à présent. Cependant nous avons trouvé un cas de guérison obtenue au moyen de l'oblitération de la vulve, pratiquée par M. Baker-Brown (*The Lancet*, april 19, 1862, p. 402). Ce cas de guérison étant très-remarquable, nous le rapporterons plus loin.

M. Simon cite quatre cas de guérison complète au moyen de l'oblitération transversale du vagin, parmi lesquelles deux ont été obtenues par lui, une par Roser, et la quatrième par Wernher.

Dans son premier mémoire (*Zür Heilung der Blasen-Scheidenfisteln*; Giesten, 1854), l'auteur conseillait l'oblitération du vagin, non-seulement dans les pertes de substance très-considérables de la cloison vésico-vaginale, mais aussi dans les cas de fistules très-cachées et presque inaccessibles à la vue. Aujourd'hui ce dernier conseil n'a plus la même importance, puisque les instruments de MM. Sims et Simon rendent visibles toutes les fistules (obs. 2). Quant à son indication dans les grandes pertes de substances, l'auteur ne la considère pas comme absolument nécessaire, après un succès complet qu'il obtint à Rostock. Dans ce cas, toute la cloison vésico-vaginale était détruite jusqu'au col de l'utérus ; il n'en restait plus que quelques débris latéraux et une portion de la cloison uréthro-vaginale de 2 centimètres et demi. M. Simon obtint la guérison complète par la réunion en T des bords latéraux du vagin entre eux, avec les restes de l'urèthre et avec la lèvre antérieure du col de la matrice.

CHAPITRE II

PROCÉDÉS OPÉRATOIRES (1).

Pour obtenir la guérison par première intention dans les cas de fistules vésico-vaginales, il faut remplir les mêmes indications qui favorisent la réunion immédiate dans les autres parties du corps. Ces indications sont les suivantes :

1° Il faut d'abord obtenir des lèvres arrivées dans de bonnes conditions pour la cicatrisation ;

2° Il faut faire la coaptation des surfaces avivées de la manière la plus exacte, et la maintenir jusqu'à la cicatrisation complète de la plaie ;

3° Il faut éviter toute tension des bords après les avoir réunis ;

4° Il faut enfin combattre les accidents consécutifs.

Tous les procédés que nous allons décrire sont constitués par un nombre égal de temps auquel il faut ajouter la mise à jour de la fistule.

Les chirurgiens sont généralement d'accord sur ces principes de synthèse sanglante ; mais il n'en est pas de même quant à leur exécution. C'est ce que nous allons voir en décrivant les différentes manières de pratiquer l'opération.

Quatre grands procédés opératoires font époque dans la science par les résultats favorables qu'ils ont donnés.

1° Le *procédé autoplastique par glissement* de M. Jobert (de Lamballe), décrit en 1849 dans son *Traité de chirurgie plastique*. Ce procédé, qui est rapporté dans tous les livres classiques, constitue la *méthode française*.

---

(1) Nous disons *procédé* et non méthode, car, comme le fait observer M. Verneuil, il ne s'agit en somme que d'un procédé perfectionné de suture qui ne repose point sur d'autres bases que les autres modes de la synthèse sanglante.

2° Le *procédé de réunion au moyen de la double suture* de M. Gustav Simon (de Rostock), décrit en 1854 (*Zür Heilung der Blasen-Scheidenfisteln ;* Giessen, 1854).

Ce procédé, qui est généralement suivi en Allemagne, n'est autre chose que le procédé de M. Jobert, perfectionné et combiné à la suture à deux rangées. Donc, nous décrirons comparativement ces deux procédés.

3° Le *procédé de M. Marion Sims* (de Montgomery), qui consiste dans la réunion des bords de la fistule au moyen de la suture avec des fils d'argent simplement tordus. Ce procédé fut décrit (*Silver sutures in surgery. The anniversary discourse, before the New-York Academy of medicine*, by J. Marion Sims, M. D., surgeon to the Woman's Hospital. New-York, 1858) par son auteur en 1858.

4° Enfin le *procédé de M. Bozeman*, qui consiste dans l'application d'une plaque métallique, dans le but d'assujettir les sutures, de les rendre toutes solidaires, et d'immobiliser la région opérée. Par ce moyen, M. Bozeman a gâté, plutôt qu'amélioré le procédé de son maître M. Sims ; mais en revanche, il a le mérite d'avoir le premier vulgarisé la méthode américaine, qui est destinée, peut-être, à remplacer toutes les autres. Ces deux derniers procédés sont connus sous le nom de *méthode américaine ;* nous devons alors les décrire l'un après l'autre, pour en faire ressortir les différences, comme nous allons faire pour les deux premiers procédés.

PREMIER PROCÉDÉ.

Procédé de M. Jobert (de Lamballe).

Cystoplastie par glissement, ou autoplastie vésico-vaginale par locomotion (méthode française). — M. Jobert (*Traité de chirurgie plastique*, t. II, p. 442 ; Paris, 1849) a appelé autoplastie par glissement le procédé à l'aide duquel il déplace la vessie de l'endroit où elle repose sur le col utérin, et fait descendre le vagin de son point d'insertion au col utérin vers le pubis, afin de rendre d'abord l'écartement des lèvres de la fistule moins considérable, et de faciliter la réunion et l'affrontement des bords de la solution de continuité.

Avant de décrire ce procédé, nous dirons quelques mots sur la préparation de la malade à recevoir l'opération et sur la position dans laquelle la patiente doit être opérée.

Que la fistule soit récente ou ancienne, M. Jobert commence le traitement en plaçant une sonde dans la vessie, afin, dit-il, d'accoutumer les urines à prendre en partie leur cours normal, et de rendre, par l'habitude, le contact de la sonde moins offensant pour la muqueuse vésicale. Il ajoute à ce moyen l'emploi des grands bains et d'injections dans le vagin, l'usage de l'eau de Vichy, si les urines sont chargées de dépôts acides, et il entoure la malade de toutes les précautions hygiéniques convenables.

Position de la malade. — On place la malade sur le dos, dans la position que l'on pourrait appeler celle de la taille périnéale. Dans cette attitude, l'administration du chloroforme est facile, et la malade se fatigue le moins possible, pendant une opération qui dure toujours un certain temps. Deux aides soutiennent les cuisses de la malades, pendant que deux autres écartent les grandes lèvres de la vulve au moyen des leviers latéraux.

Premier temps. — *Attirer le col utérin vers la vulve.*

Cette traction doit être faite graduellement à l'aide de fortes érignes doubles, et, en général, le col doit être saisi dans une direction opposée au grand diamètre de la fistule, c'est-à-dire de droite à gauche, si la fistule est longitudinale, d'avant en arrière si elle est transversale. Cette marche a pour but de rendre plus libre l'action de l'opérateur sur les lèvres de la plaie. Dans tous les cas, les points d'implantation des érignes ne doivent en aucune manière gêner la vue de l'insertion antérieure et latérale du vagin au col de l'utérus.

Deuxième temps.—Détacher le vagin à son insertion au col de l'utérus.

Selon l'étendue de la fistule et les besoins variables de l'opération, une incision semi-circulaire est pratiquée transversalement sur le vagin à son point d'insertion au col, en ayant soin de le décoller avec la muqueuse par une dissection lente, faite d'avant en arrière, et en agissant contre le col de l'utérus dont on ne doit pas craindre de diviser les fibres superficielles. Il faut alors que les aides maintiennent les érignes solidement fixées et ne laissent pas remonter l'utérus. Il devient évident que déjà, par l'accomplissement de ce dernier temps, l'on peut avoir gagné plusieurs centimètres d'espace et diminué d'autant l'ouverture de la fistule.

Troisième temps. — Ravivement des bords de la fistule.

Il ne faut pas craindre de mordre assez avant sur les lèvres de la plaie. Si l'on n'excisait qu'une faible partie des bords souvent indurés par l'ancienneté de la lésion, on n'aurait mis au vif que des tissus calleux dont la vascularité rare et peu nourrie n'offrirait que peu de chances à la réunion par première intention. Il faut, en principe, obtenir de chaque côté de larges surfaces saignantes, et, pour cela, ne pas redouter d'attaquer la muqueuse et le tissu lui-même du vagin. Lorsque la fistule est dirigée d'avant en arrière, et est longitudinale par conséquent, on peut indifféremment raviver, en premier lieu, la lèvre gauche ou la droite. Il est cependant plus rationnel de raviver la lèvre qui offre le plus de difficulté pour être saisie et que l'œil du chirurgien découvre moins facilement.

Au contraire, toutes les fois que la fistule est transversale, il convient de raviver la lèvre postérieure qui est la plus déclive, et sur laquelle le sang tombe lorsque, contrairement à ce principe, on ravive d'abord la lèvre antérieure. Pour pratiquer le ravivement, on se sert d'un bistouri droit boutonné, de ciseaux droits ou courbes et aussi d'une longue pince à disséquer qui offre des dents assez saillantes pour saisir les tissus qu'elle touche.

Quatrième temps. — Bien passer et fixer les fils de la suture.

La suture doit être en général entrecoupée. Des aiguilles courbes portées sur un manche *ad hoc* saisissent isolément chaque lèvre, et chaque point de suture doit être séparé. Il faut que toute l'épaisseur du bord soit comprise par l'aiguille.

Toutes les fois que la fistule a pu être amenée aux bords de la vulve, l'aiguille commence par attaquer la face vaginale du bord saignant, ressort par son côté vésical, et, sans quitter celui-ci, traverse la paroi opposée de la vessie vers le vagin, de manière à former une anse dont la convexité regarde la cavité de la vessie et dont les deux extrémités libres plongent dans le conduit vulvaire. C'est le cas où la suture se pratique le plus facilement ; mais il est des circonstances où l'on ne peut pas manœuvrer si ouvertement. La fistule placée profondément n'a pu être assez attirée en avant pour que les doigts agissent librement sur ses bords ; alors on introduit par l'urèthre dans la vessie une sonde d'où s'échappe une aiguille chargée d'un fil. Cette espèce de sonde à dard appuyée sur une des lèvres de la plaie, le chirurgien pousse le dard armé de son fil ciré ; et bientôt la paroi de la cloison vésico-vaginale est traversée de la vessie vers le vagin. Le fil est alors dégagé et retenu à l'extérieur de la vulve, puis le dard est de nouveau retiré dans sa gaîne, et la canule de nouveau appuyée sur la lèvre opposée. L'opérateur pousse de nouveau le dard qui traverse la cloison vésico-vaginale. Le fil est de nouveau dégagé, et l'anse est ainsi complétée.

Pendant les manœuvres que nécessite la suture, la face inférieure du vagin doit être constamment protégée par une valve de *spéculum* en ivoire ou en bois qui déprime la cloison recto-vaginale, et maintenue par un aide dans un abaissement convenable. Il ne faut pas appliquer trop de points de suture ; en général, dans un espace de 3 pouces, on peut en placer 5. Les fils doivent être serrés modérément et de manière à amener les deux lèvres de la fistule au simple contact. S'il en était autrement, on s'exposerait à enflammer le vagin et la vessie par des sutures trop multipliées, et on pourrait déchirer les tissus qui ont perdu souvent de leur consistance. Une phlogose exagérée troublerait surtout le travail de plasticité nécessaire à la réunion de la plaie, déterminerait, avec des envies fréquentes d'uriner, des contractions incessantes de la vessie, et pourrait amener la rupture des points de suture. Une fois ce temps accompli, il faut faire dans le vagin des injections froides pour chasser les caillots de sang auxquels l'opération a donné lieu.

Cinquième temps. — Placer une sonde à demeure dans la vessie.

Ce temps de l'opération est très-important et réclame toute l'attention du chirurgien. On doit se souvenir que l'on fait pénétrer une sonde dans une vessie *rétrécie*, dont le volume a diminué d'autant plus que la fistule est plus ancienne et que la perte de substance a été plus considérable, et, en second lieu, dans une vessie rapprochée du pubis par suite de la section du vagin au niveau du col, et de la descente simultanée de ce conduit et du bas-fond de la vessie. De plus, si l'on n'y faisait pas attention, la sonde irait se heurter contre la nouvelle paroi inférieure que l'opération vient de reconstituer, et contre les points de suture qui demandent à être respectés avec tant de soin.

Il faut encore changer souvent la sonde, dans la crainte que des sels ne viennent se déposer sur l'extrémité qui plonge dans les urines et ne rende ainsi son extraction douloureuse, ou que des caillots de sang ou de pus ne s'introduisent dans les yeux, les bouchent et déterminent une rétention d'urine. On doit enfin la fixer au dehors d'une façon assez mobile, afin que dans les mouvements opérés par la malade elle ne soit pas exposée à se porter brusquement sur les parois de la vessie ou sur la suture.

Le praticien n'oubliera pas non plus qu'on a vu quelquefois dans ces circonstances les émotions morales supprimer les urines. Avant donc de songer à retirer la sonde ou à lui imprimer des mouvements, il faut, par la percussion, s'informer s'il y a de l'urine dans la vessie, et, par l'interrogation, savoir si la malade a été soumise à quelque vive impression.

Sixième temps. — Placer un tampon d'amadou dans le vagin.

Ce tampon est destiné à absorber le sang qui, pendant quelques heures après l'opération, pourrait suinter de certains points ravivés et non compris dans la suture. Ce tampon doit être placé et fixé de telle sorte que son extraction puisse être opérée sans aucun danger pour la suture et sans que le doigt soit obligé d'exercer de longues manœuvres pour l'amener à la vulve. Si l'on a soin d'y attacher un fil ciré dont l'anse demeure au dehors, on peut, à l'aide de douces tractions, l'attirer facilement à soi. De toutes manières, ce tampon ne doit séjourner que peu de temps dans le vagin, un jour par exemple.

Septième temps. — Selon les cas, selon la disposition de la fistule, selon la facilité plus ou moins grande avec laquelle le vagin aura glissé et répondu au vœu du chirurgien, on pourra gagner encore du terrain en *pratiquant dans la muqueuse et dans l'épaisseur même du vagin des incisions parallèles aux lèvres de la fistule,* à droite ou à gauche, ou même tout à fait au point opposé de la fistule, lorsqu'il existe de la tension dans ses lèvres. Ces incisions s'opposeront à la déchirure des points de suture, rendront plus mobiles les lèvres de la plaie et en faciliteront d'autant mieux le rapprochement et la réunion. Néanmoins, il peut se présenter des circonstances où le vagin aurait contracté des adhérences étendues et solides avec le col utérin lui-même en dehors de ses limites ordinaires. Le col utérin a pu être détruit antérieurement par d'autres maladies, ou offrir un état de souffrance qui ne permette pas d'agir ni sur lui ni à son pourtour. Dans ces cas, ou l'on s'exposerait à pénétrer dans le péritoine si l'on agissait comme on peut le faire à l'état normal, ou l'on pratiquerait des incisions sur les tissus enflammés et ramollis ; et toutes les chances mauvaises se multiplieraient.

C'est pour remédier à ces cas imprévus et rares, mais possibles, que M. Jobert a imaginé une espèce de deuxième mode opératoire.

On amènera la fistule aux bords de la vulve en fixant fortement

les pinces de Museux sur le vagin et en pratiquant sur elles les tractions convenables ; et, quand on aura pratiqué l'opération d'après
les indications déjà prescrites, on fera de chaque côté des lèvres de
la fistule de profondes incisions, si elle est longitudinale, qui s'opposeront au tiraillement des points de suture et donneront artificiellement à droite et à gauche l'espace qu'on n'aura pas pu se procurer par le détachement du vagin à son insertion au col utérin ; et
si elle est transversale, une ou plusieurs incisions seront faites dans
le sens du tiraillement.

L'*enlèvement* des fils se fait suivant les indications fournies par
l'inspection directe de la plaie, du septième au onzième jour, et
quelquefois le quinzième, et même le vingtième jour comme il ressort de la lecture des observations qu'il a publiées.

DEUXIÈME PROCÉDÉ.

*Procédé de réunion, au moyen de la suture à deux rangées, de
M. G. Simon. (Méthode allemande.)*

Dans un mémoire (1) *sur le traitement des fistules vésico-vaginales*, M. Simon a, pour la première fois, montré l'avantage des
sutures à deux rangées, qui remédient à la tension trop considérable des bords de la plaie, et permettent d'éviter de *détacher le
vagin à son insertion au col de l'utérus*, de même que les *incisions
latérales*, manœuvres qui ne sont pas sans danger, et dont l'utilité
d'ailleurs n'est pas démontrée pour tout le monde. Toutefois, le
mérite de la découverte des doubles sutures ne revient pas à
M. Simon, mais à M. Küchler, qui, vers cette même année 1854,
l'avait appliquée à la cure d'une déchirure du périnée, et encore
mieux à Dieffenbach, dont voici les propres paroles : « Pendant
qu'une rangée composée de quatre à six fils cirés ensemble, tra-

______

(1) Gustav Simon, *Zür Heilung der Blasen-Scheidenfisteln ;* Giesten, 1854.

versant les bords à 15 millimètres de l'ouverture fistuléuse, permet de les rapprocher *très-fortement* l'un de l'autre, une seconde rangée de points de suture plus minces met exactement les bords en contact, et ne les traverse qu'à une distance de 7 à 8 millimètres. » La rangée éloignée a donc pour objet de rapprocher et de *détendre* les bords, et la seconde de les *réunir* intimement.

Du reste, quel que soit l'inventeur, voici le résumé de ce mode opératoire, tel que nous le trouvons décrit par M. Simon dans son second mémoire (1), publié dans l'année 1862.

1° *Position de la malade.*

M. Simon a modifié le décubitus dorsal, et voici la position dans laquelle il place les malades.

La patiente est couchée sur le dos, avec le sacrum tellement élevé, que celui-ci est un peu au-dessus du niveau de l'abdomen et de la poitrine ; les cuisses sont rabattues du côté de l'abdomen et des parties latérales du thorax ; les jambes sont fléchies sur les cuisses ou étendues sur les côtés de la poitrine. L'ouverture de la vulve regarde en avant et en haut ; la tête est appuyée sur un coussin. (V. pl. i.)

M. Simon appelle cette position, pour la distinguer du décubitus dorsal ordinaire : *position sacro-dorsale* (Steiss-Rückenlage), puisque c'est le derrière la partie la plus proéminente, comme dans la présentation du siége pendant l'accouchement. Cette position ressemble plutôt à la position sur les coudes et les genoux, mais *renversée.*

Pour opérer les fistules vésico-vaginales situées près du col de l'utérus, les cuisses doivent être fortement fléchies en haut et sur les côtés de la poitrine; mais, quand la plaie est située près de l'ouverture du vagin, il n'est pas nécessaire d'élever trop le pelvis et de renverser si fortement les cuisses.

____

(1) *Ueber die Operation der Blasen-Scheidenfisteln,* von Gustav Simon, Professor der Chirurgie in Rostock, 1862, broch. in-8°, p. 58.

Les avantages de la *position sacro-dorsale* sont les suivants :

1° Le champ de l'opération est complétement libre. Il n'est pas rendu plus étroit, comme dans la position de la taille, par les cuisses de la malade, puisque celles-ci sont rabattues sur l'abdomen ;

2° On peut assister l'opérateur avec toute sécurité du côté de la malade sans que les mains de l'aide jettent de l'ombre sur le champ de l'opération, ou gênent autrement le chirurgien ;

3° Cette position permet l'emploi de deux spéculums, et des leviers latéraux pour l'expansion totale de la paroi supérieure du vagin ;

4° Enfin, elle permet l'emploi du chloroforme.

Les deux premiers des avantages cités sont propres à la *position sacro-dorsale*, et n'existent pas dans la position ordinaire de la taille de M. Jobert.

2° *Instruments pour mettre à jour la fistule.*

M. Jobert opère à ciel ouvert après avoir attiré le col utérin vers la valvule au moyen de fortes érignes doubles ; M. Sims (comme nous le verrons en décrivant son procédé), au contraire, exécute l'opération sans dislocation de la fistule, à l'aide de son spéculum en gouttière.

M. Simon appelle le premier procédé : *mise à jour de la fistule par rapprochement immédiat*, et celui de M. Sims : *mise à jour de la lésion par rapprochement médiat.*

M. Simon n'est point partisan exclusif d'aucun de ces deux procédés.

Toutes les fois que la fistule peut être attirée à la vulve, il emploie l'*approchement immédiat* ; mais, s'il y a la moindre difficulté, comme cela arrive dans la grande majorité des cas, il opère au moyen du spéculum en gouttière et des leviers latéraux, sans dislocation de la fistule. Donc, dans chaque cas en particulier, il commence, avant de décider le moyen à employer, par chercher, avec la pince à crochets, quelle est la mobilité de l'utérus.

Dans le rapprochement immédiat de la fistule, M. Jobert attire vers la vulve le col de l'utérus avec la pince de Museux, ensuite il pousse en avant la cloison vésico-vaginale, siége de la fistule, au moyen d'un cathéter introduit par l'urèthre dans la vessie.

M. Simon attire le col de l'utérus vers la vulve avec la pince à crochets, puis, avec une aiguille forte très-courbe et fixée à un porte-aiguille, il passe deux anses de fil fort à travers les deux lèvres du col (V. pl. II); il retire ensuite la pince à crochets et continue à maintenir le col utérin près de l'ouverture du vagin avec les fils.

Les avantages de ces anses sautent aux yeux, dit M. Simon, le champ de l'opération n'est pas rendu plus étroit par leur emploi comme il arrive pour les pinces de Museux qui gênent beaucoup l'opération. Ce moyen est surtout avantageux dans les cas d'étroitesse du vagin ou de l'ouverture de la vulve.

Pour découvrir la fistule par rapprochement médiat, M. Sims a fait construire un spéculum qui surpasse en utilité tous ceux qui ont été employés jusqu'à lui. Le plus grand mérite que M. Sims s'est acquis dans les perfectionnements apportés par lui à l'opération de la fistule vésico-vaginale, dit M. Simon, ne consiste point dans l'emploi des fils d'argent, mais dans l'invention de ce spéculum.

M. Simon a modifié cet instrument ; il lui a fait mettre un manche long et quadrangulaire, qu'un aide peut tenir avec les deux mains ; mais pour les cas difficiles, il fait usage aussi d'un spéculum en forme de plaque, qu'il applique en avant de la fistule pour déprimer la paroi antérieure du vagin. Enfin il se sert des leviers latéraux qui sont destinés à écarter les grandes lèvres et les parois latérales du vagin (pl. I et III).

Les avantages de l'emploi de ces instruments sont les suivants :

1° Le vagin est également distendu dans toutes les directions, et sa paroi supérieure, siége de la fistule, est posée comme une cloison perpendiculaire vis-à-vis de l'entrée du vagin ;

2° Tous les plis de ce conduit disparaissent et les bords de l'ouverture anormale se trouvent tendus ;

3° Enfin le vagin se trouve raccourci, et par conséquent la fistule est rapprochée de la vulve.

Premier temps. — Avivement des bords de la fistule.

M. Simon distingue ce temps de l'opération en *avivement en entonnoir profond* et en *avivement en entonnoir évasé;* dans le premier, on excise toute l'épaisseur de la cloison, depuis la muqueuse vaginale jusqu'à la muqueuse vésicale; dans le second (méthode américaine), on n'enlève qu'une auréole de muqueuse vaginale à l'entour de la fistule, en respectant le liséré constitué par la muqueuse vésicale. M. Simon préfère le premier procédé, lequel ne diffère de celui qui est pratiqué par M. Jobert, qu'en ce qu'il produit une plus grande perte de substance à la plaie, dans le but d'enlever aux bords tout le tissu inodulaire. Voici comment on doit pratiquer l'avivement par ce procédé :

Après avoir découvert suffisamment la fistule, on prend les bords avec des crochets aigus, ou avec des pincettes à crochets, et on les excise obliquement avec des bistouris pointus ou boutonnés. On doit donner à l'avivement la forme d'un cône dont la base correspond au vagin et le sommet à la vessie, de telle manière que les surfaces rafraîchies mesurent de 6 à 8 millimètres. Si l'ouverture anormale est située près du col de la matrice, on emploie les bistouris droits à manches longs (de M. Jobert), ou bien courbés sur les faces (des Américains) ; mais on se sert plus souvent d'un bistouri à double tranchant en fer de lance et coudé, avec lequel on a l'avantage de pouvoir couper dans toutes les directions sans se voir obligé de changer souvent de bistouri. Quand la fistule est située près de l'ouverture du vagin, on peut employer des bistouris plus courts qu'on manie avec plus de sûreté. L'auteur emploie très-rarement les ciseaux, excepté dans les cas ou de petites inégalités sont restées sur les surfaces avivées. Les ciseaux dont il fait usage sont longs, courbés sur les faces avec des branches larges et minces.

L'avivement des bords doit être pratiqué :

1° De telle manière que les surfaces rafraîchies soient lisses, excisées d'un seul coup, en ayant soin d'enlever tout le tissu inodulaire ;

2° Les surfaces avivées doivent être dirigées parallèlement vers la vessie ou à angle aigu, pour que la réunion se fasse sans plis ;

3° L'avivement doit être profond et arriver jusqu'à la muqueuse vésicale ;

4° Il doit être exécuté selon un angle dont la base correspond au vagin et le sommet à la vessie, pour que la réunion se fasse suivant une ligne droite ;

5° Enfin, dans les fistules rondes, l'avivement doit avoir la forme d'un ovale à deux angles.

L'avivement sous forme d'entonnoir profond doit être modifié suivant l'espèce de fistule dont nous avons parlé plus haut.

1° Dans l'opération de la *fistule vésico-utéro-vaginale superficielle et profonde*, on avive le bord antérieur formé par la cloison dans une direction très-oblique, et de bas en haut, vers l'orifice vésical. D'une manière correspondante, on avive la lèvre antérieure ou postérieure du col utérin, qui doit s'avancer à la rencontre du bord antérieur déjà avivé de la plaie (V. pl. VI et VIII, fig. 2). Les surfaces rafraîchies sont, dans ce cas, plus larges que dans l'opération de la fistule vésico-vaginale proprement dite.

2° Dans la fistule *vésico-utérine*, on agrandit la cavité du col en faisant un avivement en entonnoir profond des deux lèvres qui arrive jusqu'à l'ouverture fistuleuse (V. pl. X, fig. 2).

3° Dans l'*oblitération transversale du vagin* qu'on pratique dans les grandes pertes de substances de la cloison vésico-vaginale, on n'exécute point d'excision, on fait seulement l'ablation des couches superficielles du tissu vaginal, de manière à obtenir une auréole avivée de 1 centimètre et demi à 2 centimètres de large dans tout le pourtour du vagin et au-dessous de la perte de substance (V. pl. XII, fig. 1 et 2).

Deuxième temps. — Réunion des bords rafraîchis.

Nous avons vu que M. Jobert, pour éviter la tension des lèvres après leur réunion, détache le vagin à son insertion au col utérin, emploie des gros fils rubanés et cirés, les introduit à travers toute l'épaisseur de la cloison et à la distance de 1 centimètre les uns des autres ; puis, après les avoir assujettis avec un double nœud, il pratique des incisions parallèles aux lèvres de la plaie.

M. Simon a modifié radicalement ce temps de l'opération. Au lieu des fils gros, il emploie des fils de soie très-fins, bien tordus et lisses; multiplie les points de suture, et, au lieu d'une seule rangée, il en pratique deux : la *suture de détension*, qui, saisissant les bords au loin, les rapproche ; et la *suture de réunion*, qui assure la coaptation exacte de surfaces avivées. Il remplit de cette manière les mêmes indications de M. Jobert, sans *détacher le vagin de son insertion au col et sans incisions parallèles.*

Pour le passage des fils, M. Jobert se sert d'aiguilles courbes, portant un fil double et fixées à un porte-aiguille simple, ou selon le besoin, d'une sonde à dard aiguillé.

M. Simon emploie : 1° un porte-aiguille de Roux, modifié par M. Jobert, mais plus long, dont la canule est munie d'une plaque plus large (pl. xii); 2° d'aiguilles très-fines, courtes et fortement courbées, pour faciliter l'introduction des fils de dedans en dehors des lèvres de la plaie ; 3° pour fixer les bords, il se sert de crochets ou d'une longue pince à crochets (pl. ii et iii).

Le chirurgien introduit l'aiguille par la face vésicale d'une des lèvres de la fistule, l'aiguille ainsi conduite, de dedans en dehors, sort par la face vaginale ; puis il agit de la même manière sur l'autre lèvre, en attaquant d'abord sa surface vésicale (pl. xii). « En procédant ainsi, dit-il, on embrasse les bords avec sécurité, et les surfaces avivées se mettent en contact de la manière la plus exacte, de même qu'on évite l'introduction de la muqueuse vésicale entre les bords de la plaie, au moment de la réunion. »

Pour exécuter plus rapidement la suture, il prépare plusieurs aiguilles armées des fils, et aussitôt qu'une anse est passée à travers les bords, il réunit les deux extrémités avec un nœud, pour que les fils qu'on doit placer en très-grand nombre s'entremêlent moins facilement.

Les points d'entrée et de sortie des fils, dans la *suture de rappro-chement*, sont plus ou moins éloignés des bords de la plaie, suivant la tension qu'on doit vaincre. En général, M. Simon les place à la distance d'un demi-centimètre de chaque bord.

Dans la *suture de réunion*, les points d'entrée et de sortie des fils sont toujours situés plus près des bords et dans les intervalles que laissent entre eux les fils de rapprochement.

Dans les deux sortes de sutures, on doit placer un très-grand nombre de fils et très- rapprochés les uns des autres. En moyenne, M. Simon place les fils à des intervalles d'une ligne à une ligne et demie, suivant que les bords se rapprochent plus ou moins facilement (V. pl. III et suiv.).

Fixation des sutures. — Les fils étant placés, M. Jobert les serre modérément et les fixe avec un double nœud ; cela fait, il coupe les bouts des fils près de ces nœuds. M. Simon les fixe de la même manière, seulement, il serre un peu plus fortement les fils de la suture de rapprochement.

Enlèvement des fils. — On retire les fils du quatrième au septième jour, et dans les cas où il existe une forte tension, on enlève les sutures du dixième au douzième. On découvre la lésion de la même manière que pour pratiquer l'avivement. L'emploi de deux spéculums en forme de plaque est ici d'une grande utilité. Pour prendre et couper les fils, on se sert de longues pincettes à crochets et de ciseaux longs et droits ou courbés selon les surfaces.

Traitement consécutif. — La plaie, une fois réunie, ne doit être recouverte ni avec des vessies pleines de glace, ni avec des tampons d'amadou, ni même avec de la charpie enduite d'onguents ; elle doit rester sans aucun pansement et libre au jour. Un autre point non moins important dans le traitement consécutif, par le procédé de M. Simon, c'est qu'il proclame non-seulement l'*inutilité de la sonde à demeure, mais encore ses dangers,* « car, dit-il, l'urine n'exerce d'action nuisible ni sur une plaie, ni sur une cicatrice récente, et en outre, sa présence produit et entretient le *ténesme vé-sical* qui cesse aussitôt que la sonde a été enlevée. » (Nous y reviendrons au moment des appréciations.)

La malade pourra prendre la position qui lui convient ; elle pourra uriner aussitôt qu'elle en éprouve le besoin, soit dans la situation horizontale soit assise ou accroupie sur les coudes et les genoux. Ce n'est que dans les cas très-rares où les malades ne peuvent pas uriner volontairement, qu'on applique la sonde toutes les deux ou trois heures.

Le huitième jour, on permet à la malade de se lever, quand bien même tous les fils n'auraient pas été enlevés.

Pour éviter les évacuations alvines qui sont toujours accompagnées de ténesme rectal, et quelquefois vésical en même temps, on ne permet aux malades que peu de nourriture ; mais on leur donne autant de boissons qu'elles désirent en prendre. Dans les cas où il survient du ténesme vésical, on prescrit de la morphine à petites doses, de 1 centigramme au plus, et chaque jour on fait des injections vaginales avec de l'eau tiède.

Ces conseils sont d'autant plus importants, qu'ils sont appuyés par des guérisons très-nombreuses et dont nous rapporterons les plus importantes à la fin de ce travail.

TROISIÈME PROCÉDÉ (1).

Le procédé de M. Marion Sims (de Montgomery) consiste dans *l'avivement des bords en entonnoir évasé*, et dans la réunion de ces bords avec une seule rangée de fils d'argent simplement tordus et très-rapprochés les uns des autres.

---

(1) Thèse pour le doctorat en médecine, par A.-G. Nafilyan, p. 14, n° 102 ; Paris, 1862.

(Méthode américaine.)

1° *Précautions à prendre pour préparer la malade à recevoir l'opération.*

Pour calmer l'irritation produite par le contact incessant de l'urine et mettre les parties dans l'état le plus favorable pour être opérées, on prescrit pendant quelques jours un bain tiède quotidien et des injections fréquentes à l'eau de guimauve.

Si la femme voit ses règles, il vaut mieux opérer immédiatement après qu'elles ont cessé. Enfin, un purgatif salin sera administré deux jours avant pour vider le tube digestif; et il est utile d'administrer un lavement émollient le matin même de l'opération.

2° *Position de la malade et du chirurgien.*

M. Marion Sims, frappé des inconvénients du décubitus antérieur et postérieur, a imaginé de placer la malade dans le *décubitus latéral gauche* (pl. XIV). Dans cette position, la malade est couchée sur le côté gauche, les cuisses fléchies à peu près à angle droit sur le bassin, la cuisse droite un peu plus que l'autre. Le bras gauche est rejeté en arrière ; le thorax est tourné en bas, de manière que le sternum appuie contre la table. La colonne vertébrale est dans l'extension complète. La tête de la malade doit reposer sur le pariétal gauche, elle ne doit pas être fléchie ; on la maintiendra tout le temps de l'opération dans l'extension complète, ce qui est d'une certaine importance s'il faut administrer le chloroforme, et ce qui permet aussi de surveiller la respiration et les mouvements de la physionomie. Enfin, le bassin doit être rapproché des bords de la table.

Le lit, pour l'opération, est une table étroite, afin de mieux permettre les manœuvres opératoires et ne pas gêner les aides. Il ne doit y avoir sur cette table ni oreillers ni coussins, mais seulement une simple couverture et des draps pour diminuer la fatigue de la position. La chambre sera bien chauffée.

Le chirurgien est assis à côté de la malade et un peu en arrière. Les aides seront au nombre de quatre : le premier tiendra le spéculum, le second relèvera la fesse droite, le troisième présentera les instruments, et le quatrième surveillera la position de la malade et administrera le chloroforme.

Le *décubitus latéral* permet au chirurgien d'exécuter avec facilité et sans fatigue tous les temps de l'opération.

Mais ce que cette position a surtout d'avantageux, c'est qu'en empêchant la flexion du tronc, elle n'amène ni compression des organes, ni gêne de la respiration ; les viscères abdominaux ne sont pas refoulés du côté du bassin et ne viennent déplacer ni la vessie ni le vagin. Dans la plupart des cas, le décubitus latéral suffit à toutes les exigences de l'opération, sans grande fatigue pour la malade.

Enfin, l'administration du chloroforme est facile.

3° *Exposition convenable et examen des parties à opérer.*

Une fois la position décidée, pour mettre à jour la fistule, M. Sims emploie trois espèces de spéculum de grosseur variable, suivant l'âge, le degré de distension du vagin, et suivant aussi qu'il examine pour la première fois une femme qui se dit atteinte de fistule.

Le spéculum dont il se sert pendant l'opération a une forme spéciale (voyez pl. XV, fig. 1). Cet instrument est constitué par une gouttière métallique terminée en cul-de-sac, et un peu recourbée dans sa longueur, de manière à pouvoir s'adapter à la courbure du sacrum contre lequel on doit l'appuyer. Cette gouttière se continue en se rétrécissant avec la tige qui lui sert de manche. Celui-ci est recourbé et arqué en arrière, de manière à former avec la portion horizontale de la gouttière un angle de 30 degrés. Par l'autre extrémité, la tige se continue avec une autre gouttière métallique disposée de la même façon que la première, mais d'un calibre différent, ce qui a permis de réunir deux instruments en un seul. La face concave de cette gouttière est polie, brillante, argentée, de sorte que la lumière, fortement réfractée, éclaire vivement l'intérieur du vagin.

Application du spéculum. — La malade étant placée dans la position décrite, et devant une fenêtre qui éclaire bien, un aide écarte les grandes lèvres. Le chirurgien, après avoir fait choix de la gouttière qui lui paraît la plus convenable comme dimension, la trempe dans l'eau tiède, puis enduit sa face convexe avec un peu de cérat ou un corps gras quelconque. L'instrument, tenu horizontalement, est présenté à la vulve de manière que la face concave soit dirigée en bas, et un peu vers la gauche de la malade ; on le pousse avec douceur, et, au fur et à mesure de son introduction, on relève le manche ; celui-ci n'est donc alors qu'à peu près parallèle à la convexité du sacrum, tandis que la gouttière repousse plus ou moins la paroi postérieure du vagin contre la concavité de cet os, et l'écarte de la paroi antérieure, siége de la fistule. L'aide doit tenir solidement le spéculum sans exercer sur lui de fortes tractions ; il doit seulement chercher à le maintenir dans la position que lui avait d'abord donnée le chirurgien.

Quelquefois cependant, quand la fistule siége profondément, il est bon de se servir d'une petite spatule légèrement convexe, analogue aux gouttières dont se sert M. Jobert, et qui a pour effet de déprimer l'urèthre vers la symphyse pubienne ; mais M. Sims se sert rarement de ce moyen de contention (voy. pl. xv, fig. 2).

Quand le vagin est rétréci, ou que le jour est insuffisant, le chirurgien se sert d'un petit miroir de 8 à 10 pouces de diamètre qui renvoie les rayons lumineux vers la face concave du spéculum, lequel les renvoie à son tour sur la fistule qu'il s'agit d'éclairer, et qu'on peut alors explorer dans ses moindres détails.

Les avantages du spéculum de M. Sims sont incontestables ; il distend les parois du vagin sans tenir trop de place dans cette cavité, car il est mince et concave ; il met en lumière les parties à opérer et facilite singulièrement les manœuvres ; les parois latérales et antérieure sont parfaitement à découvert, de sorte qu'on opère comme à ciel ouvert et *sans déplacement de la fistule.*

Premier temps. — *Avivement des bords de la fistule.*

Pour l'exécution de ce temps difficile, M. Sims emploie les instruments suivants :

De longs ciseaux droits et coudés (voy. pl. xv,), trois bistouris assez longs, comme ceux de M. Jobert, mais dont deux sont
courbés sur le plat, l'un à droite et l'autre à gauche ; une pince à
dents de souris ; un ténaculum ayant la forme d'un petit crochet et
monté sur un long manche ; enfin un petit bistouri dont la lame
peut s'incliner à droite ou à gauche, et qui a la forme d'un petit
rasoir. M. Sims se sert de cet instrument pour compléter l'avivement, mais dans des cas très-rares, car en général il réussit du
premier coup.

Tout bien préparé, M. Sims opère de la manière suivante :

Si la fistule est longitudinale, avec le bistouri il fait, vers l'angle
antérieur de la fistule, une petite incision verticale qui n'intéresse
que la muqueuse vaginale et un peu la couche musculo-vasculaire,
sur une longueur de 10 à 12 millimètres. Puis, avec le crochet, il
saisit une des lèvres de cette insision, la soulève, la rend saignante,
et glissant sous la convexité de sa petite érigne la pointe des ciseaux,
dont la convexité est tournée vers la base du pli, il excise une première portion du tissu vaginal sans la détacher complétement (voyez
pl. xvi, fig. 1). Cette excision doit être dirigée obliquement, de
manière que l'avivement représente un biseau incliné de tous côtés
vers l'orifice fistuleux, qui doit rester intact dans son bord vésical.
Cela fait, il reprend un peu plus loin, toujours avec le crochet, ce
lambeau de muqueuse formant une des lèvres de l'ouverture anormale, la soulève, la détache de nouveau, et continuant ainsi de
proche en proche, il avive avec une grande exactitude toute l'étendue de la fistule. Arrivé à l'angle postérieur, il s'arrête, et excise le
lambeau complétement ; puis il agit de la même manière, d'avant en
arrière, sur l'autre lèvre, jusqu'à la rencontre de la surface déjà
avivée du côté opposé ; et enfin il excise d'un dernier coup de ciseaux

ce dernier lambeau comme le premier. De cette manière, toute la plaie est avivée en quelques minutes.

Si la fistule est horizontale, on exécutera les mêmes manœuvres, seulement on commencera l'avivement par le milieu de la lèvre antérieure.

On voit combien le manuel opératoire est rendu simple et rapide en procédant comme le fait M. Sims. Il ne lui faut que quelques minutes pour exécuter ce temps si long, si pénible par le procédé de M. Bozeman (que nous décrirons après celui-ci); il est nécessaire cependant que le chirurgien ait acquis une certaine habitude pour pouvoir pratiquer l'avivement aussi rapidement et aussi facilement que M. Sims; car il ne suffit pas de produire une large surface saignante, il faut que celle-ci soit régulière, qu'elle présente la même étendue de 10 à 12 millimètres dans tous les points du pourtour de la fistule; en d'autres termes, il faut que les bords de l'ouverture affectent un parallélisme parfait avec la circonférence extrême de l'avivement. Aussi il est rare qu'on obtienne du premier coup toutes ces conditions, et il faut souvent revenir au bord périphérique de la surface saignante pour y pratiquer un avivement supplémentaire et le régulariser, ou faire l'abrasion de toutes les nodosités, saillies, inégalités, qui pourraient rendre la plaie irrégulière et la coaptation incomplète.

C'est surtout aux angles de la fistule qu'il faut agir avec une précaution minutieuse; car, dans ces points, le tissu cicatriciel est souvent plus abondant et plus résistant. Et M. Sims conseille même d'y prolonger un peu, s'il le faut, l'avivement, « parce qu'il est nécessaire, dit-il, que là la réunion s'étende un peu plus loin qu'ailleurs. »

La muqueuse vésicale doit être respectée d'une manière absolue. Or, pour éviter de la blesser, on peut parfois se servir d'un point de repère qui guide la main du chirurgien. Aux bords de la fistule, on remarque généralement un petit liséré blanchâtre très-étroit, résultant de la réunion des muqueuses du vagin et de la vessie, lesquelles, du reste, diffèrent notablement, chacune d'elles ayant conservé souvent ses caractères normaux. En avivant la première., on s'efforcera de ménager la seconde, et l'on respectera même le petit liséré ; de cette manière les dimensions de la fistule resteront, après l'avivement, exactement les mêmes qu'auparavant ; et si l'opération échoue, les dimensions de l'ouverture ne se trouvent pas agrandies : c'est là un grand avantage que ne possèdent pas les deux procédés antérieurement décrits. Ce petit liséré sert encore à indiquer le lieu précis où doit passer l'aiguille qui placera les sutures. M. Sims fait remarquer que pour guérir les plus petites fistules, il faut pratiquer un avivement tout aussi grand que pour les plus grandes.

L'avivement ainsi pratiqué, on absterge la plaie saignante avec de petites éponges portées sur de longs manches. Si l'écoulement du sang est assez abondant, on pourra facilement l'arrêter par des injections et des lavages répétés à l'eau froide. Après s'être bien assuré que l'avivement est bien complet, que le tissu cicatriciel a été entièrement enlevé ; du moins du côté du vagin , on procédera au second temps, c'est-à-dire au passage des fils.

Deuxième temps. — Passage des fils à ligature.

C'est en 1845 que M. Marion Sims eut l'idée, pour l'opération de la fistule, de remplacer les fils de soie par les fils d'argent très-fins , et il en généralisa l'emploi aux principales opérations de la chirurgie.

Le nombre des points de suture doit varier avec l'étendue de la plaie dont il s'agit de rapprocher les lèvres ; mais en général ils doivent être aussi rapprochés que possible, et on doit les mettre à une distance de 5 à 6 millimètres, afin que la coaptation soit exacte et parfaite. Ils doivent être enfoncés à moins de 1 centimètre des bords de la surface avivée, ils doivent comprendre la plus grande épaisseur possible de la paroi vaginale ; on doit les faire passer derrière la plaie sans l'intéresser, et raser sans l'atteindre le liséré qui borde l'orifice de la fistule ; enfin ils doivent être bien parallèles afin de ne pas déterminer la formation des godets.

Pour introduire les fils, M. Sims se servait d'abord d'une aiguille à long manche en forme de fer de lance et ayant le chas près de la pointe; sa tige, longue de 6 pouces, était assez flexible pour que l'on pût facilement en changer la courbure. Mais depuis 1852, M. Sims emploie des aiguilles assez courtes qu'il retient avec un porte-aiguille particulier. Ces aiguilles sont longues de 2 centimètres et demi environ, recourbées légèrement vers la pointe, tranchantes dans l'étendue d'un demi-centimètre. Le talon plat est percé d'un chas allongé dans le sens de l'aiguille, et creusé au fond d'une gouttière destinée à recevoir le fil en l'empêchant de faire une saillie trop considérable.

Le porte-aiguille consiste en une pince (pl. xv, fig. 3) dont les mors sont tout près de l'articulation, et dont les faces internes de ces mors sont striées ou grillées, de telle manière qu'on peut saisir l'aiguille dans toutes les directions. M. Mathieu a apporté une modification très-utile pour la fermeture de cet instrument. Ce mécanisme très-simple consiste en deux crochets (point a, fig. 3) placés en sens inverse sous les anneaux de la pince, que l'opérateur peut accrocher à volonté par une simple pression, et qu'il décroche par un mouvement de latéralité. Dans des cas rares, M. Sims se sert, au lieu de la pince précédente, d'un porte-aiguille à coulisse analogue aux pinces à torsion.

Les aiguilles portent un double fil mince de soie, de manière à laisser une anse du côté opposé à la pointe de l'aiguille. Le fil de soie servira à passer les fils métalliques qu'il serait difficile de faire pénétrer directement.

La manière dont M. Sims passe les aiguilles est la suivante : il soulève avec le crochet une des lèvres de la plaie, et enfonce l'aiguille à la distance de 1 centimètre des bords de la fistule. Quand celle-ci est transversale, il commence par la lèvre antérieure; il commence au contraire à droite, quand elle est longitudinale (pl. xvi, fig. 2).

L'aiguille ne doit pas être enfoncée obliquement, mais perpendiculairement d'abord à la surface du vagin. En effet, s'il en était autrement, la ligature n'embrasserait périphériquement qu'une mince couche de tissus, et ceux-ci se déchireraient. Changeant ensuite sa direction, on lui fait suivre dans l'épaisseur de la cloison un trajet oblique, et on fait sortir la pointe de l'aiguille au niveau du liséré qui marque la limite de la muqueuse vésicale. Lorsque toute la paroi a été traversée, on retire le crochet, tandis qu'avec la pince on continue à maintenir et à pousser l'aiguille; on insinue sous sa pointe la concavité du crochet, qui fait exécuter à l'aiguille une sorte de bascule qui la dégage; on la saisit alors par son milieu et solidement avec la pince, et on l'extrait; puis répétant sur l'autre lèvre la même manœuvre, mais en sens inverse, on place ainsi un fil à travers les deux bords de la fistule. D'autres fils sont introduits de la même manière; et ce n'est qu'après que tous ont été introduits qu'on les remplace par ceux d'argent.

Pour que les fils de soie ne s'entremêlent point et qu'on puisse les distinguer facilement, quand le moment de les remplacer est arrivé, on prend une petite plaque de bois léger, et on y fait avec un couteau quelques entailles dans lesquelles on introduit les fils de soie à mesure qu'ils sont placés (pl. XVI, fig. 3).

Quand tous les fils de soie ont été passés, on reprend le premier et on passe dans son anse le fil métallique; puis on le tord légèrement, on l'aplatit entre les doigts pour qu'il ne fasse point de saillie; cela fait, portant le doigt indicateur gauche le long du fil de soie, et tenant de l'autre main le fil métallique, on tire de la gauche sur le fil de soie, qui entraîne le second et lui fait traverser sans difficulté tout le canal intra-pariétal tracé par l'aiguille.

Les bouts des fils d'argent passés sont légèrement tordus ensemble à leur extrémité, et il ne reste plus ensuite qu'à les fixer d'une manière définitive.

Troisième temps. — Fixation des sutures.

Pour fixer définitivement la suture, M. Sims se limite à faire la torsion des fils d'argent. Il emploie pour cela les instruments suivants:

1° Un support (fulcrum), qui consiste en une longue tige, supportée par un manche et terminée à son extrémité libre par une plaque analogue à celle d'une sonde cannelée, mais plus petite;

2° Une pince analogue à celle qui sert pour la ligature des artères;

12

3.° Enfin des ciseaux pour couper les fils (pl. XVII, fig. 1, et pl. XVI, fig. 3).

M. Sims tenant de la main droite les deux bouts du fil légèrement tordus, les engage dans la rainure de la plaque du *fulcrum*, lequel est poussé avec la main gauche le long des fils jusqu'à mettre en contact les surfaces avivées de la fistule. On comprend aisément par quel mécanisme cet affrontement a lieu : en effet, à mesure que les fils s'engagent dans la rainure de la plaque, l'anse, qui comprend les deux lèvres de la fistule, diminue d'étendue, et celles-ci se trouvent par le fait rapprochées, de sorte qu'il n'y a qu'à presser graduellement sur les bords de la plaie, les fils étant engagés dans la fente de la plaque, pour obtenir un contact parfait des surfaces avivées (pl. XV, fig. 5).

Lorsque ce résultat est obtenu, M. Sims confie à la main qui tient le support les deux fils métalliques, tandis que de la main droite il les reprend avec la pince à 2 centimètres à peu près en avant de la plaque, les recourbe par une demi-torsion, puis, après avoir confié la pince à l'autre main, et sans lâcher les fils, il les coupe à quelque distance de la courbure; enfin, reprenant la pince de la main droite, il fait la torsion des fils par quelques mouvements de rotation (pl. XVI, fig. 4).

Un point de suture complet est alors terminé. On exécute les mêmes manœuvres pour faire la torsion des autres fils, on les coupe à quelque distance de la plaie une fois qu'ils sont tordus, et on les place parallèlement dans l'axe du vagin et du même côté. On fait une dernière injection d'eau froide, on absterge la plaie avec de petites éponges, et l'on ne place dans le vagin ni tampon ni aucun corps étranger.

M. Sims a inventé dernièrement un nouveau procédé très-ingénieux pour serrer les fils d'argent. Après les avoir placés comme à l'ordinaire, il glisse, dans un nœud coulant fait à l'extrémité libre du fil, le bout qu'il vient de détacher du fil de soie, puis quand il a obtenu la coaptation des lèvres de la fistule, avec un instrument particulier, il rétrécit le nœud, et pour le fixer, au lieu de tordre les bouts du fil, il renverse l'extrémité libre du côté opposé au nœud coulant. Cette suture se retire plus facilement que la précédente, et son action est aussi efficace. Il employa deux de ces sutures avec succès, chez la malade opérée par lui dans le service de M. Laugier.

En résumé, les sutures doivent être mises à 1 centimètre à peu près en dehors des surfaces avivées; plus rapprochées, elles pourraient déchirer les tissus; plus éloignées, elles pourraient permettre le renversement de la muqueuse vaginale qui serait refoulée, de telle sorte que les surfaces avivées ne se correspondraient plus.

En fixant les points de suture, on doit se limiter à obtenir un affrontement exact des surfaces rafraîchies, sans trop serrer les fils, car alors on s'exposerait à couper les bords de la fistule.

Les sutures doivent être placées à une distance, les unes des autres, de 5 à 6 millimètres.

Le nombre des points de suture varie suivant l'étendue de la fistule; mais en général ils doivent être aussi rapprochés que possible, afin que la coaptation soit exacte : *Il vaut mieux en mettre de trop que pas assez,* dit M. Sims. Surtout aux extrémités des angles de la plaie, il faut avoir soin de mettre un point de suture, pour qu'il ne reste une petite encoche par laquelle pourrait filtrer l'urine. Cet accident s'observe particulièrement quand on veut fermer un pertuis fistuleux par un seul point de suture, au lieu d'en mettre trois comme le conseille M. Sims. Je me rappelle qu'il insistait sur ce point quand il exécuta l'opération à l'Amphithéâtre de Clamart, sur les instances de mon maître et ami M. le Dʳ Pean, prosecteur au dit établissement. Enfin, quand au moment de la torsion des fils M. Sims s'aperçoit qu'un point d'une lèvre est plus tiraillé que les autres, il pratique, dans le voisinage, de petites incisions dans le genre de celles de Dieffenbach. Ces incisions ne portent que sur la paroi vaginale seule et le plus superficiellement possible. Jamais il ne pratique de larges débridements ni le décollement du vagin de l'autoplastie par glissement de M. Jobert, qui entraînent de graves complications.

Application d'une sonde à demeure.

Une fois l'opération terminée, la malade est reportée dans son lit, où elle est couchée sur le dos, les jambes légèrement fléchies et soutenues par des coussins, après cela on applique la sonde à demeure.

M. Sims emploie une sonde particulière d'aluminium ou d'étain, qui n'exige aucun moyen artificiel pour être maintenue en place. La sonde en aluminium est plus légère et doit mériter la préférence. Elle consiste en un cylindre régulier, courbé légèrement sur lui-même, en forme de S allongé (pl. XVII, fig. 2). Le chirurgien peut à son gré modifier les courbures au moment de l'application ; par son extrémité libre, cette sonde est taillée en bec de flûte, de manière à former une gouttière ; son extrémité vésicale est percée de petits trous latéralement, qui doivent être très-nombreux et assez petits pour laisser passer une épingle ordinaire. Cette disposition a pour but de faciliter la sortie de l'urine et d'empêcher l'obstruction des conduits par la muqueuse vésicale. A cause de sa double courbure, le bec de la sonde se relève en sens inverse du bas-fond de la vessie, de telle manière qu'il n'y a aucun danger qu'il vienne heurter le siége de la suture dans les mouvements involontaires de la malade.

Un urinoir est placé entre les cuisses de la malade, afin de recevoir l'urine à mesure qu'elle s'écoule ; M. Sims le remplit d'une éponge qui s'imbibe, et ne laisse rien couler sur le lit en cas de déplacement du vase. Deux fois par jour on retire la sonde pour la nettoyer, et on la replace de nouveau, ou bien on en met une nouvelle.

Traitement consécutif.

Pour éviter les efforts de la défécation, M. Sims tâche d'obtenir la constipation pendant les huit ou dix jours qui suivent l'opération. Il donne à cet effet à la malade un tiers de grain d'acétate de morphine, aussitôt qu'elle a été reportée dans son lit, et il en renouvelle la dose le soir et les jours suivants, aussitôt que le besoin de défécation se fait sentir.

C'est aussi en vue de soutenir la constipation de même que les forces de la malade, qu'il emploie un bon régime, composé presque exclusivement de substances animales, et surtout des viandes rôties, et pour boisson, un peu de vin ou de bière.

L'opérée pourra, après quelques jours, se coucher à volonté sur le côté ou sur le dos ; mais elle doit avec soin éviter les mouvements brusques.

Enlèvement des sutures.

M. Sims retire les sutures vers le huitième ou dixième jour. La femme est placée dans le décubitus latéral ; un spéculum plus petit que celui qui a servi pour l'opération suffit pour mettre à nu la fistule ; celle-ci est plus ou moins saillante ou tuméfiée, de telle manière que la suture semble enfoncée et souvent on ne voit que les extrémités tordues des fils. Avec une pince tenue de la main gauche, on saisit et on soulève le point suturé, et, quand on voit la boucle, mais *seulement alors*, on coupe avec les ciseaux un des côtés de l'anneau constricteur ; puis on tire sur le bout tordu pour retirer la boucle entière qui a la forme d'un petit crochet (V. pl. XVII, fig. 3). Si l'on coupait les deux côtés de l'anse à la fois, on aurait la plus grande peine à retirer le bout resté.

L'extraction de tous les fils étant faite, on replace la sonde, on pousse une injection d'eau dans la vessie, et si l'eau ne coule point par le vagin, rien ne fait douter du succès, on reporte la malade dans son lit et on laisse par précaution la sonde à demeure pendant cinq à six jours. Tel est le procédé de M. Sims, remarquable par sa simplicité, la rapidité de son exécution et les résultats qu'il a donnés.

Les détails de l'opération paraissent un peu minutieux, mais c'est de leur observance exacte que dépend le succès. Du reste, M. Sims opère les malades en vingt-cinq ou trente minutes au lieu d'employer trois ou quatre heures comme il arrive assez souvent quand on pratique le procédé de M. Bozeman que nous allons décrire.

QUATRIÈME PROCÉDÉ (1).

Procédé de M. Marion Sims, modifié par M. Bozeman (méthode américaine).

Le procédé de M. Bozeman consiste dans un avivement plus superficiel que dans le procédé de M. Sims et dans l'application d'une plaque métallique, dans le but d'assujettir les sutures, de les rendre toutes solidaires et d'immobiliser la région opérée.

Position de la malade. — Le décubitus antérieur a été adopté par tous les chirurgiens qui opèrent d'après ce procédé. En effet, dans cette position, on se trouve dans des conditions bien meilleures que dans la position ordinaire de la taille. D'abord l'utérus, qui tend à s'éloigner de la vulve, en conséquence de la déclivité de l'excavation pelvienne, déplisse la paroi antérieure du vagin dans le sens longitudinal.

Les avantages de la position sur les coudes et les genoux sont les suivants :

1° Réduction spontanée de la hernie vésicale qui se fait dans les larges fistules, et dont on évite si difficilement la blessure dans la position de la taille.

2° L'écoulement de sang produit pendant l'avivement, au lieu d'obscurcir la manœuvre, tombe dans la vessie, d'où il peut être facilement retiré.

3° Dans les cas où il y a des adhérences des lèvres de la fistule

---

(1) *Essai sur le traitement des fistules vésico-vaginales par le procédé américain, modifié par M. Bozeman ;* par M. A. D'Andrade. Paris, 1860.

avec le pubis, il devient très-facile de les voir et de les diviser. Dans le décubitus dorsal, cette lèvre, dirigée presque verticalement, rend cette manœuvre très-difficile.

4° L'opérateur, dans la position ordinaire, ne peut agir sur la fistule qu'en tenant les mains en pronation et en abduction forcée, position très-pénible au bout de quelques minutes. Dans le décubitus antérieur, la paroi antérieure du vagin devient inférieure, et l'opération est beaucoup plus facile.

5° Il rend inutile l'abaissement de l'utérus, nécessaire dans la position ordinaire, pour amener la fistule à la vulve quand elle est profondément située dans le vagin.

6° Enfin il rend inutile un grand nombre d'aides, et le vagin n'est pas obstrué par la multiplicité de valves, abaisseurs, griffes, etc., qui constituent, dans les procédés ordinaires, une des difficultés sérieuses.

Les inconvénients sont : 1° la privation des bienfaits de l'anesthésie ; 2° la fatigue des malades au bout de quelque temps.

Mise à jour de la fistule. —Pour découvrir la fistule, M. Bozeman se sert du spéculum de M. Sims, mais qu'il a modifié en faisant continuer la gouttière à angle presque droit, avec une tige que l'aide doit tenir pendant l'opération. Voici, du reste, à cet égard, comment s'est exprimé M. Sims dans l'explication clinique qu'il a donnée dans le service de M. le professeur Velpeau : « Un chirurgien américain, dit-il, qui a été mon élève, et auquel j'avais montré mes instruments, vint à Paris il y a deux ans, et fit fabriquer un spéculum qu'il crut semblable au mien, et dont il s'attribua l'invention ; malheureusement il avait oublié que mon spéculum est courbé dans son milieu, de sorte que les valves, au lieu d'être à angle droit avec le manche, de façon à les rendre parallèles, eurent dans le nouvel instrument une direction qui tendait à faire converger leurs extrémités libres. Il en résulta que dans l'application ce n'était plus le dos de la gouttière qui portait dans le plein, mais seulement le bec, de sorte que cette extrémité venait presque seule appuyer sur la paroi du vagin, et même un chirurgien a, par l'usage de cet instrument, occasionné une déchirure et une perforation de la paroi postérieure du vagin » (1).

M. Sims repousse formellement le spéculum modifié par M. Bozeman, car l'action de cet instrument doit consister uniquement à relever le périnée et la paroi postérieure du vagin, sans appuyer sur aucun point, isolément, du conduit vaginal.

L'*application* de l'instrument ne varie point dans les deux procédés.

Premier temps. M. Bozeman pratique l'avivement sur une large surface ($0^m,01$), mais il se borne à aviver la muqueuse vaginale. On dissèque par petits coups, lentement, et en faisant éponger la plaie à chaque instant, pour apprécier le progrès de la dissection, et pour voir si quelque portion de la muqueuse n'aurait pas échappé à l'action du bistouri. Quand les tissus sont lâches, on se sert d'une spatule recourbée pour les tendre, et si on trouve qu'un point quelconque de la plaie n'est pas avivé, on y revient, on le saisit avec le petit crochet aigu, et on l'enlève.

Ce temps de l'opération est très-long, et M. Bozeman met parfois *une heure* pour exécuter cette partie de son procédé, tandis que M. Sims, en vingt ou trente minutes, pratique son opération tout entière.

Pour ce temps de l'opération, le chirurgien se sert des mêmes instruments de M. Sims, seulement, les ciseaux sont à double courbure sur le plat et sur le bord et présentent un coude vers leurs branches, variable suivant que l'instrument doit agir à droite ou à gauche.

Quand on s'est bien assuré de la parfaite régularité de l'avivement, on laisse reposer la malade pendant quelques minutes, et on attend que l'hémorrhagie capillaire produite par la manœuvre opératoire soit arrêtée. On procède alors à la réunion de la plaie.

---

(1) Leçon recueillie par M. Liouville (*Gazette hebdomadaire*, 22 novembre 1861, p. 748).

Second temps. Le passage des fils d'argent ne diffère en aucun point de celui décrit dans le procédé de M. Sims, il n'en est pas de même de la manière de fixer les sutures (pl. xv, fig. 4).

Fixation des sutures. M. Sims employait dans ses premières opérations une suture assez compliquée. C'était une sorte de suture enchevillée, et les bouts de fils étaient fixés à des canules qui pendaient dans le vagin. Bientôt il abandonna cette manière de faire, et imagina la suture en crampon (*clamp suture*), dont il donne la description dans son discours anniversaire, qui diffère de la précédente en ce que les fils d'argent, passant dans les petits trous pratiqués dans deux crampons ou barres de plomb placées en travers sur les côtés de la fistule, sont retenus en place par des petites boules de plomb perforées (*perforated shot*) et écrasées sur les fils. Cette manière de pratiquer la suture aurait toujours réussi entre les mains de son auteur. Il l'a abandonnée cependant et ne fait aujourd'hui que tordre ensemble les extrémités du fil métallique.

M. Bozeman vit bientôt les insuccès se multiplier assez entre ses mains pour songer à modifier la suture. Un hasard lui fit essayer la *suture en bouton* (*the button suture*), qui est celle qu'on a adoptée depuis (1). Voici comment il la pratique : Il se sert d'un instrument qu'il appelle l'*ajusteur de la suture* (pl. xv, fig. 5). Cet instrument ressemble à celui que nous venons de citer n° 5, mais, au lieu d'une plaque et d'une échancrure, c'est une espèce de bouton perforé à son centre et porté sur un long manche; le chirurgien passe les deux extrémités de chaque fils dans le trou central de l'ajusteur, et, les tenant solidement de la main gauche, il appuie fortement l'instrument sur les tissus. Cette manœuvre a pour but de redresser les deux extrémités du fil métallique et d'amener ainsi au contact les deux bords de la plaie.

On passe ensuite les fils deux à deux dans l'ajusteur, afin d'assu-

---

(1) Bozeman *Remarks on vesico-vaginal fistule, with an account of a new mode of suture* Montgomery; t. V, 1856.

rer encore mieux la forme des anses, et quand enfin on voit que par ce moyen les fils tiennent les bords de la fistule en contact parfait, on passe à l'application du bouton ou plaque de M. Bozeman.

On la fait seulement au moment de l'appliquer, suivant le cas dont il s'agit.

On prend une plaque de plomb assez mince (1 à 2 millimètres d'épaisseur), on en coupe un morceau assez large pour recouvrir toute la longueur de la solution de continuité, et ayant 15 millimètres à 2 centimètres de largeur.

On arrondit ses angles, puis, la prenant avec une pince et l'approchant de la rangée de points de suture, le chirurgien marque par un petit trait sur la plaque, avec la pointe d'un instrument, la distance qui sépare les anses de fil les unes des autres. Ceci fait, il pratique avec le poinçon une série de petits trous éloignés les uns des autres exactement comme les points de suture. Le chirurgien aura soin de faire disparaître toutes les inégalités de la plaque afin d'éviter l'irritation que celle-ci pourrait produire sur les tissus.

On prend ensuite chaque couple de fil formant anse, et on les passe dans le trou respectif de la plaque (V. pl. XVI, fig. 5). Ceci fait, on presse sur la plaque à diverses reprises et en divers endroits, afin qu'elle se moule exactement sur les parties.

On prend ensuite les petits grains de plomb perforés, ou de petits tubes de plomb, dans lesquels on fait passer les fils (V. pl. cit., fig. 6) ; on les fait glisser jusqu'à la rencontre de la plaque, et on les écrase. On plie ensuite les extrémités des fils, et on les coupe tout près de la plaque (V. pl. cit., fig. 7).

La plaque est ce qui appartient en propre à M. Bozeman dans cette opération.

Les avantages de ce petit appareil sont de protéger les parties avivées et en contact, de l'action des liquides du vagin, de maintenir l'affrontement des bords de la fistule en immobilisant les parties, d'opérer en même temps une compression modérée et également répartie sur les tissus. La plaque empêche en même temps les fils de s'enfoncer dans les tissus.

Les soins à donner à la malade avant et après l'opération sont les mêmes que dans le procédé de M. Sims.

Enlèvement de l'appareil de suture. — La suture reste en place dix jours. Au bout de ce temps on l'enlève avec précaution de la manière suivante : on coupe les fils entre la petite boule de plomb écrasée et la plaque. Une fois les fils coupés, on retire doucement la plaque avec une pince ; ensuite on cherche à écarter l'un de l'autre les deux chefs de l'anse de fil métallique et à les attirer au dehors.

TROISIÈME PARTIE

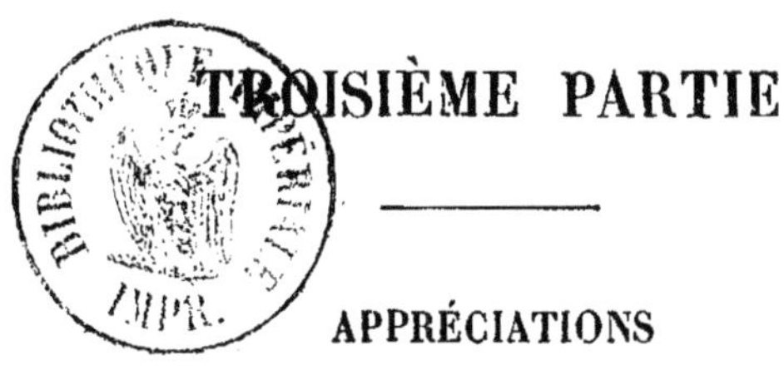

APPRÉCIATIONS

DES

DIFFÉRENTS PROCÉDÉS OPÉRATOIRES

DANS LEURS DIVERS TEMPS
ET D'APRÈS LES RÉSULTATS QU'ILS ONT DONNÉS.

CHAPITRE 1ᵉʳ

Pour rendre la fistule accessible à la vue et aux instruments, deux choses sont nécessaires :

La position de la malade ;

Des instruments qui découvrent la fistule là où elle se trouve, ou qui permettent de l'attirer hors des parties génitales.

1° *Position de la malade*. M. Jobert place la malade dans la position ordinaire de la taille ; M. Sims recommandait le décubitus antérieur au commencement de sa pratique, mais aujourd'hui il place la malade dans le décubitus latéral gauche ; M. Bozeman et ses partisans la placent sur les coudes et les genoux ; enfin M. Simon préfère la position *pelvi* ou *sacro-dorsale*, qu'il a imaginée. Laquelle de ces quatre positions doit mériter la préférence ? C'est sans doute celle qui offrira le plus d'avantage, non seulement pour la malade, mais aussi pour le chirurgien. Or, celle qui nous semble remplir le mieux ces deux conditions est le décubitus latéral gauche. Dans cette attitude, la malade peut rester tout le temps de l'opération sans éprouver une grande fatigue, et on peut, si l'on veut, lui administrer le chloroforme; le chirurgien, étant assis à côté de la malade, peut exécuter avec la plus grande facilité, et sans fatigue, tous les temps de l'opération. Cette position a, de plus, l'avantage de laisser le vagin et l'utérus dans leur position normale: c'est donc la position à laquelle nous donnons la préférence, car nous l'avons vu employer par M. Sims, et non-seulement les malades ne se sont pas trouvées trop fatiguées, mais le chirurgien a pu découvrir et exécuter les manœuvres opératoires avec assez de facilité.

Dans la position sur les coudes et les genoux, on découvre facilement la lésion, mais elle est excessivement fatigante pour la malade, surtout quand on pense que l'opération peut durer une ou plusieurs heures; on ne peut pas non plus lui administrer le chloroforme si elle manifestait le désir d'être anesthésiée. Cette position éloigne aussi la fistule de la vulve, puisque la matrice tend à s'enfoncer dans la cavité abdominale, sollicitée qu'elle est par son propre poids et par celui des viscères abdominaux, de sorte que les manœuvres opératoires sont rendues plus difficiles que dans le décubitus latéral.

La position ordinaire de la taille paraît la plus naturelle, et en effet la fatigue est beaucoup moindre pour la malade; mais il n'en est pas de même pour le chirurgien, car le décubitus postérieur place en haut la paroi antérieure du vagin, de sorte qu'il faut se placer sur un plan inférieur à la malade, et opérer à main levée. Il est difficile de découvrir la fistule, surtout quand elle siége profondément; aussi faut-il presque toujours abaisser artificiellement l'utérus, et le retenir de force à l'entrée du vagin. Quant à la position adoptée par M. Simon, ne l'ayant pas vu employer jusqu'à présent, nous ne pouvons pas en juger par nous-même; mais il paraît, d'après l'auteur, qu'elle offre les mêmes avantages que le décubitus latéral, et à un plus haut degré. Dans cette position, la paroi antérieure du vagin est presque verticale, circonstance qui semble faciliter singulièrement l'opération.

En résumé, nous croyons que la position conseillée par M. Marion

Sims suffit dans presque tous les cas pour découvrir la lésion et opérer avec le plus de commodité possible pour la malade et le chirurgien ; mais nous ne l'acceptons pas d'une manière générale et absolue, car il y a des cas difficiles où il faudra les essayer toutes avant de trouver celle qui convient le mieux aux difficultés insolites qui peuvent se présenter.

2° *Instruments pour mettre à jour la fistule.* — M. Jobert opère à ciel ouvert après avoir attiré le col utérin vers la vulve avec la pince de Museux, et poussé en avant la cloison vésico-vaginale au moyen d'un cathéter introduit par l'urèthre dans la vessie. Avant cette manœuvre, deux aides écartent les grandes lèvres avec des leviers latéraux, et un troisième déprime la paroi postérieure du vagin.

M. Sims, au contraire, exécute son opération sans dislocation de la fistule à l'aide de son spéculum en gouttière.

Le premier procédé est appelé : *mise à jour de la fistule par rapprochement immédiat,* et le second : *mise à jour par rapprochement médiat.* Lequel de ces deux procédés doit mériter la préférence ? C'est ce que nous allons dire après avoir exposé les avantages et les inconvénients des deux modes de découvrir la solution de continuité.

L'abaissement indirect de la fistule à l'aide de tractions faites sur le col utérin, rend la perforation très-accessible aux instruments, sans contondre ni blesser les lèvres de la plaie comme dans le cas où on implante des crochets sur le contour de la plaie ou sur ses lèvres pour l'abaisser directement. C'est à M. Jobert que revient le mérite d'avoir appliqué à l'opération de la fistule vésico-vaginale cette manœuvre qui facilite d'une manière remarquable tous les temps de l'opération ; les succès qu'il a obtenus s'expliquent par l'emploi de ce simple moyen, car il lui a permis de pratiquer l'avivement et la suture mieux que ses devanciers. Mais, si depuis 1849 tous les chirurgiens acceptèrent la mise à jour immédiate de la plaie à cause des avantages que nous venons de signaler, les accidents encore plus sérieux qu'ils ont observés après l'abaissement forcé de la matrice, ont contribué beaucoup à leur faire abandonner

cette manœuvre qu'ils avaient acceptée avec un juste empressement. En effet, dans le plus grand nombre des cas, la même cause
qui produit la fistule, produit aussi une inflammation plus ou moins
vive des organes génito-urinaires, et par suite des adhérences se produisent entre ces organes et le pourtour du bassin, d'où il résulte
que l'utérus ne peut pas être déplacé sans produire des tiraillements
ou déchirures qui peuvent être le point de départ de péritonites
ou d'autres accidents plus ou moins graves du côté des organes génitaux.

D'autres difficultés se présentent dans l'exécution du procédé suivi
par M. Jobert; ces difficultés consistent en ce qu'il faut employer
un grand nombre d'instruments et d'aides, lesquels gênent plus ou
moins le chirurgien. Il est nécessaire de soutenir les cuisses et d'écarter en même temps les grandes lèvres; il faut repousser en arrière
le périnée, de sorte que quatre aides sont absolument indispensables,
et encore faut-il qu'ils soient parfaitement habitués à remplir le
rôle qui leur est assigné. Le champ de l'opération se trouve en
outre rétréci par la multitude d'instruments qu'il faut introduire
dans le vagin; il faut une gouttière postérieure, peu large, mais
d'une épaisseur assez grande, la pince-érigne fixée sur le col utérin,
puis deux leviers droits appliqués sur la face interne des grandes
lèvres, n'ayant aucun point d'appui solide, et se déplaçant assez facilement, ce qui force le chirurgien à intervenir sans cesse pour les
placer dans une bonne situation.

M. Simon attire le col de l'utérus avec la pince à crochets; puis,
avec une aiguille forte très-courbe et fixée à un porte-aiguille, il
passe deux anses de fil fort à travers les deux lèvres du col, au
moyen desquelles il maintient l'utérus abaissé. « Ce moyen, dit
M. Verneuil, avait été déjà employé pour faire l'amputation du col
par Osiander au commencement de notre siècle. » Tout en accor-
dant que les anses de fil gênent moins l'opérateur que la pince de
Museux, nous devons dire que tous les moyens employés par
MM. Jobert et Simon ne sont point exempts de danger et compliquent
inutilement le manuel opératoire.

Tels étaient les moyens employés pour découvrir la fistule avant l'apparition du procédé de M. Sims, qui a tant simplifié tous les temps de l'opération. Ce dernier chirurgien emploie la *mise à jour médiate* de la lésion avec son spéculum en gouttière, et ne fait point usage des moyens compliqués dont nous venons de parler. Les avantages de cet instrument précieux sont incontestables; il distend les parois du vagin sans tenir trop de place et sans rétrécir ce conduit, il met en lumière les parties à opérer et facilite singulièrement les manœuvres; les parois latérales et antérieure sont parfaitement à nu, de sorte qu'on opère presque à ciel ouvert. Mais, quand le vagin est rétréci, ou que le jour est insuffisant, M. Sims se sert d'un petit miroir de 8 à 10 pouces de diamètre qui envoie les rayons lumineux vers la face concave du spéculum, lequel les renvoie à son tour sur la fistule qu'il s'agit d'éclairer, et qu'on peut alors explorer dans ses moindres détails. Exceptionnellement, et quand la lésion est située profondément, le chirurgien se sert d'une petite spatule légèrement convexe, avec laquelle il déprime l'urèthre vers les symphyses pubiennes. L'emploi du spéculum univalve suffit donc à toutes les exigences de l'opération sans abaissement de l'utérus et sans l'emploi de plusieurs instruments et de plusieurs aides, comme dans les procédés anciens. Telles sont les raisons qui nous font préférer le moyen employé par M. Sims pour la mise à jour de la fistule.

«Par une destinée commune à beaucoup des progrès réels mais encore incomplets, dit M. Verneuil, l'abaissement forcé de l'utérus, après avoir rendu les plus signalés services, doit être désormais abandonné comme mesure générale. M. Jobert lui-même, après avoir étrangement abusé de ce moyen, y a presque complétement renoncé maintenant. Ce temps préliminaire n'est plus nécessaire, puisqu'on peut facilement opérer sur place. Toutefois, je ne pense pas que la déchéance doive aller jusqu'à la proscription. L'expédient susdit restera utile à titre exceptionnel et dans des conditions spéciales; je cite par exemple les fistules vésico-utérines, certaines fistules utéro-vésico-vaginales, et enfin quelques fistules d'un abord difficile.» (*Bulletin général de thérapeutique*, t. LXII, p. 503.)

1° *Avivement des bords de la fistule.*

Depuis H. V. Roonhuisen, qui le premier, en 1633, décrivit l'opération de la fistule vésico-vaginale, tous les chirurgiens conseillent d'épargner le plus possible l'orifice vésical de la fistule et d'aviver très-largement du côté de la muqueuse vaginale, dans l'étendue de 1 centimètre à 1 centimètre et demi. Les Américains et les Anglais (MM. Sims, Bozeman, Simpson, Baker Brown, etc.), et avant eux plusieurs Allemands, tels que Dieffenbach, Wutzer, Roser, Esmarch (1), établissent le précepte absolu de ne pas toucher à la muqueuse vésico-vaginale et d'aviver largement au dépens de la muqueuse vaginale seulement.

M. Gustav Simon fait exception à cette unanimité de conseils : il distingue ce temps de l'opération en *avivement en entonnoir profond*, et en *avivement en entonnoir évasé ;* dans le premier on intéresse toute l'épaisseur de la cloison depuis la muqueuse vaginale jusqu'à la muqueuse vésicale ; dans le second, on n'enlève qu'une auréole de muqueuse vaginale à l'entour de la fistule, en respectant le liséré constitué par la muqueuse vésicale. Ce dernier procédé est celui qui est suivi par M. Bozeman et ses partisans, mais l'avivement de M. Sims est plus profond, car il entame une partie du tissu vaginal sous-muqueux ; il faudrait donc lui donner un nom pour le distinguer des deux procédés d'avivement dont parle M. Simon, peut-être celui d'avivement en *entonnoir évasé profond* lui conviendrait-il ? Les avantages de cette manière de pratiquer l'avivement sont faciles à saisir et généralement adoptés aujourd'hui ; cependant M. Simon préfère le premier procédé, c'est-à-dire l'*avivement en entonnoir profond,* lequel ne diffère de celui de M. Jobert qu'en ce qu'il produit une plus grande perte de substance dans le but d'enlever aux bords tout le tissu inodulaire.

---

(1) Dieffenbach, *Méd. op.*, t. I. — Wutzer, *Organe de tout l'art médical*, t. VIII, 2ᵉ fac., 4, p. 481 ; Bonne, 1843. — Roser, dans les *Arch. pour la médic. physiolog.*, 1854, p. 576. — Esmarch, *Clinique allemande*, 1858, n° 28.

« Mon expérience, dit-il, me fait préférer l'avivement de la fistule
en *entonnoir profond*, puisque cet avivement est analogue à celui
qu'on pratique dans toutes les opérations plastiques sur d'autres
parties du corps. L'excision est pratiquée sur des parties saines et
le tissu cicatriciel de la fistule est enlevé entièrement. On traverse
toute la cloison jusqu'à la muqueuse lâche de la vessie, et assez souvent on intéresse celle-ci. De cette manière on obtient une plaie qui
a la forme d'un cône dont la base correspond au vagin et le sommet
à la vessie et dont les bords mesurent de 6 à 8 millimètres. Tandis
que tous les opérateurs épargnent dans l'avivement le plus possible
les tissus pour ne pas augmenter la perte de substance, mes efforts
au contraire, tendent à obtenir des bords avivés exempts de tissu
cicatriciel et parfaitement disposés pour la réunion. Dans les plus
grandes fistules, je ne m'arrête pas dans la dissection des bords
avant que tout le tissu inodulaire ait été enlevé, la perte de substance
dût-elle être notablement agrandie; car, comme le succès de l'opération ne dépend que de la préparation parfaite des bords à mettre
en contact, en cas d'insuccès, les femmes néanmoins ne perdent pas
plus d'urine qu'avant d'être opérées. Dans l'avivement, je respecte ou
j'excise la muqueuse vésicale suivant que cela est nécessaire ou non
pour obtenir des bords exempts de tissu inodulaire. Je n'attache aucune importance à la blessure de cette muqueuse, car elle ne présente pas le moindre inconvénient puisque le ténesme et le catarrhe
vésical ne dépendent point de cette blessure, mais bien de la présence de la sonde à demeure dans la vessie; d'un autre côté son
excision n'aide en rien ou en presque rien à la guérison de la fistule,
puisqu'en raison de la laxité de la muqueuse on ne peut l'aviver
exactement. Du reste, continue M. Simon, les auteurs n'ont pas suivi
leurs propres prescriptions; car ils excisent, comme leurs observations et dessins le prouvent, non-seulement la muqueuse vaginale,
mais tout le tissu inodulaire et même l'orifice vésical de la fistule. »

En résumé, on peut distinguer dans les différents procédés opératoires plusieurs sortes d'avivement :

1° Sprenger a conseillé de *ruginer* seulement le trajet anormal
pour n'enlever que la couche épithéliale, afin de ménager les tissus

et de ne pas agrandir l'ouverture ; mais cet avivement ne convient qu'à de très-petites fistules.

2° M. Jobert pratique l'*avivement en entonnoir profond*, mais il épargne le plus possible l'orifice vésical afin de ne pas augmenter de beaucoup la perte de substance de l'ouverture anormale.

3° M. Simon emploie aussi l'*avivement large et profond* des bords de la plaie, mais il enlève tout le tissu inodulaire sans se préoccuper de l'agrandissement de la fistule à son orifice vésical.

4° M. Bozeman et ses partisans pratiquent l'avivement en *entonnoir évasé superficiel*, car ils n'entament que la muqueuse vaginale en respectant toujours la muqueuse vésicale. Nous repoussons cette manière de faire parce que l'avivement est trop superficiel et surtout très-long et difficile à pratiquer.

5° M. Sims et la plupart des chirurgiens pratiquent l'avivement en *entonnoir évasé profond*, car ils intéressent non-seulement la muqueuse vaginale, mais aussi une partie de tissu sous-muqueux en respectant toujours la muqueuse vésicale.

C'est cette dernière manière de procéder qui est adoptée généralement, car elle remplit toutes les conditions pour obtenir la guérison, puisque les résultats de ce procédé surpassent tous les autres, quoiqu'il y ait très-peu de temps qu'il soit connu et accepté en Europe.

M. Simon dit qu'on n'obtient par ce procédé qu'une réunion restreinte des surfaces mises en contact ; mais cette objection nous semble hypothétique, car s'il en était ainsi la cicatrice ne serait pas assez solide et les récidives seraient fréquentes, tandis qu'elles se sont observées dans des cas très-rares, et dans ceux-ci peut-être, on n'a pas suivi à la lettre les préceptes des chirurgiens américains.

Une autre objection plus sérieuse est celle qui consiste dans la perte de substance *indirecte* qu'on fait subir à la cloison, puisqu'on fait un pli dans le sens de la réunion qui raccourcit la paroi du vagin d'une quantité égale à la largeur de l'auréole d'avivement. Mais, dans la plupart des cas, la laxité du vagin permet de rapprocher des surfaces largement avivées, *sans opérer* des tractions sensibles et sans que le raccourcissement du vagin rende difficile les fonctions de l'organe, même au moment de l'accouchement. Si on a affaire à de grandes pertes de substance ou à un vagin cloisonné et fixe, alors il supportera mal toute action qui imprimera le plus petit changement à la disposition des parties; mais, même dans ces cas exceptionnels, la méthode américaine compte déjà plusieurs succès.

Une seule objection de M. Simon reste inattaquable, c'est la nécessité de bien disposer les surfaces avivées afin de pouvoir obtenir la réunion immédiate sans exercer des violences sur les bords de la plaie; or, c'est pour remplir ce précepte qu'on tâche de ne pas augmenter la perte de substance et de multiplier les sutures qui, par leur nature même, peuvent se conserver longtemps sans ulcérer ni déchirer les tissus.

Quant au précepte d'enlever tout le tissu inodulaire, il serait quelquefois difficile de le suivre à la lettre, car on ferait de bien vastes pertes de substance. Du reste, le tissu inodulaire, placé dans des bonnes conditions pour la réunion, est susceptible d'adhésion, pourvu qu'on empêche tout tiraillement des bords.

Quant au choix des instruments pour pratiquer l'avivement, il est facile de voir que ceux employés par M. Sims offrent le plus d'avantages possibles.

2° Réunion des bords de la fistule.

Après avoir obtenu des larges surfaces d'avivement et dans de bonnes conditions pour la réunion, il faut faire la suture, laquelle doit remplir les deux indications suivantes : 1° réunir exactement les surfaces avivées; 2° éviter la tension des parties mises en contact. Les moyens pour arriver à ce double but ont varié beaucoup, et les chirurgiens ne sont pas tous d'accord sur ce point.

M. Jobert emploie les sutures à points séparés, qu'il place en traversant toute la cloison et comprenant beaucoup de tissus. Il se sert de deux ou de trois fils de soie cirés qu'il rapproche les uns des autres en forme de large ruban, et multiplie très-peu les sutures. Pour éviter la tension des bords, il pratique des incisions parallèles aux lèvres de la plaie et détache même le vagin à son insertion au col utérin.

Plusieurs Allemands, comme Jenner, Roser, emploient les mêmes sutures de M. Jobert ; mais ils ne pratiquent point d'incisions latérales, et encore moins le décollement du vagin à son insertion au col. Roser ne comprend pas non plus la muqueuse vésicale dans la suture.

Les Américains et les Anglais emploient la suture à points séparés, dont les points d'entrée et de sortie sont situés sur une même ligne, embrassent les bords de la plaie au-dessous de la muqueuse vésicale et comprennent plus ou moins de tissus. Les sutures, pour lesquelles ces chirurgiens emploient des fils d'argent ou de fer, sont placées en très-grand nombre et très-rapprochées. De cette manière, MM. Sims, Bozeman, Baker Brown, Atlée, et plusieurs autres chirurgiens, obtiennent la coaptation exacte de surfaces avivées en même temps qu'ils répartissent la traction des bords sur un nombre considérable de points qui individuellement n'ont plus à supporter que de petites fractions de l'effort total de la réunion. Ces procédés remplissent donc les deux indications importantes de la suture sans pratiquer les incisions parallèles de Dieffenbach, sauf dans des cas exceptionnels, et sans faire jamais le décollement du vagin de M. Jobert.

Pour satisfaire les mêmes indications, M. Simon a préconisé dès 1854 la double suture : la *suture de rapprochement*, qui, saisissant les bords au loin, les rapproche, et la *suture de réunion*, qui assure la coaptation exacte des surfaces avivées. La première supporte l'effort de la tension dans les cas où elle existe, tandis que la seconde n'a plus qu'à maintenir en contact intime les bords déjà relâchés par la première. Dans les deux sutures, il emploie des fils de soie fins très-nombreux et rapprochés les uns des autres.

Pour les fistules dans lesquelles aucune tension ou une tension très-minime est à vaincre, le chirurgien se limite à pratiquer la suture de réunion. Sur 21 opérations exécutées pour la guérison de 18 fistules, dont nous allons rapporter plus loin l'histoire, il employa 10 fois la suture à une seule rangée. M. Simon ne pratique jamais le décollement du vagin à son insertion à la partie antérieure du col utérin, et très-rarement il emploie les incisions libératrices de Dieffenbach ; dans les cas, par exemple, où il existe des brides cicatricielles ou des grandes pertes de substance dans lesquelles il faut mobiliser les parties latérales du vagin.

Un autre point controversé est celui de savoir si les fils doivent passer au-dessus ou au-dessous de la muqueuse vésicale. M. Jobert traverse toute l'épaisseur de la cloison ; les Américains et les Anglais insistent sur le précepte de respecter la muqueuse vésicale d'une manière absolue. Quant au chirurgien de Rostock, il considère cette question comme ayant une importance très-secondaire, car, dit-il, la blessure de la muqueuse n'exerce aucune influence sur la guérison de la plaie, et les pertuis fistuleux produits par les fils peuvent s'observer aussi bien dans les cas où on la comprend dans la suture, comme dans les cas où on la ménage; ainsi donc, il traverse toute l'épaisseur de la cloison avec la suture de rapprochement, et, pour la suture de réunion, il respecte la muqueuse ou l'intéresse dans la suture, suivant qu'il considère cela nécessaire pour obtenir la réunion exacte des bords de la solution de continuité; il fait seulement attention à ce que la muqueuse lâche de la vessie ne s'interpose pas entre les surfaces avivées au moment de serrer les fils.

En résumé, il résulte de cette enquête : *Que les incisions, les débridements et les décollements* qui constituent l'essence de la *méthode autoplastique par glissement*, sont rejetés par la plupart des chirurgiens, car ils compliquent l'opération sans assurer mieux sa réussite, et ils sont, sinon très-dangereux, au moins inutiles dans la grande majorité des cas. Cette conclusion est fondée, non pas sur des points de vue théoriques, mais sur les cas de guérisons obtenues en Amérique et en Angleterre, de même qu'en Allemagne. Cette pratique a été adoptée et sanctionnée en France; il me suffira pour cela de citer les noms de M. le professeur Nélaton et de

MM, Robert, Verneuil, Foucher, Follin, etc., qui pratiquent ces opérations par la méthode américaine.

Cependant, les petites incisions libératrices de Dieffenbach sont utiles, puisque M. Marion Sims lui-même les pratique dans les cas de brides cicatricielles et de grandes pertes de substance.

Nous avons vu que la meilleure manière d'éviter la tension des bords, était de multiplier les sutures, soit qu'on emploie les fils métalliques, soit qu'on préfère les fils de soie bien tissés et fins.

Quant au précepte de respecter la muqueuse vésicale, tant dans l'avivement comme dans la suture, l'autorité de MM. Jobert et Simon nous manque; mais il nous reste l'appui de la majorité des chirurgiens qui conseillent de la respecter toujours. Le chirurgien de Rostock dit que les accidents attribués à sa blessure doivent être mis sur le compte du *cathétérisme permanent*; mais, si la muqueuse vésicale est si sensible et si intolérante au contact permanent de la sonde, à tel point qu'elle provoque souvent des ténesmes, du catarrhe et des cystites et uréthrites plus ou moins violentes, la même raison doit aussi faire penser que sa blessure et sa constriction faite par la suture, provoquent ou au moins contribuent, avec la sonde, à produire les mêmes accidents. — Quant aux pertuis fistuleux qui s'organisent quelquefois dans le trajet des fils, ils doivent aussi être plus fréquents quand on intéresse la muqueuse dans la suture : d'abord, à cause des accidents qui peuvent se produire et que nous venons de signaler; ensuite, parce que les orifices supérieurs des fils sont en contact direct avec l'urine, et celle-ci peut filtrer en se servant des fils comme autant de petits sétons, surtout quand ils sont gros et de substances organiques; tandis que par le procédé de M. Sims, les orifices supérieurs de la suture restent bouchés par la muqueuse qu'on a eu soin d'éviter. Les mêmes raisons nous font rejeter la suture à deux rangées de M. G. Simon; car la suture de rapprochement intéresse une grande partie de la muqueuse vésicale. Elle est, au contraire, d'une grande utilité dans les déchirures du périnée et dans l'oblitération de la vulve.

Pour ce qui se rapporte à l'épaisseur de tissus compris dans le, anses de la suture, tous les chirurgiens qui opèrent par la méthode américaine sont d'accord sur ce point, et nous n'avons rien à en dire en ce moment.

MATÉRIEL POUR LA SUTURE. — Le matériel pour la suture n'a pas subi moins de modification que le mode d'applications. Les fils qu'on emploie doivent être considérés sous deux points de vue :

1° *Grosseur des fils.* —M. Jobert emploie de très-gros fils de soies de véritables petits lacets; les Américains n'emploient que des fils métalliques capillaires, et M. Simon ne se sert que de fils de soie fins, lisses et bien tordus. Il préfère ces fils après les avoir employés avec succès dans sa longue pratique, et aussi après des expériences faites sur les animaux et tentées directement sur l'homme. Il résulte de ses recherches :

1° Qu'il est préférable d'employer des fils fins aussi bien pour la suture de réunion que pour la suture de rapprochement.

2° On obtient avec eux la coaptation exacte des surfaces avivées en même temps qu'on évite la tension des bords en multipliant les points de suture.

3° Quand les lèvres de la fistule sont minces, les fils fins sont très-avantageux, car on peut obtenir la réunion exacte des bords en multipliant les sutures, ce qui est impossible au moyen de larges rubans.

4° Les fils minces produisent moins de trajets fistuleux que les fils gros, et quand ils laissent des pertuis, ils guérissent bien plus facilement, spontanément ou par la cautérisation.

5° Il est naturel qu'en serrant également les sutures après avoir compris la même quantité de tissus, les fils gros coupent moins vite que les fins. Il résulte de ses expériences, dans des circonstances égales d'ailleurs, que les fils gros coupent les chairs au bout de 72 à 96 heures; tandis que les fils fins déchirent les lèvres de la plaie au bout de 72 heures (voir les expériences dans l'*Appendice* de l'ouvrage cité). Ces avantages sont communs aux fils de soie aussi bien qu'aux fils métalliques.

15

2° *Substances des fils.* — M. Sims proclama en 1858 (*Silver sutures in surgery*) que la suture en fil d'argent était la plus grande découverte chirurgicale de notre siècle. M. Bozeman emporta cette découverte en Angleterre, et bientôt, MM. Simpson et Baker Brown obtinrent, par l'emploi du procédé Bozeman, des résultats jusqu'alors inconnus. Peu de temps après, M. Bozeman vint à Paris, et MM. Robert, Verneuil et Follin, firent d'importantes publications et le procédé américain fut accepté avec empressement; mais il faut le dire, les sutures métalliques avaient déjà été employées par Dieffenbach et par Gosset (*The Lancet*, 1855); cependant elles furent de nouveau acceptées en Allemagne.

Quand le calme se rétablit, on se demanda si les avantages accordés aux fils métalliques, quelque peu exagérés, ne seraient pas plutôt le fait de leur ténuité que de leur matière, et si les fils fins de soie de M. Hayward, de Boston, ne réussiraient pas aussi bien; mais à cette époque, tout était sujet à hypothèses, puisqu'on n'avait pas encore tenté d'expériences comparatives sur les diverses espèces de fils; aujourd'hui il n'en n'est plus de même et nous allons rapporter les résultats obtenus par les différents expérimentateurs.

Des expériences faites sur l'homme, par M. le professeur Malgaigne en 1860 (1), il résulta que les effets produits par les sutures métalliques et par les fils de soie sont à peu près les mêmes; une différence un peu notable fut remarquée en faveur des fils métalliques comparés aux fils végétaux; mais dans ce cas, le degré de striction opéré sur ces derniers avait été plus considérable que celui exercé sur les fils métalliques.

M. Simpson, dans ses expériences sur le porc, observa que les fils de coton, de chanvre et de soie, suppuraient plus vite et pendant plus longtemps que les fils métalliques en or, en argent et en fer. D'où il conclut que les fils organiques étaient contraires à la réunion par première intention. Suivant M. Simon, les expériences de

---

(1) Ces expériences se trouvent consignées dans la thèse de M. Labée sur le traitement des fistules génito-urinaires chez la femme par la méthode française, p. 23, n° 40; Paris, 1861.

M. Simpson ne sont point concluantes, d'abord parce qu'il choisit des animaux peu propres à ces sortes d'expérimentations, et encore moins, pour en tirer des conclusions applicables à l'homme ; car le tissu cellulaire sous-cutané du porc est très-chargé de graisse et suppure facilement, tandis que chez l'homme, au contraire, le tissu sous-cutané graisseux est disposé en couches très-fines qui suppurent moins facilement, ou bien elles n'existent point dans les endroits où on pratique des opérations plastiques. D'un autre côté, les fils de coton et de chanvre n'étant jamais assez bien tordus et lisses, provoquent la suppuration plus vite que les fils métalliques. Les fils de soie gros et mal tissés produisent les mêmes effets que les fils de coton et de chanvre.

Dans ses autres expériences, M. Simpson n'a pas fait de distinction entre les fils fins et lisses et des fils gros et rugueux, ce qui est d'une grande importance.

Des expériences entreprises directement par M. Simon, non pas sur les animaux, mais sur l'homme, il résulte que, si la diversité des fils employés dans la suture exerce en effet une notable influence sur la suppuration des trajets qu'ils parcourent, cette suppuration dépend bien moins de la nature du fil que de la grosseur de celui-ci et du poli de sa surface. Il n'y a pas de différence dans l'intensité de l'inflammation et de la suppuration des trajets parcourus par les fils métalliques et les fils de soie pendant les six à huit premiers jours, et si on remarque une légère différence en faveur des fils métalliques, elle s'observe seulement du sixième au huitième jour, c'est-à-dire, quand la cicatrisation par première intention s'est déjà faite depuis longtemps ; cet avantage consiste en ce que les trajets des fils métalliques guérissent un peu plus vite que ceux des fils de soie.

Le chirurgien de Rostock a aussi expérimenté dans le but de savoir ce qu'il fallait penser de la pénétrabilité des fils par le pus, et il est arrivé à des résultats négatifs.

Enfin, M. Ollier, chirurgien de Lyon, est arrivé à peu près aux mêmes résultats que ceux de M. Simon. La supériorité des fils métalliques, dit-il, tient à leur finesse, à la constance de leur volume,

au poli de leur surface, à leur impénétrabilité par les liquides putré-
fiables, à la permanence de forme de l'anse métallique, à la possibilité de les laisser séjourner aussi longtemps que l'on veut dans
les tissus. La supériorité du fer est due à sa ténacité et à la facilité
qu'on a à se le procurer. Le reproche qu'on lui a fait de se laisser
oxyder ne paraît pas sérieusement fondé (1).

En résumé, malgré la préférence que M. Simon et autres chirurgiens accordent aux fils de soie fins et bien tissés, nous croyons qu'on
doit employer les fils métalliques dans la suture, puisqu'ils sont plus
commodes à manier et que les expérimentateurs croient que les
avantages penchent de leur côté.

Pour l'introduction des fils, les instruments dont se sert M. Sims
sont des plus avantageux et nous n'hésitons pas à leur donner la
préférence ; cependant l'aiguille creuse de Startin dont se sert M. Baker Brown, nous semble d'une grande utilité pour passer les fils
dans les cas de fistule vésico-vaginale. M. le professeur Courty, dans
ses lettres chirurgicales adressées à M. le professeur Bouisson, recommande l'aiguille imaginée par le Dr Morray, de Londres. Cette
aiguille ne diffère pas des aiguilles chirurgicales ordinaires, si ce
n'est par l'extrémité qui avoisine le talon. Au lieu d'être percée
d'un trou, cette extrémité est perforée dans son axe et dans une
petite étendue, de manière à représenter un petit cube creux très-
fin qui s'ouvre en gouttière sur une des faces de l'aiguille. Il est plus
facile de passer le fil dans cette portion tubulaire que dans l'aiguille de Statin. Pour que le fil tienne dans ce petit tube et soit
retenu au moment où l'on retire l'aiguille, il suffit de plier en deux
l'extrémité du fil arrivée dans la gouttière ; ainsi doublé dans une
longueur presque imperceptible, ce chef est arrêté dans le petit tube
ménagé au talon de l'aiguille, et l'on peut tirer celle-ci sans craindre
de faire aucune déchirure à la piqûre du tégument.

---

(1) Ollier, *des Sutures métalliques, de leur supériorité sur les sutures ordinaires ;
expériences et observations sur ce sujet, avantages spéciaux des fils métalliques capillaires dans les autoplasties ;* Paris, 1862.

Les aiguilles fortement courbes dont se servent MM. Jobert et Simon sont indispensables quand on exécute leurs procédés, puisqu'il est nécessaire de traverser toute l'épaisseur de la cloison pour placer les fils.

Fixation des sutures. — Quand on emploie pour faire la suture des fils organiques, il n'y a qu'à faire un double nœud pour les fixer, mais pour cela il faut abaisser indirectement la fistule en tirant sur le col utérin, ce qui est rejeté par la plupart des chirurgiens. Dans les cas où la lésion ne peut pas être rapprochée de la vulve et qu'on est obligé d'opérer sur place, le nœud de Fergusson pour la staphylorrhaphie est le plus avantageux ; il consiste à faire un simple nœud lâche à un des bouts du fil, à y passer l'autre, à serrer le premier de sorte que le second glisse avec frottement dans le second, ce qui permet de donner le degré de constriction voulue et laisse le temps de fixer cette anse par un second nœud fait avec les deux bouts du fil ; mais, quoique ce nœud soit un des plus avantageux, son exécution expose toujours la plaie à quelques tiraillements qu'on doit éviter pour assurer le succès de l'opération.

Les fils métalliques ne peuvent pas être réunis avec nœud ; les moyens pour les fixer ont été variés, mais on peut les réduire à deux principaux : ils sont tordus tout simplement l'un sur l'autre comme le fait M. Sims, ou bien on se sert de la plaque de M. Bozeman. Ce dernier moyen a été varié à l'infini ; ainsi M. Baker Brown se sert de crampons perforés à leur centre, qui s'appliquent isolément sur chaque fil ; M. Simpson se sert d'une sorte de fanon quadrangulaire formé par des fils de fer tordus, entre lesquels on ménage, sur chaque côté correspondant aux points de suture, des ouvertures par lesquelles on passe les fils pour les réunir ensuite et les tordre sur l'un des côtés à l'aide d'un instrument très-ingénieux de Coghill. Nous ne parlerons que pour mémoire des modifications apportées à la plaque Bozeman par MM. Atlée et Battey, etc., car toutes ces plaques, grilles et crampons, ne font que compliquer sans utilité le procédé simple de M. Sims. C'est donc celui auquel nous accordons la préférence ; la facilité avec laquelle on peut fixer les fils métalliques par

une simple torsion au fond du vagin, sans exposer les lèvres de la
plaie à aucun tiraillement, est même un des grands avantages de
ces fils sur les fils de soie.

*3° Traitement consécutif. — Placer un tampon d'amadou dans le
vagin.* — Après l'opération, M. Jobert introduit dans le vagin un
tampon d'amadou qu'il retire au bout de vingt-quatre heures ; il est
destiné à absorber le sang qui, pendant quelques heures après l'o-
pération, pourrait suinter de certains points ravivés et non compris
dans la suture. Ce tampon n'est pas employé dans tous les autres
procédés, car il agit comme un corps étranger et produit quelquefois l'inflammation du vagin qu'on tâche d'éviter. En général, on se
limite à faire des injections froides pour étancher le sang et on
laisse la plaie tout à fait libre et sans aucun pansement.

Placer une sonde à demeure dans la vessie. — MM. Jobert, Sims
et Bozeman, ainsi que la plupart des chirurgiens, placent une sonde
à demeure dans la vessie pendant tout le temps du traitement consécutif, et quelquefois même ils la laissent en place plusieurs jours
après la guérison.

M. G. Simon a apporté à cette partie du traitement une réforme
radicale.

« Jusque dans ces derniers temps, dit-il, le traitement consécutif
à l'opération de la fistule était des plus longs et laborieux ; il exi-
geait la plus grande patience et la plus grande persévérance de la
part de la malade, ainsi qu'une extrême attention de la part du
médecin.

« Deux choses préoccupaient surtout les chirurgiens : d'abord
l'action *toxique* et *délétère* de l'urine sur les bords récemment réunis
de la plaie, et ensuite la *distension* de la vessie par l'accumulation
de l'urine dans ce réservoir. Sans détourner ses deux influences, on
croyait, et on le croit encore universellement, qu'aucune guérison
n'est possible, et on se donne une peine inouïe pour les neutraliser.

« A présent, il est vrai, on ne prolonge plus la position de la malade sur le ventre jusqu'à ce que les genoux et les coudes s'excorient

par la pression ; on n'exécute plus la ponction sus-pubienne de la vessie pour établir l'écoulement constant de l'urine ; on ne met plus la malade pendant plusieurs jours dans des bains tièdes ; mais on laisse toujours une sonde à demeure dans la vessie pendant 6 à 10 jours, durant lesquels on couche la malade sur le dos ; on la condamne à une immobilité absolue et on est obligé de la surveiller nuit et jour ; car il faut changer la sonde quand elle se bouche, il faut faire des injections émollientes pour calmer les douleurs produites par cet instrument ; Henke conseille même de faire ces injections continuellement au moyen d'une sonde à double courant, et Esmarch les prescrit toutes les demi-heures.

« Moi aussi, j'ai pris toutes les précautions indiquées par les auteurs ; j'ai dirigé moi-même avec patience et persévérance ce traitement consécutif ; j'ai passé des journées et des nuits au chevet de mes malades, ne voulant confier à personne ces soins que moi aussi je croyais nécessaires ; mais enfin, je suis arrivé à me convaincre que la sonde à demeure est inutile et peut même devenir dangereuse.

« Cette conviction est fondée sur les motifs suivants :

1° « *Une série d'observations et d'expériences tentées directement m'a démontré que l'urine n'exerce d'action nuisible ni sur une plaie ni sur une cicatrice récente ; qu'elle n'empêche pas la réunion par première intention et qu'elle ne la détruit pas.*

« J'ai vu quelques cas de guérisons spontanées s'effectuer dans des cas où l'urine sortait par la plaie du troisième au quatrième jour après l'opération (voir l'observation 12ᵉ). Ayant vu plusieurs blessures, et même une plaie pénétrante du genou, se cicatriser par première intention, quoiqu'on eût conseillé l'application d'urine comme un topique plastifiant, je me suis cru autorisé à expérimenter le même liquide sur quatre blessures de la tête et une située à la joue ; trois furent cicatrisées par première intention et les deux autres par granulations, mais ces dernières étaient compliquées de perte de substance.

2° « *Une seconde série d'observations m'a appris que la tension,
même très-considérable, des bords de la plaie, comme elle s'observe
dans la réplétion normale de la vessie, n'empêche point la guérison si
les bords ont été bien avivés et parfaitement réunis.*

« Dans plusieurs cas, j'ai observé la réplétion de la vessie, par
l'obstruction de la sonde, pendant les deuxième, troisième et cinquième jours, à tel point que l'urine a été expulsée avec violence au
bout de ce temps, et cependant, la réunion n'a pas été endommagée.
Dans d'autres cas, il y avait des spasmes vésicaux si forts, que pendant plusieurs jours la sonde et l'urine étaient chassées avec violence ; le cathéter fut supprimé et il ne survint aucun inconvénient.
Dans plusieurs autres cas, enfin, dans lesquels des vomissements
très-fréquents survinrent par suite de l'administration du chloroforme et qui ont duré pendant vingt-quatre à trente-six heures, la
guérison complète de la fistule fut obtenue. Il est clair que dans
tous ces cas, la tension des bords a été beaucoup plus considérable
que dans ceux où la vessie se remplit normalement, et par conséquent que la sonde à demeure est inutile puisque la guérison peut
être obtenue sans son emploi.

3° « *Plus tard, je suis arrivé à la conviction, que la présence du
cathéter dans la vessie exerce, dans le plus grand nombre des cas, une
action nuisible sur la guérison, car elle excite et entretient le ténesme
vésical, qui cesse aussitôt que la sonde est enlevée ; les malades la
supportent très-rarement et quelquefois même on observe des accidents convulsifs.*

« Ce triple enseignement me fit faire un pas important vers la
simplification du traitement consécutif.

« Celui-ci est, pour ainsi dire, nul jusqu'à l'enlèvement des sutures ;
la série de toutes ces prescriptions minutieuses, si pénibles à exécuter pour les chirurgiens et encore plus pénibles à supporter pour
les malades, disparaissent complétement. La malade pourra prendre
la position qui lui plaira ; elle pourra uriner volontairement aussitôt
qu'elle en éprouvera le besoin, soit dans la position horizontale en

se servant d'un urinoir de lit plat, soit assise ou accroupie sur les coudes et les genoux. *Ce n'est que dans les cas très-rares, où les malades ne peuvent pas uriner volontairement, qu'on doit pratiquer le cathétérisme, mais on doit le faire intermittent et seulement toutes les deux ou trois heures.* »

Enlèvement des fils. — Dans la plupart des cas, M. Jobert enlève les sutures du cinquième au douzième jour. C'est vers le huitième ou dixième que M. Sims les retire. Quant à M. Simon, il essaye d'enlever les fils du quatrième au cinquième jour, et renouvelle ces essais les jours suivants. Le huitième, il permet à la malade de se lever, quand bien même toutes les sutures n'auraient pas été enlevées, ce qui ne doit pas être fait trop tôt si cette manœuvre présente quelques difficultés.

La question de savoir s'il faut laisser les sutures séjourner longtemps dans la plaie pour obtenir la réunion, ou s'il faut les enlever plus tôt dans la crainte que les fils produisent des pertuis fistuleux, a été diversement résolue.

Les pertuis fistuleux se produisent, ou primitivement si les fils déchirent les bords trois ou quatre jours après l'opération, ou secondairement s'ils restent longtemps dans la plaie et que leur trajet suppure.

1° On a prétendu que les fils métalliques ne produisent pas de pertuis primitifs, puisqu'ils ne déchiraient pas les bords. Après les avoir expérimentés, M. Simon conclut que les fils métalliques, aussi bien que les fils de soie et de chanvre bien tissés et fins, peuvent déchirer les tissus du premier au cinquième jour, et qu'il n'y a aucune différence entre ces fils dans la production des pertuis fistuleux primitifs. Au lieu de chercher l'explication dans la nature du fil, on doit plutôt invoquer : 1° en première ligne, le degré de striction employé quand on ne serre pas modérément les sutures; 2° la grosseur du fil. Par le premier motif, les tissus peuvent être divisés très-rapidement; par le second, les trous laissés par les fils sont si considérables, que leur trajet ne se cicatrise pas assez rapidement pour s'opposer au passage de l'urine. Nous croyons devoir ajouter une troisième cause d'insuccès ou de pertuis primitifs : c'est la friabilité des tissus quand on opère *prématurément.*

2° On croit généralement que les fils métalliques ne produisent jamais de pertuis fistuleux secondaires, et cela est vrai quand ils n'ont pas déchiré les tissus du premier au cinquième jour, car après cette époque ils peuvent rester très-longtemps dans la plaie sans aucun inconvénient. La même remarque est applicable aux fils de soie lisses et bien tordus. Dans plusieurs cas, M. Simon a laissé les fils dans la plaie pendant dix, douze et quatorze jours, et, dans un cas, il les oublia pendant deux mois sans occasionner de fistules secondaires. Chez deux autres malades, les fils étaient restés pendant quatre à cinq semaines ; la plaie suppurait, mais il n'y avait point de pertuis ; les fils furent trouvés enfoncés dans les chairs, on les retira, et deux jours après les granulations étaient devenues une cicatrice solide. D'où il ressort que, sur ce point, les fils fins de soie sont aussi avantageux que les fils métalliques.

Le séjour prolongé des fils, quand on n'a pas obtenu la réunion par première intention, est non-seulement inutile, mais il produit un effet contraire à celui qu'on croit atteindre, car il s'oppose à la rétraction de la cicatrice qui produit quelquefois la guérison spontanée de ces fistules. M'. Simon n'a jamais observé la guérison par les seuls effets de la nature quand il avait laissé les fils. M. Wilms, qui a déjà guéri 6 fistules avec des fils d'argent, et qui les laissait séjourner longtemps dans la plaie, pense aussi que la permanence des sutures n'a aucune influence sur la guérison des fistules restées après un insuccès.

On doit donc enlever les fils du cinquième au sixième jour, pour ne pas retarder la guérison définitive par leur séjour prolongé, mais seulement dans les cas où il n'y a pas une forte tension à vaincre, car, dans le cas contraire, il est nécessaire de les laisser plus longtemps pour vaincre cette tension jusqu'à ce que la cicatrisation soit bien solide.

Régime et soins généraux. — Pour éviter les évacuations alvines, qui sont toujours accompagnées de ténesme, et aussi pour empêcher les efforts de la défécation, qui pourraient compromettre la réunion de la plaie, tous les chirurgiens sont d'accord dans la prescription d'une alimentation animale peu abondante, composée de viandes rôties. Les malades peuvent boire autant qu'elles le désirent, et M. Simon fait journellement des injections vaginales avec de l'eau tiède. Pour calmer le ténesme quand il existe, en même temps que pour entretenir la constipation pendant les huit premiers jours, on administre matin et soir 1/8° de grain de morphine aux malades.

En résumé, la seule modification importante que nous croyons utile de faire dans le traitement consécutif par le procédé de M. Sims consiste dans la suppression de la sonde à demeure, tel que le conseillent MM. Simon et Spencer Wells. En parlant de la pratique de ce dernier chirurgien, voici comment s'exprime M. le professeur Courty (1) :

«Mais je me hâte, dit-il, de nommer M. Spencer Wells, car c'est lui qui m'a communiqué sa manière d'opérer, et je ne doute pas que son honorabilité ne soit un sûr garant de l'authenticité des faits dont je ne puis être que le nouvelliste.

«Or, ce chirurgien m'a assuré qu'il n'emploie ni les fils métalliques, ni le bouton de Bozeman, les grains de plomb, les crampons, les fanons métalliques, ni les plaques protectrices, etc., etc., qui paraissent indispensables pour donner à la suture le caractère que nous lui connaissons et assurer le succès de son application. Il se sert tout simplement de fils de soie au lieu de fils métalliques ; il a soin seulement de rapprocher autant que possible les points de suture et de les retirer de bonne heure (du quatrième au sixième jour). Bien plus, il ne fait usage *d'aucune sonde à demeure et ne pratique le cathétérisme* chez ses malades, lesquelles se servent seulement de l'urinal particulier aux femmes, de manière à pouvoir uriner sans aucun déplacement. *Il va sans dire* que tous les autres

---

(1) *Excursion chirurgicale en Angleterre* (lettres adressées à M. le professeur Bouisson par A. Courty, professeur à la Faculté de médecine, chirurgien en chef de l'hôpital général de Montpellier); Paris, juillet-septembre 1863.

temps, exécutés avec soin, ne diffèrent pas des temps correspondants de la méthode américaine.

« Si je ne me trompe, cette communication donne lieu à réfléchir et à se demander s'il n'y a pas dans la méthode américaine des particularités inutiles, peut-être même nuisibles au succès de l'opération, par exemple, le contact de la plaque ou des crampons de plomb avec le vagin, avec la ligne de réunion; par exemple, la *présence continue dans la vessie de la sonde*, d'ailleurs si ingénieuse, qui est retenue d'elle-même, et par le seul effet de sa courbure, dans la cavité vésicale.

« Assurément, il y a quelques points qui priment tous les autres : l'étendue et l'exactitude de l'avivement aux dépens de la muqueuse vaginale, le passage de la suture à travers cette muqueuse en respectant celle de la vessie, le redressement des bords de la muqueuse vésicale vers la cavité de cet organe, par le fait même du rapprochement des bords de la fistule; enfin le nombre et la constriction des points de suture, de manière à rendre sur toutes les parties de ces bords l'affrontement aussi parfait et aussi invariable que possible. Ce sont là, sans aucun doute, les conditions les plus importantes du succès. Il reste à se demander si ce ne sont pas les seules. »

Nous avons transcrit textuellement les paroles du savant chirurgien de Montpellier, car elles contiennent, en résumé, une juste appréciation des procédés mis en usage.

CHAPITRE II

APPRÉCIATIONS ANALYTIQUES SUR LES RÉSULTATS OBTENUS PAR LES DIFFÉRENTS PROCÉDÉS OPÉRATOIRES.

1° *Statistique des résultats obtenus par les procédés de M. Jobert (de Lamballe). (Méthode française.)*

Depuis 1835, jusqu'à 1860 (1), M. Jobert a rassemblé 147 observations de femmes affectées de fistules urinaires. De ces observations il résulte que les fistules vésico-vaginales sont les plus communes ; en second lieu, les fistules vésico-utéro-vaginales ; en troisième ligne se trouvent enfin les fistules vésico-utérines.

Sur les 147 observations, M. Jobert a constaté :

82 Guérisons ;

27 Améliorations ;

 2 Insuccès ;

26 Morts ;

10 Malades n'ont pas été opérées.

De ces fistules, 82 étaient vésico-vaginales ; 5 fois on pratiqua l'élytroplastie : 2 malades ont guéri, 2 ont conservé leurs fistules, et la cinquième a succombé.

Les 77 fistules restantes ont été opérées par le procédé autoplastique par glissement et le résultat obtenu est le suivant :

37 Guérisons ;

15 Améliorations ;

17 Morts ;

 5 Ne furent point opérées.

Les causes de la mort ont été des maladies intercurrentes diverses,

---

(1) *De la réunion en chirurgie,* par A. J. Jobert (de Lamballe); Paris, 1864.— Voir aussi les tableaux synoptiques à la fin de cette 3ᵉ partie.

telles que fièvre typhoïde, diphthérite, phthisie, accidents cholériques, troubles cérébraux, pourriture d'hôpital, péritonite, phlegmon, tétanos, etc.; 48 fistules étaient vésico-utéro-vaginales.

Sur 16 fistules vésico-utéro-vaginales superficielles, on compte :

9 Guérisons ; sur ces 9 cas, l'une des malades a conservé des envies fréquentes d'uriner ;

3 Guérisons presque complètes ;

2 Morts par suite de diarrhée et d'accidents cholériques;

2 Cas de fistules non opérées : une à cause d'accidents dysentériques, et l'autre à cause d'une hémoptisie.

Les 32 fistules vésico-utéro-vaginales profondes ont offert :

20 Guérisons ;

5 Morts, dont 2 ont été déterminées par des troubles cérébraux, 2 autres par la fièvre typhoïde, et une par diphthérite;

4 Guérisons incomplètes ;

3 N'ont subi aucune opération.

Parmi les malades qui ont guéri, une femme présenta plus tard une ulcération du tissu inodulaire, et par suite, un trajet fistuleux.

Les *fistules-vésico-utérines*, que M. Jobert a observées, sont au nombre de 13 : 11 ont complétement guéri, une a succombé à une péritonite et la treizième a conservé un pertuis fistuleux.

Sur 3 malades, affectées chacune de fistule recto et vésico-vaginale, 2 ont complétement guéri par l'opération immédiate des 2 fistules, et la troisième femme a guéri de sa fistule vésico-vaginale, tandis que la fistule recto-vaginale a laissé après elle un trajet fistuleux. M. Jobert conseille d'opérer en même temps ces deux sortes de fistules.

Ces résultats statistiques des opérations pratiquées par M. le professeur Jobert, dans son dernier ouvrage, montrent les progrès qu'il a réalisés sur le traitement des fistules urinaires chez la femme, jugées autrefois incurables. Il a résolu cette grave question d'une manière affirmative et l'a démontrée par les résultats obtenus au moyen de ses procédés opératoires ; mais aujourd'hui il ne s'agit plus de la curabilité de ces sortes de lésions, mais de choisir entre les divers procédés opératoires celui par lequel les malades guérissent mieux et plus vite, c'est-à-dire à la première opération. Or, sur ce rapport, la statistique donnée par M. Jobert laisse beaucoup à désirer puisqu'elle ne dit pas le nombre d'opérations que les 137 malades ont réclamées, les guérisons qu'il a obtenues à la première opération et les insuccès qu'il a observés avant d'arriver à un résultat favorable.

Avant la publication du dernier ouvrage de M. Jobert, nous avions rassemblé un grand nombre d'observations de fistules vésico-vaginales, traitées par le procédé autoplastique par glissement, et nous avons fait le dépouillement de ces observations d'après le procédé décrit dans la thèse de M. Andrade qui est peu propre à obscurcir les échecs qu'on a éprouvés. Voici les résultats auxquels nous sommes arrivés :

Résultats généraux. — Les 56 malades (dont le résumé historique des observations se trouve dans la première série de nos tableaux synoptiques) présentaient 57 fistules réparties comme il suit :

55 Avaient une seule fistule ;
1 Avait 2 fistules.

Ces fistules réclamèrent 81 opérations dont le détail est le suivant (1) :

37 Fois une seule opération ;
7 — deux opérations ;
4 — trois —
3 — quatre —
1 — cinq —

---

(1) Ces opérations ont été pratiquées par le procédé autoplastique par glissement ; car les autres procédés de M. Jobert sont aujourd'hui abandonnés.

Les 81 opérations donnèrent le résultat suivant :

26 Guérisons ;
23 Améliorations ;
27 Insuccès ;
5 Morts.

Sur les 26 guérisons : 21 furent obtenues à la première opération ; 3 à la deuxième ; 2 à la troisième.

Dans les 23 cas où on n'obtint par l'opération qu'une simple amélioration, on obtint la guérison de 4 pertuis par la cautérisation, et un autre guérit spontanément.

Résultat suivant le siége et la grandeur des fistules.

Des 57 fistules, 27 *étaient vésico-vaginales.* Sur ces fistules :

10 Furent guéries à la première opération ;
2 A la deuxième ;
2 A la troisième ;
1 Guérit spontanément ;
3 Par la cautérisation.

Avant d'arriver au résultat précédent, les opérations donnèrent :

8 Améliorations ;
3 Insuccès.

Quatre fistules étaient vésico-utéro-vaginales superficielles. Elles réclamèrent 4 opérations dont le résultat fut :

2 Guérisons ;
2 Améliorations.

Huit fistules étaient *vésico-utéro-vaginales profondes.* Les 9 opérations qu'on pratiqua sur elles donnèrent pour résultat :

5 Guérisons à la première opération ;
1 Guérison à la seconde opération ;
2 Cas de mort ;
1 Amélioration.

Six fistules étaient vésico-utérines. Elles réclamèrent 7 opérations, dont le résultat fut le suivant :

2 Guérisons à la première opération ;
4 Améliorations ;
1 Insuccès.

Une fistule était *recto-vaginale,* laquelle guérit à la première opération.

Huit fistules consistaient dans de *grandes pertes de substances de la cloison vésico-vaginale, comprenant une partie du col utérin ou de l'urèthre :*

3 Furent jugées incurables ;
1 Cas de mort avant l'opération ;

Sur les autres 4 malades, on pratiqua 11 opérations :

1 Cas de guérison à la troisième opération ;
5 Améliorations ;
4 Insuccès ;
1 Cas de mort à la première opération.

1° Opérations antérieures à l'application du procédé de M. Jobert. — Dans 5 cas on avait essayé sans succès l'élytroplastie par la méthode indienne. Un de ces cas fut guéri par le procédé de M. Jobert à la première opération. Dans un second cas, l'opération fut suivie d'insuccès. Les trois autres furent jugés incurables, et on n'a pas entrepris aucune opération.

Dans trois cas on avait fait la suture des bords sans obtenir aucun résultat. Des 6 opérations par le procédé de M. Jobert, 5 furent suivies d'insuccès, une seule malade fut guérie à la première opération.

Dans 15 cas, on avait essayé sans résultat la cautérisation avec le fer rouge et le nitrate d'argent.

2° Complications qui dépendaient de l'état de l'urèthre et de la vessie. — Dans deux cas, l'orifice vésical de l'urèthre était oblitéré par

17

une valvule membraneuse. Chez une autre malade, l'urèthre et le col de la vessie étaient complétement détruits ; cependant on obtint la guérison dans ce cas difficile. Dans un cas, la paroi antérieure de la vessie avait contracté des adhérences avec la lèvre postérieure de la fistule ; l'urèthre était aussi détruit en partie.

Ces complications expliquent l'insuccès de l'opération qui fut pratiquée dans ce cas difficile. Dans deux autres malades, le col vésical était complétement détruit ; une de ces malades fut guérie et l'autre notablement améliorée.

3° *Complications qui dépendaient de l'état du vagin.* — Dans trois cas, le vagin était notablement rétréci et presque complétement oblitéré, ce qui rendait la fistule difficilement accessible. De ces cas, un fut amélioré par l'opération et guéri définitivement au moyen de la cautérisation ; les deux autres furent jugés incurables, après avoir tenté inutilement la destruction des adhérences dans un de ces derniers cas. Des brides cicatricielles existant à la lèvre antérieure de la fistule, furent remarquées dans deux cas et rendirent la fistule d'un abord difficile. Enfin, dans un dernier cas, la lèvre antérieure de la plaie était fixée par des adhérences à la partie postérieure du pubis.

Chez 2 malades qui furent opérées, 1 avait une déchirure complète du périnée et l'autre avait une fistule recto-vaginale, laquelle fut opérée en même temps que celle qui existait à la paroi antérieure du vagin, toutes deux avec succès.

4° *Complications qui dépendaient de l'état de l'utérus.* — Dans un cas le col utérin était complétement oblitéré ; il y eut rétention des règles, et pour remédier à cet accident on pratiqua plusieurs ponctions de la vessie vers l'utérus qui furent suivies du rétablissement de la fonction menstruelle par la cavité vésicale. On ne pratiqua pas l'opération de la fistule.

Dans plusieurs cas, le col utérin était détruit presque complétement ; et chez un certain nombre de malades la matrice ne fut point susceptible de déplacement, car elle était fixée par des adhérences au pourtour du bassin.

— 131 —

5° *Complications survenues dans le traitement consécutif.* — Malgré la grosseur des fils employés par M. Jobert, nous avons compté 11 cas, dans lesquels les sutures ont ulcéré et coupé les bords de la plaie. Dans trois cas le trajet des fils est resté fistuleux.

Dans presque toutes les opérations, l'emploi de la sonde à demeure a été insupportable pour les malades et a produit des accidents plus ou moins graves; dans la plupart des opérations elle a produit du ténesme vésical et les contractions de la vessie ont été dans quelques cas si fortes qu'elles ont chassé plusieurs fois la sonde de l'urèthre. Chez d'autres malades le cathétérisme permanent a produit des cystites et uréthrites qui ont réclamé un traitement antiphlogistique énergique. D'autres fois la sonde a provoqué des accès de fièvre intermittente, et, bien souvent après la guérison de la fistule, les malades ont continué à souffrir d'incontinence uréthrale à cause de la paralysie ou de l'atonie de ce canal.

6° *Causes de la mort.* — Dans les cas que nous rapportons dans les tableaux synoptiques, la mort a été attribuée à la pourriture d'hôpital, à des inflammations diphthéritiques et surtout à des accidents cholériques. Mais nous sommes porté à croire, après la lecture attentive des observations, que les accidents cholériques, dont parle M. Jobert, ne sont autre chose que des cas de péritonite intense. Du moins, c'est ce que nous avons observé dans le cas 55 de notre tableau synoptique et que nous rapportons avec quelques détails à la fin de ce travail. Dans ce cas on expliqua la mort en disant que la malade avait été atteinte du choléra; mais on trouva à l'autopsie une large perforation du cul-de-sac recto-vaginal et tous les caractères d'une péritonite intense.

Statistique des résultats obtenus par le procédé de M. Gustav Simon (méthode allemande).

Voici le résumé du rapport présenté par M. Simon à la réunion des médecins tenue en 1857 à Darmstadt (1).

---

(1) Gustav Simon, *Zür Heilung der Blasen Scheidenfisteln*; Giessen, 1854.

Sur 19 fistules qui réclamèrent 31 opérations il y a eu 10 guérisons complètes, 5 presque complètes, une renvoyée comme incurable, 2 morts à la suite de l'opération de la fistule, et une autre mort à la suite de la section de nombreuses brides qui avaient presque oblitéré le vagin.

1° Parmi les fistules *parfaitement guéries*, 6 le furent par la suture sanglante en 8 opérations, 3 par la suture suivie de plusieurs cautérisations, enfin 2 fort petites par la simple cautérisation.

5 de ces fistules étaient vésico-vaginales, de la dimension d'une lentille à celle d'une pièce de 2 francs. Une fistule était vésico-utérine; 2 étaient vésico-utéro-vaginales profondes.

2° Chez les femmes *presque complétement* guéries, on pratiqua 14 opérations.

Deux d'entre elles avaient des fistules vésico-vaginales du diamètre de 1 kreutzer à une pièce de 6 kreutzers. La première garda un très-mince trajet fistuleux, et se considéra suffisamment guérie. La seconde résista à une première opération, mais une seconde réussit à tout fermer, sauf un point qui resta fistuleux; on cautérisa et on opéra quatre fois encore ce petit trajet sans obtenir de cicatrisation.

Les trois autres étaient tellement larges qu'elles occupaient tout le bas-fond de la vessie; aussi l'on pratiqua chez elles l'*oblitération transversale du vagin.*

3° La seule femme renvoyée comme incurable avait une énorme fistule, et le sphincter de la vessie était détruit.

4° Les deux femmes qui moururent de l'opération avaient des fistules de dimension moyenne dans le voisinage du col de la matrice; chez l'une d'elles, qui mourut de pyémie le septième jour, les parois de la vessie étaient déjà réunies, et chez l'autre, qui succomba à l'infiltration purulente du tissu cellulaire du petit bassin suivie de perforation du péritoine, la paroi vésicale était réunie à la lèvre antérieure du col utérin. La troisième femme mourut d'œdème pulmonaire et d'infection purulente avant qu'on eût pu faire l'opération de la fistule. On s'était borné à sectionner les brides du vagin. (Thèse sur les fistules vésico-vaginales en Allemagne, par M. J. Joüon; Paris, 1861; n° 31.)

La seconde série des faits publiés par M. Simon dans son second Mémoire (1), le seul que nous avons pu nous procurer et analyser, donne les résultats suivants (voir les tableaux synoptiques et les observations détaillées à la fin de ce travail) :

Résultats généraux. — Les 19 malades présentaient 23 fistules (2) réparties comme il suit :

15 avaient une seule fistule,
4 deux fistules.

Les fistules réclamèrent 42 opérations dont le détail est le suivant :

11 fois une seule opération,
4 — 2 —
2 — 3 —
1 — 4 —
1 — 6 —
1 — 7 —

Les 42 opérations donnèrent le résultat suivant :
16 guérisons,
15 améliorations (3),
11 insuccès.

Sur les 16 guérisons, 9 furent obtenues à la première opération, 4 en réclamèrent 2, une 7, une 6, une 4.

Dans les 15 cas où on n'obtint par l'opération qu'une simple amélioration, on obtint la guérison de quatre pertuis au moyen de la cautérisation, et dans 2 les pertuis guérirent spontanément.

Des 42 opérations 10 furent pratiquées avec la *double suture,*

____

(1) *Ueber die Operation,* etc., *loc. cit.;* Rostock, 1862.

(2) Nous avons compté deux fistules dans l'observation 12; car on opéra séparément la fistule vésico-vaginale et recto-vagininale. Simon compte une fistule dans ce cas.

(3) M. Simon appelle guérisons presque complètes celles où persiste un pertuis fistuleux, que l'on peut espérer guérir par la cautérisation répétée à de *très-longs intervalles.*

2 par le procédé de M. Sims, et une fois par le procédé de M. Bozeman. Les autres furent opérés par la suture à *une seule rangée*, et, dans deux de ces dernières, on employa avec succès du crin de cheval. Les 3 opérations pratiquées par la *méthode américaine* sont comptées parmi les insuccès.

Résultat suivant le siége et la grandeur des fistules.

Des 23 fistules, 12 étaient *vésico-vaginales*. Sur ces fistules :

7 furent guéries à la première opération,
1 à la septième,
1 à la deuxième,
2 pertuis par la cautérisation,
1 spontanément.

Avant d'arriver au résultat précédent, les opérations donnèrent :

4 améliorations,
6 insuccès.

Deux fistules étaient *vésico-vaginales superficielles* et réclamèrent 3 opérations qui donnèrent :

2 améliorations,
1 guérison à la seconde opération,
1 guérison par la cautérisation.

Deux fistules étaient *uréthro-vaginales* et les opérations pratiquées donnèrent :

2 guérisons à la première opération.

Une fistule était *recto-vaginale* et l'opération eut pour résultat :

1 amélioration,
1 guérison par la cautérisation.

Six fistules vésico-vaginales consistaient dans de *grandes pertes de substance* de toute la paroi antérieure du vagin, et dans 4 de ces cas, d'une portion considérable de l'urèthre. Ces fistules réclamèrent 18 opérations dont le résultat est le suivant :

5 guérisons,

7 améliorations,

6 insuccès,

1 pertuis guéri par la cautérisation.

Le résultat définitif fut :

4 guérisons complètes ,

2 améliorations.

L'oblitération transversale du vagin fut pratiquée chez les 6 malades dont nous venons de donner le résultat.

Complication des fistules. — Cinq fistules étaient situées tout près du col utérin et très-difficilement accessibles.

Rétrécissement de l'urèthre, ou destruction plus ou moins complète de ce canal. — Dans le onzième cas, l'urèthre est réduit à un morceau de 1 centim. et demi ; dans le douzième, à 2 centim. et demi. Dans le quatorzième, l'urèthre est oblitéré et réduit à 2 centim. et quart. Dans le quinzième, oblitération du même canal, qui est réduit à 2 centim. et demi. Dans le dix-neuvième, oblitération d'une partie de la vessie et de l'urèthre, qui se trouve adhérente à l'arc du pubis ; l'urèthre est réduit à une longueur de 2 centim.

Adhérences et oblitération du vagin. — Dans le dixième cas, le vagin s'est presque complétement oblitéré spontanément. Dans le dix-septième cas, les trois quarts du conduit vaginal étaient oblitérés. Dans les deux cas, la fistule se trouvait derrière le rétrécissement.

Hernie de la vessie, adhérences, maladies. — Dans le neuvième cas, la vessie herniée sortait par la vulve et formait une tumeur grosse comme le poing. Dans le quatorzième, la vessie herniée avait contracté des adhérences avec la paroi postérieure du vagin. Dans le seizième, hernie de la vessie, catarrhe vésical pendant trois ans et fort douloureux, diphthérite vésicale et vaginale après l'opération. Dans le dix-neuvième, une portion du col se trouve oblitérée [et adhérente à l'arc du pubis, et le fond fait hernie à travers la fistule.

Paroi postérieure du vagin. — Dans le dixième cas, il existait une déchirure du périnée qui s'étendait jusqu'à l'anus. Dans le douzième cas, il existait une large déchirure de la paroi recto-vaginale. Dans le deuxième cas, avant d'opérer la fistule, on enleva au rectum un morceau de 4 pouces; cette opération priva le vagin d'une grande partie des vaisseaux qui devaient fournir les matériaux nécessaires à la guérison de la fistule au moyen de l'oblitération du vagin.

Complications du côté de l'utérus. — Dans la troisième observation, on trouve indiqué que le col était presque complétement détruit. Dans le quatrième cas, on trouve aussi le col entièrement détruit, ainsi que la partie supérieure du vagin, qui était réduite à un ruban dans sa paroi postérieure. — Dans le douzième, l'utérus prolapsé arrivait jusqu'à l'entrée du vagin. La lèvre antérieure du col fut réunie à la paroi rectale, ainsi qu'à la cloison vésico-vaginale, et de cette manière on arriva à guérir la malade de sa fistule recto et vésico-vaginale.

Complications survenues après l'opération et remarques sur le traitement consécutif. — Les suites de l'opération ont été en général bénignes, excepté dans quelques cas où il survint du ténesme, comme cela fut observé dans les observations quatrième, neuvième et seizième, où les fistules étant très-grandes, on ne put éviter la tension des bords après l'opération, et dans le quatorzième cas, où la vessie était très-irritable à cause du catarrhe vésical dont la malade souffrait depuis trois ans.

Dans deux cas, il se développa une diphthérite vaginale dans l'un et vésico-vaginale dans l'autre.

L'administration du chloroforme, dont M. Simon fait usage presque toujours, provoqua souvent des vomissements difficiles à maîtriser dans quelques cas.

Sur les 42 opérations, dans 5 pratiquées chez la même malade, on employa la sonde à demeure; dans 3, on se limita à faire le cathétérisme intermittent toutes les deux ou trois heures, le premier jour de l'opération seulement, et dans un cas pendant quatre jours. Dans toutes les autres opérations, on n'employa pas la sonde à demeure dans le traitement consécutif.

État des malades après la guérison. — Chez les 8 premières femmes, la capacité de la vessie ayant diminué pendant la maladie, elles ressentaient le besoin d'uriner assez fréquemment; mais après quelques mois l'état normal se **rétablit.**

La menstruation se rétablit aussi chez toutes les malades, et dans quelques cas immédiatement après l'opération. Dans les cas dans lesquels on oblitéra le vagin, les règles revinrent régulièrement par la vessie. Cependant, quelques-unes de ces malades souffraient de catarrhe vésical au moment de la menstruation. Cette fonction se rétablit par le rectum dans le douzième cas, avec la même régularité que dans les cas précédents.

Nous devons remarquer les résultats obtenus dans les cas où il existait une complication plus ou moins grave du côté de l'urèthre.

Dans les neuvième et onzième cas, on se demandait si, en réunissant la paroi uréthrale à la paroi postérieure du vagin, il ne resterait pas une incontinence d'urine, mais il n'en fut rien, et les malades se rétablirent parfaitement.

Dans quelques cas, il existait en outre une grave complication du conduit excréteur de l'urine, lequel était détruit plus ou moins complétement :

Dans le 11ᵉ cas, l'urèthre avait	1 centim. et demi.		
— 12ᵉ —	2 —	id.	
— 14ᵉ, il était oblitéré et réduit à 2	—	un quart.	
— 15ᵉ — —	2 —	et demi.	
— 19ᵉ — —	2 —		

Cependant, malgré ces graves complications, les malades se rétablirent complétement.

Deux guérisons semblables ont été obtenues par M. Simon, et publiées en l'année 1856 dans la Clinique allemande.

De ces observations, l'auteur tire la conclusion suivante : *qu'il suffit que l'urèthre ait une longueur d'un centimètre et demi pour obtenir la guérison, même dans les grandes pertes de substance de toute la cloison vésico-vaginale* (1).

Cependant, dans le douzième cas, où l'urèthre n'avait qu'un centimètre et demi, l'incontinence d'urine continua après l'opération ; mais M. Simon ne l'attribue point à la petitesse du canal, mais bien à la petite capacité de la vessie, puisque la sonde ne pénétrait dans sa cavité que 3 ou 4 centim. seulement. Quand on injectait quelques grammes de liquide dans la vessie, celui-ci sortait avec force à côté de la sonde, et quand on bouchait l'urèthre en la comprimant sur la sonde, il survenait des spasmes vésicaux très-douloureux. Il est bien possible, ajoute M. Simon, que l'utérus, ayant descendu jusqu'à l'entrée du vagin, comprimant la vessie contre l'arc du pubis, l'empêchât de se remplir, ou que l'urèthre ait perdu de son ressort par la contusion qu'elle avait souffert pendant les accouchements antérieurs.

3° *Détails analytiques des résultats obtenus par le procédé de M. Sims.*

(Méthode américaine.)

Dans les 20 cas dont nous avons résumé l'histoire dans le tableau synoptique correspondant aux faits de M. Sims, nous avons compté 26 fistules réparties de la manière suivante :

18 avaient une seule fistule ;
4 avaient deux fistules.

Les 26 fistules réclamèrent 37 opérations, desquelles 31 furent

---

(1) Cette remarque est d'accord avec les recherches anatomiques de M. Barkow, lequel nie l'existence d'un sphincter vésical. «La fermeture de l'urèthre chez la femme, dit-il, s'effectue au moyen des fibres circulaires élastiques qui se trouvent à l'entrée de l'urèthre, et par la tunique élastique de ce conduit, dont la partie annulaire supérieure ferme son orifice vésical (*Anatomische Untersuchungen uber die Harblase ûder Menschen, nebst Bemerkungen uber die Mänüliche und weibliche Harnröhre* ; Breslau, 1858).

pratiquées par le procédé de M. Sims, 5 par le procédé de M. Bozeman, et 1 par le procédé de M. Jobert. Le détail de ces différentes opérations est le suivant :

16 fois une seule opération,
1 fois deux,
2 fois trois,
2 fois quatre,
1 fois cinq.

Les 37 opérations donnèrent le résultat suivant :

18 guérisons,
12 améliorations,
6 insuccès,
2 morts.

Sur les 18 guérisons, 15 furent obtenues à la première opération, 1 à la troisième, 1 à la quatrième, et enfin 1 à la cinquième. Mais, comme, dans le cas dans lequel on pratiqua trois fois l'opération, une avait été faite par le procédé de M. Bozeman, nous pouvons dire que la guérison fut obtenue à la seconde opération par le procédé de M. Sims. Nous devons faire la même remarque pour le cas dans lequel on pratiqua cinq opérations successives, car la première fut faite par le procédé de M. Jobert et fut suivie d'insuccès complet; trois autres furent faites par le procédé de M. Bozeman et donnèrent deux améliorations et un insuccès; enfin la cinquième, qui fut couronnée de succès, fut pratiquée par le procédé de M. Sims. Il y a donc, en définitive, sur les 18 guérisons, 16 qui furent obtenues à la première opération par le procédé que nous analysons dans ce moment.

Résultats suivant le siége et la grandeur des fistules.

Des 26 fistules, 21 étaient vésico-vaginales,
1 était uréthro-vaginale,
1 était vésico-utérine,
1 était recto-vaginale,

Enfin 2 consistaient dans de grandes pertes de substance des parois recto et vésico-vaginales.

Les opérations pratiquées sur les 21 fistules *vésico-vaginales* donnèrent :

15 guérisons,
5 améliorations,
3 insuccès,
1 mort.

Des 15 guérisons, 12 furent obtenues à la première opération, 1 à la troisième, 1 à la quatrième, et enfin 1 à la cinquième.

La fistule *uréthro-vaginale* réclama 3 opérations suivies d'insuccès.

Dans le cas de *fistule vésico-utérine*, on pratiqua l'oblitération du col utérin, et la femme guérit à la première opération. Quelque temps après, la malade devint enceinte. M. James, croyant à une rétention des règles, car il ne pouvait pas supposer l'existence d'une grossesse, le col utérin étant complétement oblitéré, pratiqua la ponction du col, et par conséquent l'avortement s'effectua. Après cela, une seconde opération semblable à la première fut de nouveau pratiquée avec non moins de succès. Donc, nous devons compter dans ce cas : 2 fistules, 2 opérations, 2 guérisons.

Dans la fistule *recto-vaginale*, on pratiqua l'oblitération de la vulve, car il existait en même temps une grande perte de substance des parois du vagin, dont nous allons parler.

Enfin nous trouvons *deux larges pertes de substance des parois du vagin*. Dans un de ces cas, il existait une énorme perte de substance de la cloison vésico-vaginale, en même temps que la fistule uréthro-vaginale dont nous avons parlé ; dans le second cas, il y existait une large fistule recto-vaginale et une autre vésico-vaginale qui admettait le bout du doigt ; le vagin était en outre presque complétement oblitéré.

Dans le premier cas, M. Deroubaix, de Bruxelles, pratiqua 4 opérations consistant dans la réunion des bords de deux fistules. Les 4 opérastion donnèrent pour résultat : 1 guérison de la fistule vésico-vaginale à la troisième opération, après 2 améliorations, et, pour la fistule uréthro-vaginale, 1 insuccès après 3 améliorations. En somme, de l'énorme perte de substance, il n'est resté qu'un mince pertuis fistuleux, qui certainement aurait fini par se fermer, si la malade n'avait succombé à la suite d'un érysipèle survenu vingt-trois jours après la dernière opération. Nous reviendrons sur ce cas en parlant des complications.

Dans le second cas, M. Baker-Brown pratiqua 4 opérations consistant toutes dans l'oblitération de la vulve. Les résultats de ces opérations furent : 2 améliorations et 2 insuccès. Le pertuis qui avait persisté à la dernière tentative se ferma spontanément quelque temps après. Nous rapportons l'histoire complète de ce cas intéressant à la fin de ce travail, ce qui nous dispense pour le moment d'en donner d'autres détails.

Opérations antérieures à l'application du procédé de M. Sims. — Dans 3 cas, on avait déjà pratiqué 4 opérations, lesquelles donnèrent 3 insuccès et 1 amélioration. Chez une malade, on avait débridé la fistule avec succès dix jours avant d'être opérée. Dans 3 cas, on avait fait plusieurs cautérisations, mais on n'obtint qu'une seule amélioration.

Complications qui dépendaient de l'état de l'urèthre et de la vessie. — Dans le cas de *grande perte de substance de la cloison vésicovaginale,* opérée par M. Deroubaix, ce chirurgien trouva l'état suivant : la vessie, complétement renversée, faisait hernie à travers la fistule ; celle-ci, commençant à gauche, entre le canal de l'urèthre et le clitoris, se continuait ensuite vers la branche descendante du pubis, pour quitter celle-ci à 3 centimètres plus loin, se reporter à droite et aller se terminer vers le milieu de la cavité du col de la matrice. La lèvre gauche de la fistule faisait corps avec la branche descendante du pubis dans l'étendue de près de 3 centimètres, mais devenait libre à partir de l'endroit où elle se recourbait à droite pour aboutir au col utérin ; celui-ci présentait deux lèvres hypertrophiées, séparées à gauche par un large espace où sa cavité

communiquait directement avec celle de la vessie. La lèvre droite
de la fistule était recourbée sur elle-même, de manière à présenter
son bord libre vers la muqueuse vésicale, dont on apercevait une
partie à travers la fente fistulaire.

Le canal de l'*urèthre* était porté à droite et présentait dans sa
paroi gauche une seconde fistule, séparée de l'extrémité antérieure
de l'autre par un petit pont de substance intacte. Il existait encore
entre les os du pubis un écartement assez grand pour pouvoir admettre le doigt indicateur.

Telles étaient les complications qui rendaient ce cas extrêmement
difficile à traiter. Cependant M. Deroubaix, en suivant exactement
les préceptes du procédé de M. Sims, avait déjà obtenu une guérison
presque complète. Malheureusement une épidémie d'érysipèle venait de se manifester dans l'hôpital Saint-Sauveur; l'opérée en fut
atteinte, et le 31 décembre, après quelques prodromes fébriles, on
observa une tuméfaction de la vulve et des aines, accompagnée d'en-
gorgement ganglionnaire et de rougeur de la peau, de la partie supérieure et interne des cuisses, et qui fut bientôt suivie de l'apparition de phlyctènes sur les tissus affectés. Un traitement approprié fut
administré ; mais, malgré tous les soins dont la malade fut entourée,
l'érysipèle fit de nouveaux progrès et devint bientôt général ; une
diarrhée colliquative survint, et une quinzaine de jours après la
malade succomba aux suites de la maladie épidémique qu'elle avait
contractée.

Dans ce cas intéressant, plusieurs particularités qui s'étaient pré-
sentées pendant le traitement consécutif avaient frappé M. Deroubaix. D'abord les ténesmes vésicaux et les accès de fièvre qui avaient
suivi les opérations ; en second lieu, le chirurgien avait trouvé une
certaine difficulté pour l'introduction de la sonde, et l'instrument
une fois dans la vessie avait une tendance à se porter constamment
à droite ; enfin la partie antérieure de la fistule avait été constamment réfractaire à l'action de la suture, tandis que les autres parties
de la lésion de continuité avaient fini par céder toutes au travail
d'adhésion. Tous ces phénomènes s'expliquèrent tout naturellement
après l'autopsie, à laquelle on trouva :

L'uretère gauche disposé de la manière la plus normale ; seulement il s'ouvrait vers la partie postérieure gauche de la vessie, qui était tellement revenue sur elle-même, qu'elle présentait à peine 4 centimètres d'étendue dans ses diamètres transversaux et antéro-postérieurs. A partir de l'endroit où l'uretère gauche débouchait dans la vessie, il y avait une rigole profonde dont le fond correspondait aux parties de l'ancienne fistule que l'opération avait oblitérées, et qui conduisait directement à la région qui avait constamment résisté à la suture. Aux environs de la rigole, la muqueuse vésicale était fortement plissée, et semblait attester qu'une certaine dilatation de la vessie était possible et avait même peut-être existé. La portion persistante de la fistule paraissait s'être agrandie depuis la dernière opération, probablement sous l'influence du travail inflammatoire et ulcératif amené par l'érysipèle. Cet orifice conduisait dans la rigole par une espèce d'infundibulum doublé de membrane muqueuse. Tout près de l'orifice et à sa droite, se trouvait, du côté de la cavité vésicale, un petit pertuis aboutissant à l'extérieur dans la partie antérieure de l'infundibulum. A une distance d'un demi-centimètre environ de ce dernier pertuis et toujours à droite, se trouvait l'orifice interne du canal de l'urèthre, beaucoup plus petit que celui qui aboutissait à la partie persistante de la fistule, à tel point qu'il fallait une certaine attention pour le découvrir. L'uretère droit s'ouvrait, comme de coutume, à droite et en arrière du col vésical.

Le vagin ayant été incisé à droite dans toute sa longueur, on constata que la lèvre postérieure du col utérin était fortement rejetée en arrière, tandis que l'intérieure, devenue moins étendue que l'autre, se confondait avec la partie voisine de la fistule, parfaitement obturée. La cavité du col utérin était largement ouverte ; cet organe était attiré en avant comme pour aller au-devant de la portion de fistule oblitérée. Toute l'étendue de la fistule qui avait été fermée par les trois premières opérations était devenue solide et ferme, et il était impossible d'y constater une cicatrice ; elle restait encore jusqu'à un certain point adhérente aux os, mais on pouvait cependant lui imprimer de légers mouvements de glissement. A la vulve, on reconnaissait encore des traces de l'inflammation qui avait attaqué ces parties, et on y rencontrait çà et là des plaques minces de tissu gangrené. A droite du clitoris, il existait une ulcération profonde aboutissant à un cul-de-sac; le canal de l'urèthre, très-étroit, était fortement repoussé à droite; le clitoris, jadis très-voisin de l'orifice fistuleux persistant, s'en trouvait maintenant séparé par un espace assez étendu, légèrement ulcéré : la cavité péritonéale du bassin était exempte de toute trace d'inflammation.

Ces particularités nécroscopiques, tout en confirmant la réalité de la réunion de la plus grande partie de l'énorme perte de substance qu'on avait eue à combattre, permit d'expliquer les singularités qu'on avait observées pendant le traitement. « En effet, dit M. Deroubaix, il est clair que l'urine des deux uretères allait naturellement se diriger vers la rigole, du côté gauche de la vessie; arrivée là, elle se portait au dehors par la voie la plus courte, la plus directe, qui était celle qui lui présentait cette rigole vers la partie antérieure de la fistule, et elle n'avait aucune tendance à sortir par le canal de l'urèthre, qui était placé sur une partie saillante de la cavité urinaire et dont l'orifice était extrêmement étroit. Après la suture, l'urine venait s'engouffrer dans le cul-de-sac formé par la partie antérieure oblitérée de l'infundibulum, et exerçait contre elle tous ses efforts, tandis qu'elle ne passait qu'avec difficulté par la sonde engagée obliquement dans la vessie par le canal de l'urèthre. De là des ténesmes vésicaux qui finirent par briser les adhérences établies par la suture et qui tendaient à expulser la sonde. En un mot, la disposition des parties était tellement changée, que le véritable canal d'évacuation de l'urine état devenu l'infundibulum conduisant à l'angle antérieur de la fistule, tandis que le canal de l'urèthre ne semblait plus remplir qu'un rôle accessoire; de sorte qu'après l'oblitération de toute l'étendue de l'ouverture anormale, il devait nécessairement se produire des perturbations analogues à celles que déterminerait une occlusion du canal de l'urèthre avec formation d'un nouveau canal latéral.

Malgré ces dispositions désavantageuses, ajoute M. Deroubaix, sans l'invasion de la funeste maladie accidentelle qui a mis fin aux jours de la malade, on serait parvenu à changer le cours vicieux des urines et à rétablir insensiblement l'écoulement par le canal de l'urèthre.

Complications qui dépendaient de l'état du vagin. — Dans deux cas le vagin était presque complétement oblitéré : dans l'un on pratiqua l'oblitération de la vulve, et les règles passèrent par le rectum, car il y existait une double fistule recto et vésico-vaginale; dans l'autre, on obtint la guérison à la première opération en réunissant les bords de la fistule, et le sang menstruel s'écoulait par un orifice situé à gauche du cul-de-sac antérieur du vagin.

Dans deux cas, des brides cicatricielles existant à la lèvre antérieure de la fistule, les rendaient d'un abord difficile, car la solution de continuité restait cachée et au fond d'un infundibulum.

Complications dépendantes de l'état de l'utérus. — Dans deux cas la matrice faisait hernie à travers la vulve; mais dans le cas des fistules vésico-vaginales, la procidence de l'utérus, au lieu de compliquer l'opération, doit singulièrement faciliter son exécution.

Le col de la matrice était presque complétement détruit dans un cas, et complétement oblitéré dans un autre. Dans ce dernier, M. Baker-Brown, sans se préoccuper de la rétention des règles au moment du rétablissement de la fonction menstruelle, opéra avec succès la réunion des bords de la solution de continuité. Il espérait sans doute que le conduit cervico-utérin s'ouvrirait par les seuls efforts de la nature, au moment du rétablissement des règles, comme nous avons déjà rapporté un exemple très-intéressant observé par M. Verneuil, ou bien que la fluctuation donnée par le liquide menstruel accumulé derrière l'obstacle lui indiquerait la direction de la voie normale du col pour faire la ponction. Mais il n'en fut rien, grâce à une coïncidence fort heureuse, c'est-à-dire l'existence d'une fistule vésico-utérine qui n'avait pas été soupçonnée, et qui donna passage aux règles par la vessie et l'urèthre.

Complications survenues après avoir pratiqué l'opération. — Dans presque toutes les opérations la sonde provoqua des ténesmes vésicaux.

Dans le cas de M. Deroubaix, les accès de fièvre et des ténesmes très-douloureux qui expulsaient la sonde de l'urèthre ont été produits peut-être par le cathétérisme permanent, quoiqu'il ait trouvé ailleurs dans l'emploi de la sonde une explication qui lui a semblé plus naturelle.

Dans un autre cas opéré par le même chirurgien, la sonde déchira les bords de la plaie, et la fistule fut augmentée d'étendue. Il est vrai que, dans ce cas, on avait pratiqué l'opération par le procédé de M. Jobert, et la sonde employée par ce dernier chirurgien produit plus souvent ces sortes d'accidents que celle qui est recommandée par M. Sims; mais, dans tous les cas, c'est un accident qu'on peut éviter en faisant le cathétérisme intermittent, ou bien en supprimant la sonde tout à fait, comme le conseille M. Simon. Après avoir essayé inutilement le procédé de M. Jobert, on pratiqua chez la même malade trois opérations par le procédé de M. Bozeman : les deux premières furent suivies d'amélioration ; mais, dans la troisième, il y eut insuccès complet. La cinquième opération fut faite par le procédé de M. Sims, laquelle fut couronnée de succès. Dans les premières opérations pratiquées par le procédé de M. Bozeman, les fils avaient déchiré les tissus.

Causes de la mort. — Nous avons dit qu'une des malades avait succombé accidentellement à la suite d'un érysipèle. Chez la seconde malade, on avait pratiqué l'oblitération du vagin, car le col utérin était complétement détruit, et il existait à peine à la lèvre postérieure de la fistule quelques millimètres de tissus qui ne suffisaient point à l'avivement. On aviva donc la lèvre antérieure de la plaie, et on la réunit avec la paroi postérieure du vagin. Il survint à la suite de cette opération une péritonite qui fit succomber la malade quelques jours plus tard. A l'autopsie, on trouva les traces de la maladie que nous venons de mentionner : le péritoine n'était point déchiré comme dans le cas de M. Jobert ; les poumons étaient farcis de tubercules ; le foie était gras, comme on l'observe dans quelques cas de phthisie. Nous rapporterons les détails que nous avons pu recueillir sur cette observation à la fin de ce travail.

4° *Détails analytiques sur les résultats obtenus par le procédé de M. Bozeman.*

(*Méthode américaine.*)

Statistique de 68 cas, dont le résumé historique a été donné par M. Follin (1) et par M. Andrade (2). Voici les résultats auxquels ils sont arrivés :

Résultats généraux. — Les 68 malades présentaient 83 fistules réparties comme il suit :

 58 avaient une seule fistule,
  5 deux fistules,
  5 trois fistules.

Ces fistules réclamèrent 110 opérations, dont le détail est le suivant :

 45 fois une seule opération,
 16 deux opérations,
  4 trois —
  1 cinq —
  1 six   —
  1 dix   —

Les 110 opérations donnèrent le résultat suivant :

 63 guérisons,
 23 améliorations,
 22 insuccès,
  2 mots.

Sur les 63 guérisons, 44 furent obtenues à la première opération.

---

(1) *Examen de quelques nouveaux procédés opératoires pour le traitement des fistules vésico-vaginales*; Paris, 1860.

(2) Thèse de M. le Dr Andrade; Paris, 1860 : voir ses tableaux synoptiques, et le résumé statistique à la page 57 de son travail.

Résultat suivant le siége des fistules. — Des 83 fistules, 28 étaient vésico-utéro-vaginales ou situées tout près du col de l'utérus.

24 étaient seulement vésico-vaginales.

20 fistules étaient uréthro-vaginales ou uréthro-vésico-vaginales.

Les opérations pratiquées pour les 28 fistules vésico-utéro-vaginales donnèrent :

24 guérisons,
1 amélioration,
2 insuccès,
1 mort.

Des 24 guérisons, 19 ont été obtenues avec une seule opération.

Les opérations faites sur les 24 fistules vésico-vaginales donnèrent :

16 guérisons,
11 améliorations,
17 insuccès,
1 mort.

« Ce résultat, qui paraîtra assez favorable, dit M. Andrade, ne l'est pas en réalité autant qu'on le croirait. En effet, qu'on regarde le tableau synoptique des observations, et qu'on cherche d'abord le n° 26 (Bozeman). Cette malade, dont le courage méritait certainement un meilleur sort, est la première qui ait été jugée incurable par M. Bozeman lui-même. Elle avait deux fistules vésico-vaginales et une uréthro-vaginale. Après dix opérations, dont quelques-unes pourtant avaient réussi en partie, cette pauvre femme vit son affection redevenir aussi grave qu'elle était avant son traitement. M. Bozeman dit qu'une tendance spéciale de la muqueuse vaginale à la suppuration avait fait chez cette malade échouer tous ses efforts. »

« Vient ensuite le n° 33 (B. Brown). Cette malade, déjà opérée trois fois par d'autres méthodes, fut opérée six fois par M. Baker Brown. La fistule était très-large, pouvant admettre deux doigts, fut enfin guérie à la sixième opération. »

La malade n° 25 enfin, opérée cinq fois, était affectée de deux fistules vésico-vaginales et d'une fistule recto-vaginale ; elle n'a pu guérir complètement, malgré tous les efforts de M. Bozeman. Ces trois cas malheureux surchargent le chiffre des opérations échouées; mais, si chez ces malades le nombre des insuccès a été si considérable, cela tient à ce que chez la première il y avait, outre les trois ouvertures accidentelles, une malheureuse tendance à la suppuration; chez là deuxième, une immense perte de substance; et chez la troisième, une triple ouverture qui constitue une complication très-sérieuse à la réussite du traitement. »

Sur les 16 guérisons, 10 ont été obtenues à la première opération.

Enfin les opérations faites pour les 20 fistules uréthro-vaginales ou uréthro-vésico-vaginales donnèrent :

> 14 guérisons,
> 6 améliorations,
> 1 insuccès.

Des 14 guérisons, 11 furent obtenues à la première opération.

Un certain nombre de fistules, dont le siége précis n'est pas donné par les auteurs, ne pouvaient pas être classées dans ces trois catégories; elles sont comptées dans le total général des opérations.

Nous avons recueilli de notre côté les observations de 26 malades dont le résumé historique se trouve consigné dans notre quatrième tableau synoptique, et dont quelques-unes sont rapportées en entier à la fin de ce travail.

Les 26 malades présentaient 30 fistules. De ces malades :

> 22 avaient une seule fistule;
> 4 en avaient deux.

Ces fistules réclamèrent 45 opérations dont le détail est le suivant :

> 16 fois une seule opération,
> 8 fois deux,
> 2 fois trois,
> 2 fois quatre;
> 1 se ferma spontanément et sans opération antérieure.

Les 45 opérations pratiquées sur les 29 fistules donnèrent le résultat suivant :

26 guérisons,
8 améliorations,
10 insuccès,
2 morts.

Résultats suivant le siége et la grandeur.

Des 30 fistules, 27 étaient vésico-vaginales.
1 était vésico-utéro-vaginale superficielle.
Une grande perte de substance de toute la cloison vésico-vaginale.
1 enfin était recto-vaginale.
Les opérations pratiquées pour les 27 fistules vésico-vaginales donnèrent :

22 guérisons,
8 améliorations,
9 insuccès,
2 morts.

Des 22 guérisons, 13 furent obtenues avec une seule opération.
Dans le cas de fistule vésico-utéro-vaginale, la guérison fut obtenue avec une seule opération.
Dans la fistule recto-vaginale, on obtint aussi la guérison avec une seule opération.
Enfin, dans le cas de grande perte de substance de toute la cloison vésico-vaginale, on pratiqua la réunion des bords de la plaie en deux temps : une partie de la fistule fut guérie à la première opération. Deux mois après on pratiqua la réunion du restant de la plaie, laquelle fut complétement guérie à la troisième opération, après deux insuccès.

Opérations antérieures à l'application du procédé de M. Bozeman.
— Dans six cas on avait pratiqué six opérations dont le résultat fut :

une amélioration par l'emploi d'un procédé qui n'est pas indiqué. Les cinq autres furent suivies d'insuccès, dont un appartient au procédé Bozeman, un à celui de M. Jobert, et un troisième à celui de Reybard.

La cautérisation des bords de la solution de continuité avait été faite dans six cas, mais sans aucune amélioration.

Dans quatre cas on divisa les brides cicatricielles qui oblitéraient le vagin ou cachaient la fistule.

Complications dépendantes de l'état de l'urèthre et de la vessie. — Dans deux cas (n°s 17 et 23) le canal de l'urèthre était à moitié détruit. Malgré cette complication, la guérison fut obtenue à la première opération dans le second cas, et après la seconde dans le premier. Dans le n° 20 l'urèthre était oblitéré à son orifice vésical. La vessie faisait toujours hernie à travers les larges fistules.

Complications qui ont rendu la solution de continuité difficilement accessible. — Dans cinq cas (n°s 2, 7, 19, 22, 23), le rétrécissement du vagin était assez considérable pour rendre difficile la mise à jour de l'ouverture anormale. Dans plusieurs autres cas (n°s 4, 5, 6, 9, 16, 21), des brides cicatricielles cachaient plus ou moins la lésion, et dans deux cas où M. Baker Brown ne débrida point la fistule, l'opération fut suivie d'insuccès.

Complications qui existaient du côté de la matrice. — Dans quatre cas (n°s 2, 8, 10, 17), le col utérin était presque complétement détruit et complétement oblitéré chez la malade opérée par M. Verneuil. C'est à l'occasion de ce cas intéressant que ce dernier chirurgien fit des recherches sur l'occlusion du col utérin chez les femmes atteintes de fistules urinaires. — Dans le n° 17, l'utérus faisait hernie à travers la vulve.

Complications survenues après les opérations. — Dans cinq cas (n°s 4, 7, 12, 25 et 26), les fils métalliques ont déchiré les bords de la plaie; cette circonstance explique l'insuccès qui fut observé après les trois premières opérations.

La sonde à demeure a provoqué souvent du ténesme et a été en général mal supportée par les malades. Dans le n° 7, la femme, à cause de douleurs qu'elle éprouvait, supprima le cathéter et urina volontairement sans que cela fût suivi d'aucun accident. Dans le n° 8, l'instrument produit l'inflammation de la vessie et de l'urèthre, et la première opération pratiquée fut suivie d'insuccès. Chez la même malade on obtint la guérison après la troisième opération, mais la femme, s'étant livrée trop tôt au coït, contracta un écoulement qui détruisit la cicatrice et reproduisit la maladie, laquelle fut guérie plus tard au moyen de la cautérisation.

Causes de la mort. — Dans un cas la mort survint à la suite d'une pleuro-péricardite dont la femme fut atteinte cinq semaines après la dernière opération. Dans le second cas, quoique M. Baker Brown assure que la malade est morte de *pyémie*, nous sommes porté à croire qu'elle succomba probablement à la suite d'une métro-péritonite, car l'opération fut pratiquée trop tôt après l'accouchement. Dans les tableaux synoptiques de M. Andrade, on trouve deux observations dans lesquelles l'opération fut suivie de mort. Ce sont les n°ˢ 28 (Bozeman) et 30 (Pollock). Dans la première, il s'agit d'une femme opérée par M. Bozeman. L'observation, due à M. Keiller, se trouve dans l'*Edinburgh medical journal*, 1858, page 330. L'auteur de l'observation y dit avoir trouvé des signes d'inflammation du tissu cellulaire des régions voisines de la fistule et des signes peu prononcés de péritonite.

Quant à l'autre observation, due à M. Pollock (*Medical Times and Gazette*, 1859, 26 mars, page 315), elle manque aussi de détails, l'auteur dit seulement avoir trouvé un rein très-malade, atrophié, et contenant plusieurs calculs; un de ceux-ci était descendu dans la vessie. L'aspect des parties intéressées dans l'opération était très-satisfaisant. Les fils avaient été coupés et la plaque enlevée quelques jours avant la mort; les anses des fils avaient été laissées en place. Il n'y avait pas d'inflammation appréciable autour des fils d'argent.

En résumé. — Si nous comptons les résultats obtenus par le nombre des malades opérées, nous arrivons au dénombrement suivant :

Les 72 malades opérées par le procédé autoplastique par glissement donnèrent :

37 Guérisons, soit la moitié,
15 Améliorations,
17 Morts.

Sur les 37 malades opérées par M. G. Simon, ce chirurgien obtint :

27 Guérisons, près de quatre cinquièmes,
7 Améliorations,
3 Morts.

Les 20 malades opérées par le procédé de M. Marion Sims ont donné :

16 Guérisons, soit quatre cinquièmes (1),
2 Améliorations,
2 Morts.

Des 94 malades opérées par le procédé de M. Marion Sims, modifié par M. Bozeman et les dérivés de ce dernier procédé, donne :

76 Guérisons, un peu plus de quatre cinquièmes,
14 Améliorations,
4 Morts.

Si nous comptons le nombre des fistules et celui des opérations pratiquées, nous arrivons aux chiffres suivants (2) :

---

(1) M. Sims nous a assuré qu'il a déjà obtenu au moyen de son procédé 260 guérisons radicales. Nous sommes impatient d'avoir la statistique qu'il nous a promise.

(2) La statistique donnée par M. Jobert ne se prêtant point à cette sorte d'appréciation, nous sommes obligé d'avoir recours aux faits de sa pratique que nous avons recueillis; il en est de même de la première série d'observations de M. Simon.

Les 56 malades présentaient 57 fistules, et les opérations pratiquées furent au nombre de 81, qui donnèrent :

26 Guérisons, soit trente-deux cinq centièmes.
23 Améliorations,
27 Insuccès,
5 Morts,

Les 19 malades traitées par M. Simon présentaient 23 fistules et réclamèrent 42 opérations dont le résultat fut :

16 Guérisons, soit trente-huit centièmes,
15 Améliorations,
11 Insuccès.

Les 20 cas traités par le procédé de M. Sims présentaient 26 fistules et réclamèrent 37 opérations, lesquelles donnèrent :

18 Guérisons, soit quarante-huit centièmes,
12 Améliorations,
6 Insuccès,
2 Morts.

Les 94 malades opérées par le procédé de M. Sims, modifié par M. Bozeman et les dérivés de ces procédés, présentaient 113 fistules, lesquelles réclamèrent 155 opérations dont le résultat fut :

85 Guérisons, soit cinquante-quatre centièmes,
31 Améliorations,
31 Insuccès,
4 Morts.

En comparant les données numériques de la méthode américaine avec celles qui fournissent les relevés des opérations par les procédés de MM. Jobert et Simon, le résultat est très-encourageant et plaide d'une manière remarquable en faveur du procédé américain. C'est donc le procédé auquel nous donnons la préférence et nous avons motivé notre choix en étudiant comparativement les procédés opératoires dans les différents temps et en comparant leurs résultats obtenus, soit qu'on compte par malades, soit qu'on préfère le procédé plus rationnel qui consiste à compter le nombre des opérées, le nombre des fistules dont elles ont été atteintes, le nombre d'opérations qu'elles ont réclamées, et à répartir les résultats obtenus en quatre catégories ; les guérisons radicales, les améliorations, les insuccès avec ou sans aggravations, les morts. En procédant de cette manière, nous sommes arrivé à la conclusion suivante, énoncée déjà par M. Verneuil : C'est qu'étant donnée, une femme atteinte de fistule vésico-vaginale dans une région quelconque, le procédé américain, surtout celui de M. Sims, lui offre environ quatre chances sur cinq d'être radicalement guérie, et près de deux chances sur trois de l'être du premier coup.

Nous voici à la fin de notre travail ; nous l'avons entrepris avec courage ; mais nous ne le terminons pas de même, car nous sentons combien il est imparfait ; cependant nous espérons de la bienveillance de nos juges qu'ils l'accepteront comme étant le premier essai de nos études.

OBSERVATION Iʳᵉ.

Fistule vésico-utéro-vaginale superficielle. Cette fistule a été mise à jour immédiatement ; large avivement des bords ; double suture de soie fine : traitement consécutif sans laisser la sonde demeure, mais seulement le cathétérisme intermittent. Après l'opération, il resta un pertuis fistuleux (mai 1859). Cautérisation répétée ; guérison complète ; accouchement de la femme un an et demi après l'opération. Cet accouchement fut difficile et terminé avec le forceps, mais sans mauvaises conséquences pour la malade.

Mᵐᵉ R....., accoucha pour la première fois au mois de mars 1858, le travail fut difficile et la tête de l'enfant resta enclavée douze heures. Huit jours après l'accouchement, qui eut lieu sans l'assistance du médecin, l'urine sortait par le vagin.

Dans la visite, M. Simon trouva une fistule située au fond du vagin et par laquelle on arrivait facilement avec deux doigts dans la vessie.

L'opération fut pratiquée au mois de mai 1859. L'utérus étant mobile et un peu déplacé, M. Simon découvrit la fistule en abaissant le col de l'utérus avec deux anses de fil fort qui traversaient ses lèvres, et en déprimant la cloison vésico-vaginale au moyen d'une sonde introduite dans l'urèthre. L'avivement étant fait, la lèvre antérieure du col de la matrice fut réunie au bord antérieur de la fistule au moyen de la double suture. Trois points furent placés profondément pour éviter toute tension des bords et quatre sutures de soie fine pour réunir immédiatement les bords de la plaie.

Dans le traitement consécutif on n'a pas employé la sonde à demeure, mais on vidait la vessie au moyen du cathétérisme intermittent toutes les deux ou trois heures.

Pendant les trois premiers jours, les suites de l'opération furent bénignes ; mais dans le quatrième, la malade eut une fièvre intense, elle se plaignait de cuisson et d'une douleur atroce dans le vagin.

Dans la visite du sixième jour, on trouva, à la partie supérieure du vagin, une couche blanche diphthéritique sur laquelle s'étaient déposés des sels urinaires blancs, car l'urine passait par la fistule.

Les fils furent enlevés le septième et le huitième jour. Dans le onzième, la fièvre diminua d'intensité. Le vagin fut examiné le quatorzième jour, la couche diphthéritique avait disparu et la fistule presque complétement guérie, car il n'en restait qu'un pertuis fistuleux au milieu de la cicatrice.

La petite fistule fut cautérisée pendant quatre à cinq mois avec le fer rouge, et deux fois avec le crayon de nitrate d'argent. Quatorze jours après la dernière cautérisation, l'urine ne s'écoulait plus par le vagin.

Vers l'automne 1860, la femme eut un second accouchement. Le travail long

. et difficile fut terminé avec le forceps ; cependant aucun accident ne survint du côté de la fistule, qui continuait à être parfaitement guérie.

OBSERVATION II.

Fistule vésico-vaginale très-difficilement accessible, située à gauche du vagin et très-cachée derrière le pubis; un doigt pénétrait facilement dans la vessie par cette ouverture anormale; ancien prolapsus du rectum opéré et guéri par l'écrasement linéaire au mois de juin 1857 ; la fistule fut opérée deux fois sans succès au mois de mars et au mois de mai 1858; deux opérations ultérieures consistant dans l'oblitération transversale du vagin; pas de succès (de mars à septembre 1858). Cinquième opération par la méthode américaine; pas de succès (juin 1859). Sixième opération par la double suture; traitement consécutif sans l'application de la sonde à demeure; amélioration : il ne reste qu'un pertuis fistuleux (septembre 1859); cautérisation avec le nitrate d'argent et la galvano-caustique; pas de succès. Septième opération par la suture à deux rangées; pas de sonde à demeure ; guérison complète (mars 1860).

Marie B....., de Wiesbaden, 32 ans, de petite stature, avec des jambes courtes et courbes, avait fait en 1855 un accouchement difficile terminé avec le forceps. Après cet accouchement laborieux, la malade resta avec une fistule vésico-vaginale, par laquelle on pouvait pénétrer facilement dans la vessie avec le doig indicateur; cette ouverture anormale était située près du col de l'utérus et à gauche de la paroi antérieure du vagin ; elle était en outre très-cachée derrière la symphyse, où le vagin avait contracté de fortes adhérences. La malade était en outre atteinte d'un ancien prolapsus du rectum, quand elle consulta M. Simon dans le printemps de l'année 1857.

Au mois de juin 1857, M. Simon coupa le prolapsus du rectum avec l'écraseur; 3 pouces et demi à 4 pouces furent enlevés au rectum avec une portion du péritoine, de la grandeur d'une pièce de 5 francs, cependant la malade guérit en peu de temps, sans avoir éprouvé aucun symptôme de péritonite. La femme fut renvoyée chez elle pour recouvrer ses forces.

En mars 1858, la malade revint voir M. Simon pour être traitée de sa fistule. Celle-ci était presque inaccessible à la vue; les divers spéculums et les autres instruments employés par M. Simon dans les cas de fistule ne suffisaient point. Il ne pouvait pas être question du rapprochement immédiat, car l'utérus, étant fixé à la symphyse par des brides cicatricielles, ne pouvait pas être déplacé.

Au mois de mars 1858, M. Simon pratiqua aussi bien que possible l'avivement et la réunion des bords de la fistule au moyen de trois sutures; après une grande fatigue, l'opération fut terminée au bout de trois à quatre heures. Il survint, pendant l'opération, une hémorrhagie assez considérable, qui fut arrêtée avec de l'eau froide. Dans le traitement consécutif, on plaça une sonde à demeure dans la vessie. Il y eut une dysurie continuelle et des contractions douloureuses de la vessie; en même temps, il survint des symptômes de péritonite avec forte fièvre.

Tous ces accidents ne cessèrent que vers le septième ou huitième jour. Il y eut insuccès complet et la fistule fût agrandie.

Deuxième opération au mois de mai. M. Simon éprouva pour faire l'avivement et la réunion les mêmes difficultés que pendant la première opération : Grande hémorrhagie arrêtée par la ligature d'une artère vésico-vaginale; cinq sutures; l'opération dura trois à quatre heures; sonde à demeure; symptômes de péritonite et ténesme vésical qui ne cessèrent que vers le septième au huitième jour; insuccès complet.

Après ces vaines tentatives, M. Simon perdit l'espérance d'obtenir la guérison par la réunion des bords de la fistule et songea à l'oblitération du vagin. Au commencement d'août 1858, il fit cette opération pour la première fois; elle fut suivie d'insuccès. Vers la fin de septembre, l'oblitération transversale du vagin fut tentée de nouveau et pratiquée à 3 centimètres de l'orifice de l'urèthre; l'avivement de la membrane muqueuse fut fait sous forme d'anneau; la réunion s'effectua avec neuf points de suture qui pénétraient en partie dans la vessie et dans le rectum. Dans cette dernière opération, MM. Hecker, Esmarch et Spiegelberg avaient aidé M. Simon; mais, quoique la réunion fût faite dans les deux cas avec la plus grande exactitude, les deux dernières opérations échouèrent complétement. Ces résultats négatifs étonnaient d'autant plus M. Simon que l'opération lui avait presque toujours réussi dans d'autres cas. Il crut trouver l'explication des insuccès, dans l'ablation d'un morceau de 4 pouces au rectum qui avait été faite auparavant. En effet, cette circonstance privait la paroi du vagin d'une grande partie des vaisseaux qui devaient fournir les matériaux nécessaires à la réunion plastique. Ne pouvant pas remédier à cette complication, et la rétraction de la cicatrice ayant manqué, ce qui aurait amené le rétrécissement du vagin, M. Simon perdit l'espoir d'obtenir la guérison au moyen de l'oblitération de ce conduit, et y renonça.

Vers le printemps de 1859, le chirurgien se procura les instruments de M. Sims, avec lesquels ce dernier avait obtenu de très-beaux résultats en faisant usage des fils d'argent pour la suture. La cinquième opération fut donc exécutée par le procédé de M. Sims, au mois de juin de la même année. Au moyen du spéculum de ce chirurgien et de la position sur le décubitus latéral gauche l'exploration du vagin fut plus facile que dans les autres opérations; mais la fistule était si profonde et tellement cachée derrière le pubis, que l'opération ne put être exécutée avec l'exactitude désirée. L'opération dura trois heures et fut aussi pénible pour la malade que fatigante pour l'opérateur. Dans l'avivement, la muqueuse vésicale fut respectée M. Simon arriva à placer, avec de très-grandes difficultés sept fils d'argent, et les bords de la plaie furent réunis en tordant simplement les fils. Une sonde à demeure fut placée dans la vessie. Après l'opération, de graves accidents survinrent : catarrhe et ténesme vésical atroce, fièvre, langue sèche, ventre très-sensible à la pression, et, le troisième jour, la région inguinale gauche donna à la percussion un son mat. La sonde fut nettoyée dix à douze fois dans les vingt-quatre heures; on fit des injections chaudes dans la vessie, et on administra de fortes doses de morphine. Le sixième jour, l'urine passant par la fistule, la sonde fut supprimée. Dans le huitième et le dixième jour, les fils furent enlevés. La fièvre, qui avait diminué peu à peu, depuis le sixième jour, disparut tout à fait vers le quatorzième. Ce même jour on examina le vagin. La fistule n'était cicatrisée en aucun point et tellement agrandie qu'on pouvait introduire deux doigts dans la vessie.

Voyant que les instruments de M. Sims ne suffisaient pas pour mettre à nu complétement la fistule qui était presque inaccessible à la vue, M. Simon fit une nouvelle tentative par son procédé décrit dans ce travail.

Au mois de septembre 1859, M. Simon pratiqua la sixième opération en présence du professeur Roser. La malade fut chloroformée dans la position sacro-dorsale (Steiss-Rückenlage), et la paroi recto-vaginale fut fortement déprimée vers le sacrum avec un spéculum en gouttière ayant un manche long, tandis que le pli cicatriciel, qui cachait la fistule en avant fut déprimé contre la symphyse avec le spéculum plat. Un levier mis à droite aidait le déplissement latéral de la fistule qui était située à gauche du vagin. En élargissant fortement ce canal, il devint plus court; la cloison vésico-vaginale dans laquelle siégeait la fistule devint verticale et se rapprocha de l'entrée du vagin. Tous les replis, qui avaient tant gêné dans l'opération précédente, furent aplatis, et les bords de la fistule tellement tendus que l'opération put être faite avec la plus grande exactitude. Le chirurgien coupa obliquement les lèvres de la plaie, et donna à l'avivement la forme d'un entonnoir profond; en même temps il rafraîchit la lèvre antérieure du col de la matrice. Une artère, grosse comme une plume de corbeau (sans doute l'artère vésico-vaginale), fut coupée et donna beaucoup de sang; elle fut liée, et le fil conduit au dehors en passant par la vessie et l'urèthre.

Pour faire la coaptation des bords et les maintenir réunis, M. Simon employa 4 points de *suture de rapprochement* et 5 de *réunion* avec de la soie très-fine. Ces points de suture furent serrés modérément.

Traitement consécutif *sans sonde à demeure.* On ordonna à la malade d'uriner volontairement toutes les fois que le besoin s'en ferait sentir. Les suites de l'opération furent des plus bénignes, si ce n'est quelques petites douleurs et cuissons qui se montraient de temps en temps du côté des organes génitaux. Quoique les fils pénétraient jusque dans la vessie, l'urine n'était pas aussi trouble que dans l'opération antérieure.

Au huitième jour, les sutures furent enlevées. La fistule était presque complétement guérie, car il n'en restait qu'un pertuis de la grandeur d'un pois.

Au quatorzième jour, on retira le fil de la ligature de l'artère passant par l'urèthre.

Vers le printemps de 1860, une septième et dernière opération fut pratiquée. Le pertuis fistuleux avait été auparavant cautérisé avec le nitrate d'argent et le cautère électrique, mais sans aucun résultat. L'opération fut faite de la même manière et avec les mêmes moyens que pour la sixième fois ; mais, pour faire la coaptation des bords, 4 point de *réunion* en soie fine furent employés seulement. *Pas de sonde à demeure.* Du sixième au septième jour, enlèvement des fils. *Guérison complète.* La cicatrice s'étend du côté gauche de la cloison jusque vers le côté droit de la lèvre antérieure du col, laquelle fut utilisée pour fermer la fistule. La guérison se soutenait un an plus tard ; elle pouvait conserver son urine quatre à cinq heures, et l'expulser volontairement.

OBSERVATION III.

Deux fistules vésico-vaginales : une qui était située à gauche, et par laquelle on pouvait passer un doigt dans la vessie; l'autre plus petite, mais très-difficilement accessible, était située à droite et laissait passer un stylet de trousse ; opération de la fistule gauche; insuccès (1858); opération successive des deux fistules à quatre semaines d'intervalle; mise à jour de la fistule au moyen des spéculums et des leviers; avivement en entonnoir profond; suture à deux rangées ; pas de sonde à demeure; guérison complète des deux fistules (août 1860).

Christine R....., âgée de 30 ans, souffrait depuis 3 ans d'une fistule vésico-vaginale, qui avait été produite par un premier accouchement très-laborieux et terminé avec le forceps. Un an après l'accouchement (1858), la malade fut soumise par d'autres chirurgiens à l'opération sanglante ; pas de succès.

A l'*examen*, M. Simon trouva à gauche de la cloison, une fistule vésico-vaginale qui laissait passer dans la vessie le bout du doigt. La fistule s'étendait vers le côté droit jusqu'au milieu de la lèvre antérieure du col, celle-ci était rudimentaire, tandis que la lèvre postérieure était anormalement grossie. En outre, on voyait à droite, et dans la partie la plus reculée de la cloison vésico-vaginale, un enfoncement dans la muqueuse du vagin de la grandeur d'un pois. On ne pouvait pas déterminer s'il y avait là une fistule qui conduisît à la vessie, car une sonde ne pouvait pas entrer dans cette cavité.

Le 1er août 1860, M. Simon opéra la fistule en présence de M. Kieter, professeur à Saint-Pétersbourg. La malade fut placée dans la position sacro-dorsale et chloroformée. Par l'élargissement du vagin, au moyen d'un spéculum en gouttière et d'un autre plat, la cloison vésico-vaginale se présenta comme une paroi verticale vis-à-vis l'entrée du vagin, et par cela même la fistule fut rapprochée considérablement de la vulve. Après cela, M. Simon aviva obliquement la fistule avec un couteau lancéolaire courbé latéralement, de manière que les bords avivés formaient un anneau allongé à deux angles. La réunion fut faite avec 7 points de suture en soie fine, 3 de *détention* ou de rapprochement, et 4 de *réunion ;* les fils furent modérément fermés. Dans l'avivement on comprit le rudiment de la lèvre antérieure du col de la matrice, et on le cousit avec la cloison. Après avoir noué les fils, l'urine continuait à couler par le vagin. Le chirurgien mit de nouveau à

jour la fistule avec des spéculums, et crut voir sortir l'urine de l'angle droit. On y
fit un point de suture en forme de 8, qui embrassait les tissus largement et profondément. Malgré cela l'urine coulait continuellement par le vagin. Cependant
M. Simon s'abstint de faire une autre suture, car il ne put déterminer le point
précis d'où sortait l'urine.

La malade fut reportée dans son lit, où elle conserva la position sur le dos.
Pas de son le à demeure. Après l'opération l'état général de la malade ne fut pas
troublé, mais elle eut des vomissements répétés les premier et deuxième jour par
suite de la chloroformation. Au sixième jour, on enleva les fils et la fistule fut
guérie. La malade fut examinée quatorze jours après. La cicatrice était longue de
2 centimètres et demi, et se dirigeait du côté gauche de la cloison vésico-vaginale
jusqu'au milieu du rudiment de la lèvre antérieure du col de la matrice.

Malgré la guérison obtenue, l'urine sortant continuellement par le vagin, ce
conduit fut de nouveau examiné avec la plus grande exactitude. Pour mieux con-
naître l'endroit d'où sortait l'urine, on remplit la vessie avec du lait; puis on
procéda à l'examen, et ou trouva enfin que le lait sortait d'un enfoncement de la
muqueuse qui existait au côté droit de la cloison. En sondant ce point avec un
stylet fin, celui-ci arrivait dans la vessie. Pendant un mois on cautérisa plusieurs
fois la fistule; mais, au lieu de guérison ou d'amélioration, l'écoulement d'urine
augmenta.

Un mois et demi après la guérison de la première fistule, M. Simon *opéra la seconde* en présence et avec l'assistance de M. le professeur Schultze, de Iéna. Dans
ce cas il aurait été impossible de rendre la fistule assez accessible par l'emploi
seul du spéculum de M. Sims, car la fistule était située dans l'angle le plus reculé
de la cloison; mais, après l'emploi simultané d'un spéculum large et plat et d'un
levier latéral, la cloison et la fistule se montrèrent de manière que l'opération fut
rendue possible. Toute la partie enfoncée, dans laquelle était située la fistule, fut
coupée et réunie avec 4 points de suture en soie fine. A cause de la situation de
l'ouverture anormale, l'opération fut très-difficile et dura deux heures. *Pas
de sonde à demeure.* Au septième jour les sutures furent enlevées. *Guérison complète.*

Six mois après la guérison, la malade fut examinée par M. Simon. La cicatrice
de la seconde fistule opérée était distante de la première d'un centimètre et demi,
et située du côté droit de la cloison. La femme retenait ses urines comme avant
d'avoir ses fistules.

OBSERVATION IV.

Destruction de la portion vaginale du col de l'utérus, de la cloison vésico-vaginale dans une grande
étendue et de la partie supérieure du fond de la vessie; oblitération du vagin immédiatement au-
dessous de l'utérus par la réunion des bords avivés de la fistule ; pas de sonde à demeure; vomissements répétés ; grande envie d'uriner et d'aller à la selle; guérison, excepté un pertuis produit
par un fil (août 1860); nouvelle opération sanglante (février 1861).

Mme F....., âgée de 48 ans, souffrait depuis dix ans d'une fistule vésico-vaginale produite par un accouchement difficile terminé avec le forceps. A l'examen, le 29 juillet 1860, M. Simon trouva une fistule de la grandeur d'une pièce
de 2 francs, située dans la partie supérieure du vagin; une grande portion de ce
conduit manquait, et il n'en existait qu'une prolongation sous forme de ruban à
la partie postérieure de la perte de substance. Le rudiment de la paroi postérieure du vagin adhérait encore à l'utérus, et celui-ci se trouvait caché derrière
les bords de la fistule. En introduisant par la fistule le bout du doigt, on sentait
la matrice et on pouvait passer la sonde utérine dans sa cavité.

M. Simon pratiqua l'opération, le 2 août 1860, en présence et avec l'assistance
de M. le professeur Kieter, de Pétersbourg. La malade était très-sensible et le
vagin très-étroit; la femme étant placée dans la position sacro-dorsale, on lui
administra le chloroforme. Le vagin fut ouvert autant que possible par les deux
spéculums (en gouttière et plat); les bords de la fistule furent tendus à l'aide de
crochets aigus et largement avivés avec le couteau lancéolaire. La prolongation
en forme de ruban de la paroi postérieure du vagin fut coupée de manière qu'on
empêcha toute communication entre l'utérus et la fistule. Après l'avivement des
bords, la perte de substance fut considérablement augmentée; car les lèvres de
la fistule étaient très-minces et durent être avivées largement pour obtenir des
surfaces saignantes dans de bonnes conditions et aptes à la cicatrisation.

Pour réunir les bords, on employa dix points de suture, cinq de rapprochement et cinq de réunion. Comme les bords avivés étaient formés par la cloison
vésico-vaginale en partie détachée de l'utérus et détruites, et en partie aussi séparées par l'avivement, en pratiquant la réunion, il en résulta une oblitération
du vagin immédiatement au-dessous de l'utérus.

Traitement consécutif sans l'emploi de la sonde à demeure; mais les vomissements qui survinrent par l'administration du chloroforme se continuèrent encore
plus forts après l'opération; pendant les premières trente-six heures, ils se sont
répétés toutes les deux heures. En même temps la malade éprouvait de grandes
envies d'uriner et d'aller à la selle, et des matières caillées furent expulsées pendant les deuxième et troisième jours. Au quatrième ces symptômes cessèrent.

Aux septième et huitième jours on enleva les points de suture. Malgré les acci-

dents fâheux qui survinrent après l'opération, pendant lesquels il a dû se produire un tiraillement considérable sur les bords réunis, néanmoins la fistule était
presque complétement guérie; car il n'en restait qu'un petit pertuis produit par
un fil. Ce petit trou, qui était situé verticalement sur la cicatrice qui avait une
direction transversale, était près du milieu, justement à l'endroit où le chirurgien
avait fait un nœud trop serré avec un fil de soie double pour empêcher le tiraillement.

Au 8 février 1861, on opéra la petite fistule restée. Elle fut avivée obliquement,
quoique son plus grand diamètre fût dans la direction de l'axe du vagin. Pour
avoir des bords avivés dans de bonnes conditions pour la réunion, on dut aviver
largement, et la fistule en fut agrandie. La réunion fut obtenue avec cinq points
de suture de réunion. Pendant l'opération on n'administra pas le chloroforme.
Dans le traitement consécutif pas de sonde à demeure. Point de réaction. On enleva les points de suture vingt-quatre heures après. Guérison complète.

Observations. — Dans ce cas, il y eut de remarquable une urgence d'uriner et
d'aller à la selle extrèmement douloureuse pendant les quatre premiers jours;
M. Simon dit n'avoir jamais vu un si atroce ténesme vésical et rectal. Il en expliqua la production, en disant que la paroi postérieure du vagin appliquée au rectum fut réunie avec la cloison vésico-vaginale; et par cela le rectum étant très-
tiraillé, le ténesme se produisit.

Dans les cas d'oblitération au voisinage de l'entrée du vagin, M. Simon n'avait
jamais observé un ténesme aussi considérable; peut-être parce que la paroi recto-
vaginale située près de l'ouverture du même conduit étant très-élastique, elle
n'a été que très-peu tiraillée.

La menstruation, supprimée pendant l'existence de la fistule, n'était pas encore
reparue quand M. Simon perdit de vue la malade; mais si elle s'est montrée de
nouveau, elle a dû sortir au dehors par l'urèthre.

OBSERVATION V.

Fistule vésico-vaginale produite par l'ouverture d'un abcès développé dans la cloison vésico-vaginale; cautérisation répétée avec le nitrate d'argent; pas de succès; opération sanglante et suture;
mise à jour immédiate de la fistule; suture de réunion seulement avec trois fils de soie fine; traitement consécutif sans sonde à demeure; guérison complète (février 1861).

Mme W....., âgée de 50 ans, a eu deux accouchements, le dernier il y a quatre
ans. D'une santé florissante, la malade avait continué à avoir ses règles jusque
dans les derniers temps. Il y a trois ans environ, la malade éprouva des douleurs
atroces dans la vessie par suite d'un refroidissement, lesquelles l'obligèrent à
rester plusieurs jours au lit. Elle remarqua tout à coup que l'urine sortait involontairement mêlée à du sang et à du pus. Quelque temps après cet accident

toute l'urine coulait involontairement. Peu à peu l'état de la malade s'améliora, et quand elle était assise ou couchée elle ne se sentait pas mouillée. En marchant la malade perdait son urine continuellement, et pour se préserver d'être mouillée, dans ce dernier cas, elle introduisait dans le vagin un tampon de linge fin qui était retiré seulement au moment d'uriner. Son médecin la traita pendant quelque temps avec des moyens internes, croyant que l'incontinence d'urine venait d'une paralysie du col de la vessie.

Examen. M. Simon trouva, à 3 centimètres environ de l'orifice de l'urèthre, une fistule par laquelle on pouvait pénétrer dans la vessie avec une forte sonde. La fistule était située dans la ligne médiane du vagin, et se dirigeait obliquement d'avant en arrière. Par le tampon que la malade employait la fistule se fermait, de manière que l'urine ne coulait pas par le vagin, même dans les grands mouvements.

M. Simon cautérisa la petite fistule avec le nitrate d'argent deux fois dans l'espace d'un mois, et rugina les bords de la plaie deux fois dans les deux mois suivants.

Au 6 février 1861, le chirurgien se décida à pratiquer l'opération sanglante. La malade étant placée dans la position sacro-dorsale et chloroformée, deux aides écartèrent les grandes lèvres de la vulve avec deux leviers latéraux, en même temps qu'on poussait en avant la cloison vésico-vaginale au moyen d'une sonde introduite par l'urèthre dans la vessie. De cette manière la fistule fut rapprochée de l'entrée du vagin, et opérée sans fatigue et proportionnellement en très-peu de temps.

Les bords de la plaie largement avivés dans une direction oblique furent réunis avec trois fils de soie fine placés en suivant une ligne. La suture de rapprochement ne fut pas nécessaire.

Traitement consécutif sans sonde à demeure. Au quatrième jour enlèvement des fils. *Guérison complète.* — Quatre semaines plus tard, la femme retenait son urine comme avant d'avoir eu sa fistule.

OBSERVATION VI.

Fistule vésico-utéro-vaginale superficielle ; large avivement des bords et réunion avec quatre sutures larges et profondes ; il resta deux petites ouvertures aux extrémités de la cicatrice (7 février 1861). Répétition de l'opération au douzième jour de la première ; enlèvement de toute la cicatrice où sont situées les fistules ; réunion avec six points de suture de réunion, larges, en soie fine et placés en ligne ; pas de sonde à demeure ; guérison complète (19 février 1861).

Mme Scheuch, âgée de 42 ans, avait accouché normalement de six enfants. Dans son septième accouchement, au printemps 1860, l'enfant se présenta dans une mauvaise position ; il fut retiré au moyen du forceps avec de grandes difficultés. Il survint une fistule.

Au 7 février 1861, M. Simon opéra la malade sans chloroforme. Elle fut placée dans la position sacro-dorsale; la fistule, mise à jour avec des spéculums en gouttière et deux leviers latéraux, les bords furent tendus avec des crochets et avivés. Le chirurgien plaça ensuite quatre points de suture en soie fine, et les fils furent passés à travers les bords d'arrière en avant. Les sutures n'étaient pas seulement profondes, mais larges, car elles furent passées dans les deux bords en un seul temps. Enlèvement des fils le quatrième jour. *Le milieu de la plaie se trouva fermé;* dans les deux angles de la cicatrice il existait deux pertuis fistuleux.

Le 19 février, douze jours après la première opération, le chirurgien opéra pour la seconde fois, il aviva la cicatrice entière avec les deux fistules, et il en résulta une plaie sous forme d'anneau allongé à larges bords. L'anneau des tissus coupé restant adhérent à la muqueuse de la vessie, il le sépara et le retira du vagin. Après l'avivement la fistule était tellement agrandie qu'on pouvait pénétrer facilement dans la vessie avec deux doigts.

Pour réunir plus exactement les bords de la plaie, six points de suture furent mis en traversant chaque lèvre séparément. Ces sutures embrassaient très-exactement les bords et les points où on avait fait pénétrer l'aiguille, n'étaient pas éloignés comme dans la première opération, mais tout à fait dans le voisinage des lèvres de la plaie (suture réunissante).

Traitement consécutif sans sonde permanente. Enlèvement de trois fils le quatrième jour. *Guérison complète de la fistule.* — Au cinquième jour la malade quitta le lit. Les trois autres sutures furent enlevées au dixième jour. La cicatrice était bonne, pas de pus ni de nouvelles fistules.

La menstruation s'était arrêtée depuis l'existence de la fistule, quatre semaines après l'opération elle n'était pas encore revenue. La malade pouvait retenir son urine comme quand elle était saine.

OBSERVATION VII.

Fistule vésico-vaginale au côté gauche de la cloison vésico-vaginale très-près de la portion vaginale du col; avivement large de la fistule; cinq points de suture en soie fine; pas de sonde à demeure: guérison complète.

Mme Heinemann, âgée de 33 ans. C'est la même malade que M. Simon avait traité au mois d'août 1857. Alors elle souffrait d'une fistule vésico-vaginale très-petite qui lui était restée après l'opération d'une fistule plus grande. Après avoir cautérisé avec le nitrate d'argent, la fistule était complétement guerie.

Trois ans après la guérison du pertuis fistuleux (septembre 1860), la malade accoucha pour la seconde fois, le travail fut aussi laborieux que le premier, et après trente-six heures de souffrances l'enfant fut retiré avec le forceps. Tout

de suite après l'accouchement, l'urine s'écoulait involontairement. En février 1861,
la malade consulta M. Simon. Ce chirurgien trouva à gauche de la cloison,
très-près de la portion vaginale du col (vaginal portion), une fistule d'environ
1 centimètre. Cette ouverture était cachée derrière un grand pli et séparée de
quelques lignes de la fistule précédente guérie depuis 3 ans.

Au 20 février, M. Simon pratiqua l'opération sanglante sans chloroforme. La
fistule était si difficilement accessible, qu'elle ne pouvait être mise à jour qu'à
l'aide de spéculums très-larges (en gouttière et plat) et un levier latéral. Le chirurgien aviva les bords en forme d'entonnoir très-profond si largement
qu'après l'avivement il pouvait arriver avec un doigt dans la vessie. L'avivement
pénétrait jusqu'à la muqueuse vésicale de laquelle on sépara un lambeau. On fit
la réunion des bords largement avec cinq sutures en soie fine. — Pas de sonde
à demeure. Néanmoins, après l'opération, l'urine dut être retirée deux fois de la
vessie avec la sonde (toutes les 3 à 6 heures), parce que la malade ne pouvait
l'expulser quand elle en avait envie. Suites bénignes, pas de réaction. Aux quatrième et cinquième jours, enlèvement des fils. Guérison complète.

La menstruation, qui auparavant avait été toujours régulière, se montra avec
abondance cinq jours après l'opération quatorze jours après la guérison, la
malade pouvait retenir son urine cinq heures.

OBSERVATION VIII.

Fistule vésico-vaginale au fond de la vessie ; cautérisation répétée et application d'érignes par un
autre opérateur ; amélioration (1858); opération sans dislocation de la fistule ; avivement en entonnoir profond ; la réunion fut faite avec la suture à deux rangées au moyen de la soie fine et de crin
de cheval ; guérison, excepté un pertuis fistuleux à l'angle gauche (1860); cautérisation répétée de
la fistulette ; guérison complète.

Mme Sthur, âgée de 42 ans, avait accouché six fois. Excepté deux (2e et 3e) accouchements terminés normalement, les autres nécessitèrent l'application du
forceps. Dans le septième qui eut lieu en 1857, la tête resta 18 heures dans le
bassin; il fut terminé avec le forceps. Tout de suite après le travail, l'urine commença à couler par le vagin, et lorsque son médecin la visita, il trouva une fistule vésico-vaginale qui admettait deux doigts dans la vessie. Le médecin cautérisa la fistule avec le nitrate d'argent, et la malade assure qu'il employa plusieurs
fois aussi des pinces-érignes après l'avivement. Au moyen de ce traitement l'écoulement involontaire d'urine diminua pendant deux ans, et la fistule fut tellement
réduite, qu'on ne pouvait arriver qu'avec le petit doigt dans la vessie, au lieu
qu'auparavant la fistule en admettait deux. — Dans cet état, la malade entra à
l'hôpital Jacob, de Leipzig, pour y être traitée.

M. Simon passa par Leipzig au printemps 1860, et le professeur Günther l'in-
vita à pratiquer l'opération. Au 19 avril, M. Simon procéda à l'opération en pré-

sence et avec l'assistance de MM. Günther, Schmidt, etc. — La malade fut placée
dans la position sacro-lombaire et chloroformée. L'utérus étant difficile à déplacer, la fistule fut mise à jour au moyen des spéculums et avec des crochets
aigus; ses bords furent tendus. Elle était située au bas-fond de la vessie à un
demi-pouce de la vulve. L'avivement fut fait en forme d'entonnoir profond et un
anneau rubané de tissus fut enlevé d'une seule pièce. Le chirurgien pratiqua la
réunion avec la suture à deux rangées, c'est-à-dire, trois sutures de rapprochement et quatre de réunion. Pour cinq sutures il employa de la soie fine et pour
les deux autres du crin de cheval.

Pendant les premiers jours, après l'opération, on laissa la sonde à demeure,
car la malade ne pouvait pas uriner dans la position qu'elle gardait sur le dos;
mais les jours suivants la patiente put vider sa vessie volontairement. Le deuxième
jour après l'opération il y eut fièvre qui dura jusqu'au dixième jour. Dans les
sixième, septième et huitième, M. le professeur Günther enleva les fils. L'enlèvement des sutures fut difficile, car les parties extérieures des organes génitaux
étaient enflées. Il passait par la fistule un peu d'urine.

Quatorze jours après l'opération, M. Simon eut l'occasion de passer par Leipzig
et il visita la malade. La fistule était guérie, excepté une petite fistule oblique à
l'angle gauche; les organes génitaux étaient encore enflés et ulcérés.

Après la guérison des ulcères, la fistule restée fut cautérisée deux fois (à peu
près cinq semaines la première et neuf semaines la deuxième, après l'opération)
par M. H. Günther avec le cautère électrique de Middeldorff. — Après la dernière cautérisation, la malade, qui pouvait retenir son urine plus d'un quart
d'heure, retourna chez elle. — Au mois de juin 1861, la malade fut visitée par
M. Günther, qui trouva la fistule complétement guérie. — La femme n'avait, depuis plusieurs mois, d'écoulement involontaire d'urine.

Dans les quatre observations qui vont suivre, la perte de substance
de la paroi vésico-vaginale était si considérable qu'on ne pouvait pas
espérer la guérison au moyen des opérations régulières, c'est-à-dire
en réunissant les bords de la fistule. Dans 3 cas on exécuta l'oblitération transversale du vagin; dans un quatrième cas, on pratiqua la
soudure du reste de la paroi uréthro-vaginale avec le col de la matrice qui était descendu près de la vulve.

OBSERVATION IX.

Perte totale du bas-fond de la vessie et d'une partie du canal uréthral, avec un prolapsus de la vessie
qui s'était renversée hors des parties génitales formant une tumeur grosse comme le poing, réunion
des bords de la fistule avec la suture à deux rangées, et guérison, excepté une petite fistule par laquelle une sonde pouvait passer (septembre 1857); cautérisation, rugination et opérations sanglantes répétées pour fermer la fistulette restée; pas de succès (1858 et 1859); séparation des lèvres
de la fistule qui avaient été réunies par l'opération antérieure, et oblitération transversale du vagin
par la réunion du restant de la paroi uréthro-vaginale, qui avait à peine 3 centimètres de longueur, avec la paroi recto-vaginale; guérison, excepté deux petits pertuis; réunion de ces pertuis avec des fils d'argent (procédé Bozeman); opération deux fois répétée; pas de succès; réunion
avec de la soie très-fine sans application de la sonde; guérison complète (1860).
(Continuation du cas 7 décrit dans les Appendices de Scanzoni, v. IV, p. 186.)

Mme Hahn avait éprouvé, par suite d'un accouchement difficile terminé avec le
forceps, une perte de substance très-grande de la cloison vésico-vaginale, par
laquelle la vessie renversée sortait et arrivait jusqu'au dehors des parties génitales externes, formant un prolapsus de la grosseur du poing. La perte de substance commençait à 3 centimètres du méat urinaire et comprenait toute la cloison vésico-vaginale jusqu'au col de l'utérus; et transversalement elle s'étendait
jusqu'aux parties latérales du vagin. L'utérus était descendu, et par cela même la
perte de substance de la paroi vésico-vaginale prenait la forme d'une fissure. On
pouvait arriver dans la cavité vésicale avec quatre doigts. Malgré cette énorme
perte de substance M. Simon, au mois de septembre 1857, tâcha d'obtenir la guérison par la réunion du restant de la paroi uréthro-vaginale avec la lèvre antérieure du col de la matrice et avec les parties latérales de la cloison vésico-vaginale. Les bords furent avivés et réunis au moyen de la suture à deux rangées
(huit sutures de rapprochement et six de réunion) et une sonde en permanence
fut laissée dans la vessie. La réunion de la plaie s'effectua dans toute son étendue,
excepté dans l'angle gauche de la cicatrice où il resta un pertuis qui laissait passer une sonde.

La petite fistule fut cautérisée une fois avec le fer rouge et deux fois avec le
nitrate d'argent sans avoir obtenu aucune amélioration. Cet insuccès ne décou-
ragea point M. Simon, et quelque temps après, il pratiqua de nouvelles cautérisations avec le nitrate d'argent; mais cette fois il remarqua que la fistule, au lieu
de se rétrécir, s'était agrandie.

Dans l'automne 1859, M. Simon pratiqua deux fois l'opération sanglante en
réunissant les bords avec la suture. Insuccès dans les deux opérations. Le chirurgien perdit l'espoir d'obtenir la guérison de la fistule en réunissant ses bords;
car ceux-ci étaient minces, adhérents à l'os et très-difficiles à décoller. Il se décida pour cela à pratiquer plus tard l'oblitération transversale du vagin, au-des-

sous de la fistule, laquelle fut exécutée au printemps 1860, de la manière suivante :

Pour que l'ouverture de communication entre la partie supérieure du vagin et la vessie ne devînt pas trop petite, M. Simon sépara les bords de la fistule dont il avait obtenu la réunion antérieurement. Il coupa la cicatrice de gauche à droite en partant de l'ouverture fistuleuse qui avait persisté; puis il rafraîchit le bord postérieur du restant de la paroi uréthro-vaginale, qui avait seulement 3 centimètres d'étendue; cette paroi était devenue libre par la séparation de la cicatrice. M. Simon aviva de la même manière les parties correspondantes des parois postérieure et latérales du vagin, dans une étendue de 2 centimètres à 2 centimètres et demi. La réunion des parties avivées fut obtenue avec neuf sutures de soie fine.

Traitement consécutif sans sonde à demeure. La malade pouvait se mettre à volonté dans la position sur le dos ou sur les côtés, et rendre son urine quand le besoin s'en faisait sentir. L'enlèvement des fils fut fait du sixième au huitième jour. L'oblitération s'était faite, excepté deux petites ouvertures qui étaient restées. Une de ces fistulettes était située au milieu, et l'autre à la partie gauche de la cicatrice.

Six semaines après la dernière opération, M. Simon aviva et réunit les bords des deux fistules par le procédé de M. Bozeman. Après avoir avivé largement les environs des deux pertuis, six points de suture de fil d'argent furent placés et assujettis sur une plaque de plomb, suivant les indications de M. Bozeman. L'application des sutures fut très-longue; car les fils se cassaient en les tirant et durent être remplacés. On enleva les sutures dix jours après l'opération : les fils avaient coupé les bords de la fistule jusqu'à la cicatrice de l'oblitération vaginale. La fistule qui était située au milieu de la cicatrice s'était fermée; mais malheureusement il s'en était formé une autre par la déchirure produite par un fil d'argent. Insuccès complet pour la fistule située à gauche.

Au mois d'août 1860, à peu près quatre semaines après la dernière opération, M. Simon pratiqua de nouveau la réunion de deux fistules. Il aviva largement les environs des bords, et réunit les surfaces rafraîchies avec huit sutures de soie très-fine. En faisant le nœud aux fils, le chirurgien eut la précaution de les serrer modérément pour éviter la déchirure des tissus. Cette fois, comme dans les dernières opérations, pas de sonde à demeure dans le traitement consécutif. Après l'opération, il survint du ténesme rectal et vésical qui dura trois jours malgré les moyens employés.

Dès le quatrième jour M. Simon enleva une grande partie des fils; et dans le cinquième, il retira ceux qui restaient encore; les deux fistules étaient fermées.

Au sixième jour, la malade quitta le lit. Le ténesme disparut peu à peu et enfin entièrement. La femme pouvait retenir son urine quatre heures, même en faisant des mouvements brusques; la rétention était complète, quoique M. Simon crai-

gnît une incontinence plus ou moins considérable, à cause de l'urèthre qui avait
à peine 3 centimètres de longueur (ce morceau d'urèthre fut encore un peu diminué par l'avivement, quoique celui-ci fût superficiel). Cet urèthre, pour com-
ble de malheur, avait été sondé jusqu'à son orifice sur la paroi recto-vaginale.

Six mois après la guérison, M. Simon reçut les meilleures nouvelles de la malade; elle continuait à se porter parfaitement; et seulement aux époques des
règles, qui s'effectuaient par la vessie, elle sentait souvent des douleurs au ventre
et plus souvent encore du ténesme vésical.

OBSERVATION X.

Fistule vésico-vaginale très-considérable avec soudure consécutive en forme de pont des parois du vagin; il y avait dans ce pont trois ouvertures par lesquelles sortait l'urine; ces ouvertures furent
cautérisées et ruginées plusieurs fois; pas de succès (1852 et 1859); destruction des adhérences du
vagin et oblitération transversale de ce conduit à 3 centimètres du méat urinaire; guérison, excepté deux petites ouvertures (2 juin 1859); réunion de deux fistulettes avec dix fils d'argent; guérison des deux ouvertures, mais en même temps deux trous, par où passaient les fils, restent fistuleux (août 1859); deux cautérisations avec le nitrate d'argent, et deux fois aussi avec le cautère
électrique; deux ruginations successives; pas de succès (août et novembre 1859); opérations successives des deux pertuis à six semaines d'intervalle; réunion des bords avec des crins de cheval
très-fins; pas de sonde à demeure; succès complet de l'oblitération transversale du vagin et guérison de l'incontinence d'urine (novembre 1859 et janvier 1860).

Babette Schenermann, âgée de 36 ans, souffrait depuis huit ans d'une fistule
vésico-vaginale, laquelle s'était formée par suite d'un accouchement difficile (Ier).
La tête de l'enfant, après être restée enclavée deux jours dans le bassin, fut extraite avec le forceps. Quatorze jours plus tard l'urine coulait involontairement.
La patiente fut très-malade après l'accouchement et dut garder le lit pendant six
mois. Enfin elle se remit et alla neuf mois après l'accident à Heidelberg où elle
resta trois ans. Là, elle fut cautérisée et ruginée plusieurs fois sans succès. Après
cette époque la malade fut reçue à l'hôpital de Pforzheim, où elle resta les quatre
années suivantes jusqu'à ce qu'elle vint consulter M. Simon au mois de juin
1859.

Dans la visite de la malade, qui était d'une constitution maigre et délicate,
M. Simon trouva le périnée déchiré jusqu'à l'ouverture de l'anus. Le muscle constricteur du rectum était intact, et les excréments pouvaient être retenus. Le
vagin était environ à 3 centimètres de l'urèthre et à 4 centimètres de l'ouverture
de l'anus, soudé en forme de pont. Il y avait dans ce pont trois ouvertures par
lesquelles l'urine s'écoulait dans toutes les positions. En même temps la malade
se plaignait de douleurs au ventre et dans la vessie, particulièrement à l'époque
de la menstruation, et quand elle avait du catarrhe vésical après un refroidissement.

Au 2 juin 1859, M. Simon coupa le pont entre les trois ouvertures pour visiter le fond du vagin et savoir la grandeur de la perte de substance de la cloison vésico-vaginale. Après cette séparation, il passa commodément avec le doigt par les points qui étaient soudés; immédiatement au-dessus de ces points, il arriva dans la vessie; mais il ne pouvait pas sentir s'il y avait une portion vaginale formant la limite antérieure, ni encore moins le bord postérieur de la perte de substance.

En vue de la disposition des parties, M. Simon se décida à pratiquer l'oblitération du vagin dans l'endroit où il avait coupé le pont. En conséquence le chirurgien pratiqua l'avivement du vagin dans les points qui étaient auparavant soudés: il rafraîchit très-exactement un anneau de tissus de 2 centimètres de large tout autour du vagin; puis il réunit les parties avivées avec huit points de suture en soie fine.

Traitement consécutif sans application de la sonde à demeure.—Suites bénignes; pas de fièvre ni d'altération de la santé générale.

Au cinquième et sixième jour on enleva les points de suture, et on vit que les parois vaginales étaient réunies, excepté deux petites fistules.

Au mois d'août 1859, la malade fut soumise à une nouvelle opération. Après avoir avivé les deux fistules, 5 points de suture de fil d'argent furent placés pour réunir les bords de chaque fistulette. Les sutures furent enlevées le sixième jour. Les parties avivées étaient bien soudées; mais il y avait encore deux nouveaux pertuis produits par les trous qui laissaient passer les fils.

Du commencement d'août jusqu'aux premiers jours de novembre, les deux petites ouvertures furent cautérisées deux fois avec le cautère électrique et deux fois avec le nitrate d'argent. Dans le même espace de temps, deux ruginations avaient été faites. Aucune amélioration ne fut obtenue par l'application de ces moyens.

M. Simon fut obligé de revenir à l'opération sanglante et à l'emploi de la suture; mais cette fois il n'opéra point en même temps les deux ouvertures, mais avec un intervalle de six semaines. Pour faire la suture, il employa des crins de cheval fins, appliqués pour la première fois dans la chirurgie.

A la fin de novembre, les environs de l'ouverture située dans la ligne médiane furent rafraîchis et réunis par six points faits avec des crins fins de cheval et très-près les uns des autres. Les nœuds des sutures exigèrent les plus grandes précautions pour que les crins ne se déchirassent point. Trois jours après on enleva les points de suture : la fistule était complétement guérie.

Six semaines plus tard, M. Simon opéra de la même manière la fistule restée dans l'angle gauche de la cicatrice. Il fit la réunion avec sept sutures de crins de cheval. Les sutures furent enlevées du troisième au quatrième jour. Guérison complète de cette seconde ouverture.

On employa le chloroforme seulement dans les premières opérations. Dans le traitement consécutif la sonde ne fut pas mise à demeure. La malade pouvait retenir son urine quatre à cinq heures. Pendant la menstruation, qui avait lieu par la vessie, la malade sentait souvent du ténesme vésical. Quand M. Simon revit la malade, la guérison existait depuis un an, et la santé générale de la femme était excellente. Malgré l'énorme perte de substance de la cloison vésico-vaginale, les restes du vagin et de la vessie formaient un récipient suffisant et commun aux règles et à l'urine.

OBSERVATION XI.

Fistule vésico-vaginale au bas-fond de la vessie; opération de la fistule six fois répétée par différents opérateurs; pas de succès; plusieurs cautérisations; même résultat (1856-1858); oblitération transversale du vagin par la soudure d'un reste d'urèthre de 2 centimètres environ sur la partie correspondante de la paroi vaginale postérieure; huit points de suture; une sonde à demeure fut laissée dans la vessie; enlèvement des fils du septième au huitième jour; il reste trois petites fistules; plusieurs cautérisations sans résultat (septembre 18 ;8); nouvelle opération : huit points de suture en soie fine; sonde à demeure; enlèvement des fils le dixième jour; insuccès (octobre 1859; plusieurs cautérisations; aucune amélioration; répétition de l'opération; huit points de suture en soie fine; pas de sonde à demeure; enlèvement des fils au cinquième jour; guérison de deux fistules; il reste un pertuis capillaire au milieu de la cicatrice; cautérisation deux fois répétée; guérison presque complète de l'incontinence d'urine (septembre et octobre 1860).

Marie Nagel, âgée de 28 ans, de petite stature et de faible constitution, souffrait d'une fistule vésico-vaginale qui lui était survenue à la suite d'un accouchement difficile. Le travail dura trois jours, et l'enfant vint mort; aucun moyen thérapeutique ne fut employé pour faciliter l'accouchement.—La malade fut opérée trois mois après l'accident; deuxième opération deux mois plus tard; et six mois après cette dernière elle fut opérée pour la troisième fois. La patiente assura qu'après la première opération, la plus grande partie de la fistule avait été guérie. Dans les opérations suivantes, on n'obtint aucune amélioration; la perte de substance fut même plus considérable qu'au moment de l'accouchement. — Deux ans après la formation de la fistule, la malade consulta un autre chirurgien, lequel pratiqua chez elle trois fois l'opération sanglante et la suture, de même que plusieurs cautérisations; mais aucune de ces opérations ne fut suivie de succès.

Au mois de septembre 1858, la malade consulta M. Simon pour la première fois. A l'examen du vagin, qui était très-court et très-étroit, le chirurgien trouva, à 2 centimètres tout au plus de l'orifice de l'urèthre, une fistule oblique située dans la paroi vésico-vaginale qui avait 2 centimètres de longueur et 1 centimètre de large. A gauche la fistule se terminait dans une cicatrice longue de 1 centimètre, et qui se terminait dans les parties latérales du vagin. Le bord postérieur de la fistule était formé par la lèvre antérieure du col de l'utérus, de manière que, après les six opérations pratiquées dans le sens longitudinal de la

paroi vésico-vaginale, il ne restait plus qu'un morceau d'urèthre de la longueur
de 2 centimètres. Le col de la matrice était éloigné de l'embouchure de l'urèthre
de 3 centimètres. Le col était arrivé dans ce point par la rétractation de la cicatrice au moyen de laquelle, dans les opérations précédentes; les bords de la fistule s'étaient réunis et avaient diminué la perte de substance longitudinalement.
Le bord antérieur de la fistule était très-mince et aigu ; la tension des lèvres de
la plaie était aussi très-considérable, de sorte qu'il était douteux d'obtenir la
guérison par leur réunion avec la suture. M. Simon se décida donc à pratiquer
l'oblitération transversale du vagin, qui permettait d'aviver superficiellement la
paroi de l'urèthre, de manière à laisser en bon état le muscle constricteur de ce
canal, qui était déjà en très-mauvaise condition pour obtenir la guérison.

Au 15 septembre 1858, le chirurgien fit l'oblitération transversale du vagin. Ce
qui restait de l'urèthre fut avivé, de même que les points correspondants des parties latérales et de la paroi postérieure du vagin. La surface rafraîchie avait la
forme d'un anneau de la largeur de 2 centimètres. Les bords furent réunis avec
huit points de suture en soie fine et les fils serrés modérément. Une sonde à demeure fut placée dans la vessie. Au septième et au huitième jour on enleva les
sutures. L'occlusion s'était faite, excepté trois petites ouvertures fistuleuses. —
Avec l'espérance que ces fistules se fermeraient par la rétraction de la cicatrice,
ou qu'elles deviendraient plus petites, M. Simon cautérisa souvent les pertuis fistuleux et laissa partir la malade.

En octobre 1859, la malade revint consulter M. Simon. Les petites fistules ne
s'étaient point fermées ; elles n'étaient pas même diminuées. Il se décida pour
cela à pratiquer l'opération sanglante; mais, comme une des fistules était dans le
milieu, et les deux autres dans les deux angles de la cicatrice, il aviva le reste du
vagin où était la cicatrice dans toute son étendue, et réunit les surfaces rafraîchies avec huit points de suture en soie fine. La sonde fut laissée à demeure dans
le traitement consécutif. — Après dix jours on enleva les sutures. Les ouvertures
étaient diminuées, mais non fermées. — Dans le cours de l'hiver, le chirurgien
cautérisa plusieurs fois les fistules avec le nitrate d'argent; et enfin, ne remar-
quant aucune amélioration, il renvoya la malade, car il ne croyait pas non plus
pouvoir la guérir avec une nouvelle opération sanglante à cause de la minceur
de la paroi du reste de l'urèthre.

En septembre 1860, lorsque M. Simon eut atteint le splendide résultat décrit
dans le neuvième cas, dans lequel il y avait seulement une petite et mince partie
de l'urèthre, il conçut de nouveau l'espérance de guérir la malade, et la fit venir
à Darmstadt. — Comme dans l'opération précédente, le reste du vagin fut avivé
en avant de l'endroit oblitéré, et la réunion fut faite avec huit points de suture
en soie fine. L'avivement s'étendait de la perte du vagin jusqu'au méat, et dans
la réunion on comprit même le bord libre de cet orifice ; car sans cela les sutures

n'auraient point tenu.—Traitement consécutif sans sonde à demeure dans la vessie. Le premier jour après l'opération, il y eut une telle rétention d'urine, que la
malade ne pouvait l'expulser avec les plus grands efforts. A cause de cela, on la
sonda toutes les trois à quatre heures. Après vingt-quatre heures la rétention
céda et la malade était à même d'expulser volontairement son urine étant couchée sur le dos. — Au cinquième jour on enleva les sutures. L'urèthre était soudée jusqu'à son embouchure avec la paroi vaginale. Les deux fistules de deux
angles étaient complétement guéries; celle du milieu avait encore une ouverture
capillaire qui fut très-difficile à trouver. Celle-ci fut cherchée quatorze jours
après l'enlèvement des sutures; car la malade remarqua qu'en faisant des mouvements brusques, elle perdait son urine qu'elle avait retenue pendant quelques
jours.

La fistule restée était située immédiatement au-dessous du méat urinaire. Pour
cautériser cette petite fistule, M. Simon employa un fil d'argent capillaire baigné
dans une solution de nitrate d'argent; car on ne pouvait pas pénétrer dans le pertuis avec le plus petit crayon. Après la seconde cautérisation la malade demanda sa
sortie, et on la laissa partir. Elle pouvait retenir son urine complétement, quand
elle était couchée, assise ou debout, ainsi que dans les mouvements doux; et elle
en perdait seulement une petite quantité quand elle faisait des mouvements brusques.—Il est probable que le pertuis, qui a été cautérisé deux fois, guérira
spontanément avec le temps; car il est très-fin et a un long trajet dirigé obliquement sous les débris de l'urèthre qui se sont cicatrisés.

Observations. — Ce qu'il y a de remarquable dans ce cas, c'est que
le petit morceau d'urèthre qui a été soudé jusqu'au méat urinaire
avec la paroi recto-vaginale, a été suffisant pour guérir l'incontinence de l'urine. Après la guérison, on s'est persuadé, par une expérience simple, que l'urèthre n'avait qu'une étendue de 1 centimètre et demi à 2 centimètres tout au plus. En effet, en introduisant
une sonde dans le canal, on arrivait sur le point soudé après avoir
parcouru un trajet de 1 centimètre à 2, et à ce moment l'urine sortait
en jet.

M. Simon eut l'occasion de présenter cette malade à M. le professeur Schultze, de Jena, et au Dr O. Rehberg, de Pétersbourg. En
sondant la malade, tous les deux se sont persuadés de la facilité avec
laquelle la malade remplissait le besoin d'uriner.

OBSERVATION XII.

Destruction de la paroi vésico et recto-vaginale, excepté une portion de l'étendue de 1 demi-centimètre de l'urèthre et d'une partie de la paroi recto-vaginale de la longueur de 3 centimètres ;
l'utérus était descendu jusqu'à l'entrée du vagin ; six opérations pour fermer la fistule de la vessie
par différents opérateurs ; guérison incomplète de la réunion de l'urèthre au col de l'utérus ; cautérisations répétées ; aucune amélioration (1846-1860) ; réunion complète du restant de la paroi
uréthrale avec le col de la matrice en fermant les trois ouvertures qui existaient ; guérison de la
fistule, mais incontinence d'urine par l'urèthre qui était insuffisante (août 1860) ; opération de la
grande fistule rectale ; réunion du restant de la cloison recto-vaginale avec la lèvre antérieure du
col de la matrice ; guérison, malgré l'urine qui baignait continuellement la plaie déjà réunie, rétention complète des matières fécales ; menstruation par le rectum ; cautérisation d'un pertuis resté ;
guérison complète de la malade (novembre 1860).

E.-V. R....., âgée de 43 ans, accoucha il y a quatorze ans à Luxembourg.
L'enfant avait une très-grosse tête.

L'accouchement dura trois jours et fut terminé par le céphalotribe et le mor-
cellement de l'enfant.

Aussitôt après l'accouchement, l'urine et les excréments sortaient involontairement. Grande fièvre et fort frisson, des gros morceaux des tissus sortaient
par les parties génitales, et quand la malade se rétablit après de longues souffrances, les parois vésico et recto-vaginales étaient détruites dans une grande
étendue, et la malade perdait continuellement ses excréments et son urine. Les
médecins consultés déclarèrent le mal incurable. — Quatre ans après l'accouchement, la malade éprouva des douleurs considérables du côté de la vessie,
lesquelles la forcèrent à chercher des secours à Berlin. Son médecin constata
qu'il s'était formé dans les restes de la vessie une concrétion pierreuse qui cau-
sait les douleurs. Le calcul fut enlevé, mais on ne put pas savoir si l'extraction
fut faite par l'urèthre ou par la vessie.

Trois fois on fit l'opération sanglante pour fermer la fistule à Berlin et on cautérisa très-souvent. Aucune amélioration n'a été obtenue par ces différentes
opérations. Après huit ans de souffrances, la malade vint à Cologne où elle se
soumit (d'après le conseil d'un médecin) pendant trois ans à des bains de siége ;
on lui pratiqua aussi, durant ce temps, trois fois l'opération sanglante. La fistule
recto-vaginale, quoiqu'elle fût très-grande et laissât passer toutes les matières
fécales, n'avait pas encore été opérée. Probablement on avait omis de traiter
cette dernière fistule, parce que l'incontinence d'urine était de deux maux le
plus grand, et parce qu'on croyait ne pas pouvoir atteindre un résultat favorable
en opérant la fistule recto-vaginale avant de supprimer l'écoulement continuel
de l'urine. En effet, ce fluide, qui était considéré jusqu'à ces derniers temps
comme une substance empoisonnante qui s'opposait à la guérison, coulait conti-

nuellement sur les bords qui devraient être réunis pour guérir la fistule recto-vaginale.

Au mois d'août 1860, quatorze ans après la formation de la fistule, la malade consulta M. Simon, et à l'examen, il constata avec M. Kieter, professeur à Saint-Pétersbourg, ce qui suit : Une tumeur dure remplissait l'entrée du vagin, de sorte qu'on la sentait aussitôt qu'on avait écarté les grandes lèvres de la vulve. Cette tumeur n'était autre chose que la matrice prolapsée. Le museau de tanche à moitié détruit était dirigé vers le rectum. Quand on voulait entrer dans la cavité de l'utérus, il fallait retirer le col de la fistule recto-vaginale, et diriger la sonde d'arrière en avant. Ce qui restait de la paroi uréthro-vaginale était soudé au col de la matrice, jusqu'au voisinage de l'orifice de l'urèthre. Il existait dans la cicatrice trois ouvertures : une à droite et deux à gauche. L'urine passait par ces ouvertures de même que par l'urèthre. En introduisant une sonde par ce canal, et en même temps une autre par la petite ouverture qui était située près du méat urinaire, on rencontrait la première à peu près à 1 centimètre et demi de l'orifice de l'urèthre, ce qui prouvait que la cloison uréthro-vaginale qui était soudée n'avait que cette longueur et que le reste de la paroi vésico-vaginale manquait. La vessie était très-petite, car on ne pouvait pas pénétrer avec la sonde dans sa cavité à plus de 3 à 4 cent. Cette cavité s'étendait par le vagin et le rectum jusqu'à l'anus, mais celui-ci n'était pas déchiré.

De la paroi recto-vaginale il n'existait qu'un morceau de 3 centimètres (en comptant du sphincter de l'anus), lequel se terminait en arrière et en haut, par une fissure oblique de la forme d'une demi-lune et de l'étendue du diamètre du vagin. La lèvre antérieure du col de la matrice formait le bord postérieur et supérieur de la fistule.

Pour décrire en peu de mots l'énorme perte de substance qui existait dans les organes génito-urinaires de cette pauvre femme, il faut dire que les parois vésico-vaginale et recto-vaginale étaient complétement détruites, excepté un morceau de 1 centimètre et demi dans la première, et 3 centimètres dans la seconde. L'utérus qui n'avait plus d'appui inférieurement, était descendu jusqu'à l'entrée du vagin et avait formé ainsi une paroi artificielle entre la cavité de la vessie et celle du rectum, et s'était appuyé par sa partie inférieure au reste de la paroi uréthro-vaginale et recto-vaginale. Tous les excréments et l'urine sortaient involontairement. L'urine s'écoulait par l'urèthre et par les trois ouvertures qui existaient entre ce canal et le col de la matrice, et les excréments s'échappaient par la fissure qui existait entre les débris du rectum et du col de la matrice.

La perte de substance de la paroi vésico et recto-vaginale, rendait impossible la réunion des bords pour restaurer cette double ouverture, qui était remplie presque entièrement par l'utérus descendu. Il était du devoir de l'art de compléter l'occlusion indirecte de deux fistules en soudant l'utérus avec les restes de la paroi recto et vésico-vaginale. Les opérateurs antérieurs à M. Simon avaient suivi cette voie. Le reste de l'urèthre était soudé avec le col de la matrice et avec le reste de la cloison vaginale antérieure, excepté trois petites ouvertures. M. Simon se proposait de fermer les trois ouvertures sous l'utérus, pour rétablir d'abord le cours de l'urine par la voie naturelle, et après, de réunir la paroi recto-vaginale avec l'utérus pour forcer les matières fécales à passer par l'anus.

Au 15 août 1860, M. Simon pratiqua l'opération en présence et avec l'assistance de M. le Dr Breisky, de Prague. Il rafraîchit le reste de la paroi uréthro-vaginale jusqu'à l'orifice, de même que la partie correspondante du col de l'utérus et les angles latéraux du vagin. Après l'avivement, il réunit les bords de la plaie avec huit sutures en soie fine placées en demi-cercle et s'étendant autour du col de l'utérus.

Traitement consécutif *sans sonde à demeure.*

Aussitôt après l'opération, presque toute l'urine sortit involontairement par l'urèthre et donna la triste certitude que la continence de l'urine n'était pas possible à cause de l'imperfection ou de la paralysie du muscle constricteur de l'urèthre. Aux sixième et septième jours on enleva les sutures et on vit *que les bords s'étaient soudés partout et fermaient les trois petites ouvertures.* L'état général de la malade avait un peu souffert, car l'opération très-longue et fatigante fut faite sans chloroforme. La patiente pouvait retenir son urine environ un quart d'heure, mais seulement quand elle était couchée sur le dos ou sur le côté. Quand elle se mettait debout ou marchait, l'urine sortait continuellement.

Au 6 novembre 1860, deux mois et demi après la dernière opération, M. Simon entreprit la seconde réunion de la perte de substance du rectum, en présence et avec l'assistance de MM. les Drs Becker, de Munich, Orth et Hegar, de Darmstadt. Le bord antérieur de la fissure oblique en forme de demi-lune qui était formée par le bord antérieur du reste du rectum qui avait 3 centimètres de longueur, fut rafraîchi jusqu'aux parois latérales du vagin dans l'étendue de 2 lignes. Le chirurgien aviva ensuite le bord postérieur et supérieur de la fissure qui était formé par le col de la matrice. Ici l'avivement comprenait la lèvre antérieure du col et ses parties latérales. La lèvre postérieure ne fut point utilisée dans la réunion, car elle était trop éloignée du bord de la paroi recto-vaginale, qui devait être réunie avec elle, et aussi parce qu'on la déplaçait très-difficilement.

La réunion fut faite avec 9 points de suture (dont 4 de détention et 5 de réunion) en soie fine.

L'opération fut longue et difficile, particulièrement aux angles de la perte de substance, car ils s'étendaient jusqu'aux parties latérales du vagin. — Pendant l'opération, l'urine coulait involontairement par l'urèthre sur les parties avivées, et après l'opération elle baignait constamment la plaie récemment réunie. Les suites furent bénignes et presque sans réaction.

Aux septième et huitième jours on euleva les sutures et on trouva que la plaie était *cicatrisée excepté une petite ouverture qui existait à l'angle gauche*. Au sixième jour après l'opération, la menstruation est venue. Le sang coulait dans le rectum et passait en partie par l'ouverture restée dans la vulve; mais on la détourna de cette voie en introduisant une canule dans l'anus.

Au quatorzième jour, la malade est allée à la selle pour la première fois, et rendit des matières fécales grosses et consistantes, et qui furent suivies de plusieurs autres selles liquides. La cicatrice paraissait assez solide, et tous les excréments, même les plus liquides, passaient par la voie normale. — Au dix-septième jour après l'opération, M. Simon cautérisa la petite fistule restée avec un petit crayon de nitrate d'argent, et quelque temps après la sortie de la malade, il reçut la nouvelle de sa *complète guérison*.

OBSERVATION XIII.

Johanna W..... était atteinte d'une *fistu'e vésico-vaginale* survenue après un accouchement difficile, terminé avec le forceps. La fistule était située tout près du col de la matrice et admettait une grosse sonde.

M. Simon pratiqua l'opération le 8 juin 1861.

L'avivement fut fait largement et dans une direction oblique. Cinq points de suture en soie fine furent appliqués. — Au cinquième jour on euleva quatre fils du côté gauche de la plaie, et le dernier fil fut retiré le onzième jour. — La fistule était guérie, excepté un pertuis qui resta au milieu de la cicatrice. La guérison complète fut obtenue au moyen d'une cautérisation avec le crayon de nitrate d'argent. Cette cautérisation fut pratiquée six semaines après l'opération. — La conjugata était 3 $\frac{1}{2}$".

OESERVATION XIV.

B. M..... était atte'nte d'une fistule vé.ico-vaginale très-considérable, qui s'était formée à la suite d'un accouchement laborieux et terminé avec le forceps.

A l'*examen*, douze.mois après l'acc de.t, M. Simon trouva l'état suivant: l'urèthre était oblitéré, et il n'en existait qu'un rudiment de 2 centimètres un quart. La perte de substance de la cloison vésico-vaginale comprenait tout le fond de la vessie, à partir du reste de l'urèthre jusqu'à la matrice. Les parties latérales de la cloison étaient réduites à quelques débris de un demi-centimètre de large. La muqueuse de la vessie faisait hernie à travers la fistule et avait adhéré très-largement à la paroi postérieure du vagin.

Pour obtenir la guérison de cette malade, M. Simon commença par percer avec le trocart l'endroit où était oblitéré l'urèthre, et par l'emploi de bougies de plus en plus grosses, le canal devint perméable au bout de trois semaines au cathéter le plus gros.

Après avoir rétabli le canal de l'urèthre, M. Simon sépara la muqueuse vésicale des adhérences qu'elle avait contractées avec la paroi postérieure du vagin.

Le 13 juillet 1861, huit jours après la destruction des adhérences de la muqueuse vésicale, le chirurgien pratiqua l'opération de la manière suivante : l'avivement des bords de la fistule jusqu'aux parties latérales [de la cloison vésico-vaginale fut excessivement difficile ; de plus, cinq artères donnaient du sang, et l'hémorrhagie fut arrêtée en partie avec la torsion et des injections froides. Pendant l'avivement, la hernie de la muqueuse vésicale fut réduite avec des morceaux d'éponge introduits dans la vessie. On a dû renoncer à la réunion d'avant en arrière, c'est-à-dire à la réunion du restant de l'urèthre avec le col de l'utérus et les parties latérales de la cloison, parce que la tension des bords dans cette direction aurait été trop considérable. Il réunit pour cela les brides latérales de la cloison vésico-vaginale, selon une direction longitudinale, après qu'il les eut mobilisées par des incisions longitudinales et profondes dans les parois latérales du vagin ; mais il ne pouvait séparer la partie moyenne de la cloison que dans une étendue de 3 centimètres seulement. En arrière, dans la direction de l'orifice de l'utérus, les bords avivés des parties latérales de la cloison reposaient en direction oblique sur la lèvre antérieure du col utérin déjà avivée, et c'est dans cette direction oblique que les parties furent réunies. M. Simon devait réunir de la même manière le bord antérieur de la cloison déjà réunie longitudinalement avec le reste de la paroi uréthrale selon une direction oblique. Il en résulta une suture qui avait cette forme $\bigwedge$, par la réunion des bords latéraux du vagin entre eux, avec la lèvre antérieure du col de l'utérus et avec la partie uréthrale de la paroi antérieure du vagin. Lors de la réunion, on eut à vaincre une tension considérable, et à cause de cela on fit la suture à deux rangées. Seize points de suture furent nécessaires pour obtenir la réunion exacte de la plaie. L'opération dura quatre heures, et on employa 6 onces de chloroforme.

Après l'opération, il survint des vomissements répétés et des envies d'uriner très-pressantes. Ces accidents durèrent plusieurs jours. Aucune urine ne pouvait se rassembler dans la vessie ; toutes les dix minutes elle était expulsée de la vessie, avec force et avec de grandes douleurs. Après le troisième jour, le ténesme de la vessie diminua peu à peu, et après le quatrième jour il disparut tout à fait. — Du sixième au dixième jour, on enleva les points de suture. *Toute la plaie était réunie excepté deux petites fistules.* Une de ces fistules était une petite fissure produite par un fil ; elle était située à 3 centimètres de l'orifice uréthral, à l'endroit où l'on avait eu à vaincre la tension la plus forte au moyen d'une suture de rapprochement. La seconde fistule était plus grande et laissait passer une

sonde dans la vessie ; elle était située très-près de la lèvre antérieure du col, là
où se réunissait la cicatrice longitudinale de la paroi vésico-vaginale avec la cicatrice transversale au moyen de laquelle la lèvre antérieure du col se réunissait à la cloison.

*Quatre semaines après l'opération, la petite ouverture antérieure s'était fermée
spontanément par la rétraction de la cicatrice, et neuf semaines après la suture, la
petite fistule postérieure était devenue tellement petite qu'on ne pouvait passer
qu'avec une sonde fine comme un cheveu. La patiente ne perdait que quelques gouttes
d'urine dans les forts mouvements et quand la vessie se remplissait trop.* Elle s'en
préoccupa si peu, qu'elle se considéra comme complétement guérie et partit pour
son pays. Avant son départ, M. Simon toucha avec la pierre infernale la petite
fistule et ses environs.

OBSERVATION XV.

N.-V. S..... avait eu, il y a huit semaines, un accouchement laborieux (présentation des fesses) qui dura trois jours et fut terminé avec le forceps. Dix
jours après cet accouchement, l'urine commença à sortir involontairement par
le vagin. — A l'examen, on trouva *deux fistules,* l'une uréthro-vaginale, située à
une distance de 2 centimètres et demi du méat, et l'autre, fistule vésico-vaginale, était située à 3 centimètres de l'orifice de l'urèthre. La première était
de la grandeur d'un pois, et par la seconde on pouvait arriver à la vessie avec
le bout du petit doigt. Les deux fistules étaient séparées par une portion de tissu
qui avait la forme de coin et de la largeur d'un quart de centimètre. Dans cet
endroit, la vessie s'était oblitérée et fixée à l'arc du pubis.

Eu introduisant la sonde par l'urèthre on ne pouvait pas arriver à la vessie,
mais on pouvait arriver par la fistule au vagin. Derrière le coin qui interrompait
la communication entre l'urèthre et la vessie, on pouvait arriver dans cette cavité par la fistule vésico-vaginale.

Avant de pratiquer l'opération, M. Simon détacha de l'arc du pubis la partie
en forme de coin qui oblitérait les parois de la vessie, il sépara en même temps
les deux fistules, et il transforma ainsi les deux fistules en une seule plus grande.
Il rafraîchit ensuite les bords de la fistule. La lèvre postérieure fut difficile à ra-
fraîchir, car elle était située dans un repli profond de la paroi antérieure du
vagin et très-cachée derrière l'arc du pubis. — La suture fut faite avec neuf
points de suture et dans une direction oblique. Huit de ces sutures étaient en soie
fine et une en fil d'argent.

Après l'opération, aucune réaction ne se manifesta. La patiente ne put vider sa
vessie volontairement que le quatrième jour, et pour obvier à cela on fit le cathétérisme toutes les deux heures. Les points de suture furent enlevés du cinquième au septième jour. L'anse de fil d'argent, ainsi qu'un fil de soie, s'étaient

enfoncés tellement dans les tissus, que M. Simon ne pût les retrouver, quoiqu'il fît des essais fréquents. Après cinq semaines il parvint enfin à retrouver le fil de soie, et après six semaines à retirer le fil métallique. Il trouva le fil de soie dans une petite ouverture environnée de granulations qui donnait un peu de pus et fut retiré par le vagin. L'anse métallique était tellement enfoncée qu'elle faisait saillie du côté de la cavité vésicale, et la muqueuse vaginale s'était soudée sur elle. M. Simon introduisit par l'urèthre une pince forte à crochets, et réussit à retirer le fil métallique par le méat urinaire.

Au 15 août 1861, la malade retourna complétement guérie à Dorpat. Quoique l'urèthre n'eût que 2 centimètres et demi de longueur, la continence d'urine fut complétement rétablie. — La conjugata mesurait un peu moins de 4 pouces.

OBSERVATION XVI.

La femme du secrétaire russe, âgée de 28 ans, consulta M. Simon pour se faire traiter d'une incontinence d'urine, en l'année 1861. Cette dame était accouchée pour la seconde fois en 1859; le travail fut difficile et on dut exécuter l'embryotomie. Les conséquences de cet accouchement furent une fistule vésico-vaginale, et un catarrhe vésical accompagné de douleurs si vives et si opiniâtres, que la malade fut forcée de garder le lit pendant trois ans. Elle fut traitée pour cela dans plusieurs établissements publics et privés de Moscou, et ce fut en vain qu'on essaya toute sorte de médicaments externes et internes, le ténesme persista.

A l'*examen*, M. Simon trouva une fistule vésico-vaginale longitudinale qui commençait à 2 centimètres et demi de l'embouchure de l'urèthre, et s'étendait d'avant en arrière jusqu'à la partie gauche du col de la matrice; son grand diamètre était à peu près de 2 centimètres. La muqueuse de la vessie faisait hernie à travers la fistule, et était couverte d'une couche d'un blanc jaunâtre, lardacée; elle saignait facilement et était très-douloureuse au moindre attouchement. L'urine avait une odeur ammoniacale forte et était mêlée à du sang et à des flocons de mucosités.

Après des injections d'eau chaude faites 2 fois par jour pendant quatre semaines, la couche lardacée muqueuse hernie disparut et l'urine devint claire; les douleurs avaient disparu presque complétement, de manière que M. Simon se décida à pratiquer l'opération. L'avivement fut fait largement en entonnoir profond, de manière que la fistule fut agrandie du double. On pratiqua la réunion avec cinq sutures de réunions et quatre de rapprochement. *Pas de sonde à demeure*.

Après l'opération, il survint des vomissements répétés par suite de la narcose du chloroforme et du spasme vésical. Tous les quarts d'heure l'urine était expulsée par les contractions douloureuses de la vessie.

Du quatrième au huitième jour on enleva les points de suture. *La fistule était il,*
complétement guérie. L'urine, qui était devenue trouble les premiers jours après
l'opération et mêlée à des mucosités, devint claire, et les douleurs de la vessie
cessèrent vers le huitième jour. La malade quitta le lit au dixième jour, et le
seizième elle put faire une promenade. A la fin du mois d'août 1861, six semaines
après l'opération, la malade partit pour son pays. L'urine était retenue trois ou
quatre heures avant que le besoin de vider la vessie se montrât. Le bassin de la
femme était rétréci dans son diamètre oblique à un haut degré.

<h3 style="text-align:center">OBSERVATION XVII.</h3>

Catharina Wolter avait eu, il y a cinq ans, un accouchement difficile terminé
avec le forceps, dont la suite fut une fistule vésico-vaginale. La conjugata était
de 3 $\frac{3}{8}$ de pouce.

A l'*examen,* M. Simon trouva le vagin oblitéré au trois quarts, tout près du col
utérin. Il y avait seulement, dans l'angle gauche, une ouverture par laquelle on
pouvait pénétrer avec le bout du doigt et qui donnait passage à l'urine. On ne
voyait rien de la portion du vagin supérieure au rétrécissement; mais, si on introduisait une sonde utérine par l'ouverture, et si on la dirigeait de gauche à
droite, on rencontrait le col de l'utérus; si on portait la sonde à gauche et en
haut, on arrivait à la vessie par une ouverture de la grandeur d'un pois.

Pour pratiquer l'opération, M. Simon élargit autant que possible le vagin et il
excisa la partie oblitérée, en partant de l'orifice situé à gauche jusqu'au milieu
du conduit vaginal, de cette manière la fistule fut rendue accessible à la vue.
Cependant l'ouverture fistuleuse était très-difficilement approchable, et M. Simon
fut obligé de couper un pli du vagin derrière lequel était caché le bord gauche
de la fistule. Il aviva très-largement les lèvres et les réunit avec cinq fils en
soie fine sur une seule rangée. *Pas de sonde à demeure.* Après l'opération la réaction fut minime. On enleva les fils du cinquième au dixième jour; *une petite*
partie de la fistule était seulement soudée. — Quatorze jours après l'opération, la
malade fut atteinte d'une fièvre intermittente très-opiniâtre qui dura plusieurs
mois, mais enfin elle fut rétablie au moyen de fortes doses de sulfate de quinine.

Le 15 octobre 1861, M. Simon pratiqua pour la seconde fois l'opération, mais
il ne réunit point les bords de la fistule comme dans la première opération, car
il avait observé que la lèvre postérieure de l'ouverture anormale ne pouvait être
suffisamment avivée par sa minceur et son approchabilité difficile. Il préféra
compléter l'oblitération du vagin, puisque cette oblitération pouvait s'accomplir
moins difficilement par la position des parties, et promettait plus de chances de
guérison. M. Simon rafraîchit les bords de l'ouverture située à gauche du point
oblitéré, ainsi que la paroi antérieure et postérieure du vagin. Sur la paroi an-

— 183 —

térieure l'avivement comprit le bord antérieur de la fistule vésico-vaginale. Ce bord fut rafraîchi jusque dans la cavité de la vessie et fut réuni avec la partie avivée correspondante de la paroi antérieure du vagin. La réunion fut faite avec une seule rangée de sept points de suture. *Pas de sonde à demeure.* Le cathétérisme intermittent fut fait deux fois, après cela, la malade continua à vider volontairement sa vessie.

Du sixième au septième jour, les fils furent enlevés. *La guérison fut complète,* à l'exception d'une très-petite fistule située à l'extrémité de l'angle gauche. Quatorze jours après l'opération, le pertuis fistuleux se ferma spontanément, ce qui compléta la guérison. Le vagin fut oblitéré très-près du col derrière le point oblitéré du vagin. La femme avait été régulièrement réglée jusqu'à l'apparition de la fièvre intermittente; les règles ont dû s'effectuer, après la guérison, par la vessie. La conjugata était de 3 pouces trois quarts.

OBSERVATION XVIII.

Mme W..... souffrait depuis trois mois d'une fistule *vésico-vaginale* survenue après un accouchement difficile terminé avec le forceps.

A *l'examen,* M. Simon trouva une fistule de la grandeur d'un pois, à peu près à 1 centimètre de distance de la lèvre antérieure du col, dans une cicatrice très-large et profonde.

Le 6 décembre 1861, M. Simon rapprocha la fistule immédiatement, puis, il aviva largement les bords de la fistule et enleva tout le tissu cicatriciel (avivement profond et infundibuliforme). La réunion fut faite avec cinq sutures de réunion. Pour quatre sutures, il employa de la soie fine et pour la cinquième un fil d'argent fin. Au septième jour, trois fils de soie furent enlevés, et le dix-septième, le dernier fil de soie et le fil d'argent. *La fistule était complétement guérie.* Aucun accident n'était survenu par le long séjour des fils de soie et d'argent. La suppuration qui existait dans les trajets des fils au moment de leur enlèvement était assez considérable; cependant elle disparut vers le huitième jour aux deux sutures qui sont restées dix-sept jours dans les tissus. *La sonde à demeure ne fut pas employée dans le traitement consécutif.* La conjugata mesurait près de 4 pouces.

OBSERVATION XIX.

Fr.-J. W....., avait depuis seize ans une lésion dans la vessie, survenue après un accouchement laborieux terminé avec le forceps. Cette lésion était la plus compliquée que M. Simon avait vue dans sa pratique. Elle ressemblait beaucoup à celle de l'obs. 15. Il existait deux fistules. L'antérieure, plus petite, était une *fistule uréthro-vaginale;* elle était située à 2 centimètres du méat urinaire, à peu près et au devant de l'arc du pubis. La postérieure était une *fistule vésico-vaginale*, de la grandeur d'une pièce de 5 francs, située au bas-fond de la vessie, à 1 centimètre et demi derrière l'arc du pubis, à peu près. Les deux fistules étaient séparées par un espace de 2 centimètres et demi, fermé par l'extrémité de l'urèthre et le commencement de la vessie. Ces deux parties étaient dans ce même endroit complétement oblitérées et réunies à l'arc du pubis.

Pour obtenir la guérison de ces lésions on ne pouvait pratiquer le même procédé opératoire que M. Simon avait exécuté dans le cas n° 15, c'est-à-dire l'excision de la portion de la vessie oblitérée qui séparait les deux fistules et la transformation de deux ouvertures en une seule ; car, dans le cas dont il s'agit dans ce moment, cette portion de la vessie était trop considérable. On ne pouvait penser non plus à rendre libre la portion oblitérée adhérente à l'arc du pubis, dont la largeur était à peu près de 1 centimètre, car elle était très-amincie et transformée en cicatrice. M. Simon exécuta donc les opérations suivantes en deux temps :

Pour rétablir la communication entre la cavité vésicale et l'urèthre, et en même temps pour faire l'occlusion de la fistule uréthro-vaginale, M. Simon raviva le bord antérieur de la perte de substance de l'urèthre, puis il détacha la cloison vésico-vaginale du côté postérieur de l'arc du pubis et la réunit avec dix points de suture, suivant une direction oblique avec le bord rafraîchi de la fistule uréthrale. Par cette opération qui réussit parfaitement, M. Simon avait fait un pont sur la portion oblitérée de la vessie réunie fermement à l'arc pubien, et la communication entre l'urèthre et la cavité vésicale était rétablie et en même temps la fistule uréthro-vaginale fermée.

Quatre semaines après l'opération antérieure, M. Simon procéda à l'occlusion de la grande fistule située au bas-fond de la vessie. Il aviva les bords de cette fistule très-largement dans la direction longitudinale du vagin et sous la forme d'un infundibulum profond. La réunion fut faite avec dix points de suture (de réunion et de détension). La guérison réussit à l'exception d'une ouverture de la grandeur d'un bec de sonde, située dans l'angle inférieur de la plaie. Cette petite fistule fut cautérisée plusieurs fois sans succès, et enfin elle guérit à la seconde opération sanglante.

La patiente guérit complétement, la continence d'urine fut rétablie quoique l'urèthre ne fût que de 2 centimètres de longueur. Les difficultés pour l'émission de l'urine qui existaient après la guérison par le rétrécissement de la vessie au-dessous de l'arc du pubis, disparurent presque complétement. Les cicatrices qui restèrent après le guérison avaient la forme d'un T. La conjugata était de 3 pouces et un quart.

OBSERVATION XX.

Fistule vésico-vaginale, de 3 centimètres d'étendue, datant de dix mois ; opération par la méthode américaine ; avivement difficile à cause d'une bride cicatricielle qui cachait la fistule, de même que par les mouvements désordonnés de la malade et le jour qui n'était pas favorable. Huit points de suture ; guérison complète à la première opération. (Par M. le Dʳ Foucher, chirurgien des hôpitaux et professeur agrégé de la Faculté de Paris) (1).

La nommée Alexandrine D....., femme Morel, âgée de 27 ans, me fut adressée dans les premiers jours de janvier 1861 par notre savant confrère, le Dʳ Dubois, d'Abbeville. Cette femme vient à Paris pour se faire opérer d'une fistule vésico-vaginale, et, grâce à l'obligeance de notre collègue M. Desormeaux, je puis la placer à l'hôpital Necker.

La malade est d'une bonne santé habituelle, cependant son teint est pâle, anémique. Deux premiers accouchements ont eu lieu sans la moindre complication. En 1863, grossesse gémellaire arrivée à terme ; l'accouchement fut pénible. Les douleurs se continuèrent pendant trois jours et trois nuits. Le forceps fut employé, les deux enfants se présentaient par le sommet ; l'un du sexe mâle naît à midi, l'autre du sexe féminin naît à six heures du soir.

Depuis l'accouchement, c'est-à-dire depuis dix mois, la malade n'a jamais éprouvé le moindre besoin d'uriner, et, dès le deuxième jour, elle a pu s'apercevoir que l'urine s'écoulait par le vagin. Aucun traitement n'a encore été fait.

Lors de l'entrée à l'hôpital, nous constatons que la malade perd continuellement ses urines, dans la position horizontale comme dans la position verticale ; la partie supérieure des cuisses et la vulve sont le siége d'un léger érythème. Le doigt, introduit dans le vagin, rencontre sur la paroi antérieure une sorte de bride transversale derrière laquelle se trouve une ouverture qui permet au doigt recourbé de pénétrer facilement dans la vessie ; immédiatement derrière cette ouverture et la limitant à sa partie postérieure, on rencontre la lèvre antérieure du col utérin dont l'orifice est large et déchiqueté. L'examen avec le spéculum univalve, la malade étant placée sur les genoux et sur les coudes, on aperçoit, en avant du col, sur la paroi antérieure du vagin, une sorte d'infundibulum au fond duquel se trouve une ouverture de 3 centimètres d'étendue. Cette ouverture, de forme ovalaire, a son grand diamètre à peu près transversalement dirigé, et se trouve en partie masquée en avant par un large replis cicatriciel que l'on doit déprimer pour faire un examen complet. La muqueuse vésicale se voit

---

(1) Nous devons cette observation à la bienveillance de M. le Dʳ Foucher, de même que l'observation 25.

au pourtour de l'ouverture large qui fait communiquer le vagin et la vessie et forme un bourrelet assez considérable. En arrière, on aperçoit le col de l'utérus mou, déchiqueté, saignant, et la lèvre antérieure limite en arrière l'orifice de la fistule.

La malade est soumise à un traitement tonique et aux injections vaginales astringentes.

Le 14 janvier, la malade prend une bouteille d'eau de Sedlitz, parce que l'opération doit être pratiquée le lendemain ; mais, comme le temps était très-sombre et que quelques-uns des instruments n'avaient pas été préparés, l'opération fut remise au lundi 18 janvier.

Le 18. La malade a été purgée la veille, et le matin a pris un lavement simple afin d'achever de vider l'intestin.

Opération. — M. Foucher commence l'opération à neuf heures et demie par un temps assez sombre. La malade est couchée sur le côté gauche, la cuisse gauche étendue et la cuisse droite fléchie sur le bassin. Le spéculum de Bozeman est introduit dans le vagin et en découvre toute la paroi antérieure; cependant, comme la fistule ne se voit pas bien, M. Foucher passe une anse de fil dans la bride antérieure qui masque l'ouverture, et exerçant une traction à l'aide de cette anse, il peut commencer l'avivement. Ce temps de l'opération est encore rendu difficile par la hernie de la muqueuse vésicale et par les mouvements intempestifs de la malade dont l'indocilité est extrême. Tout le pourtour de la fistule est d'abord circonscrit au moyen d'une incision circulaire, distante des bords de l'ouverture d'un centimètre, puis une incision perpendiculaire au bord antérieur faite avec la pointe du bistouri permet de saisir la muqueuse qui est excisée d'abord dans toute la moitié antérieure gauche de la partie antérieure, ensuite dans toute la moitié droite, de sorte qu'au moyen de deux coups de ciseaux l'avivement fut complet en avant. Les angles étant cachés par les parois latérales du vagin, on se trouve obligé, pour les mieux voir, de placer momentanément la malade sur les genoux et sur les coudes. Dans cette position, l'avivement des angles et celui du bord postérieur qui empiète sur la lèvre antérieure du col ont lieu sans autre difficulté que celle causée par l'écoulement de sang abondant. Cet écoulement, joint à l'indocilité de la malade, nécessite des temps d'arrêt pendant lesquels le vagin est rempli d'éponges.

L'avivement terminé, on procède, avec un jour très-défavorable, au passage des fils d'argent. Ces fils sont passés d'avant en arrière dans la lèvre antérieure, puis dans la lèvre postérieure, à un demi-centimètre de la partie avivée. Les plus grandes précautions sont prises pour qu'ils se correspondent exactement. Huit fils d'argent sont placés, et chaque chef de fil est tordu avec celui qui lui correspond, de manière à réunir exactement les lèvres de la plaie.

La suture n'était pas encore achevée que la malade témoignait le besoin d'uriner, qu'elle n'avait pas ressenti depuis dix mois. On place la sonde à demeure qui donne immédiatement issue à une petite quantité d'urine sanguinolente.

L'opération avait duré environ une heure; la malade s'était plainte plusieurs fois d'une fatigue excessive, l'amphithéâtre était mal chauffé; c'est à ces diverses causes qu'on attribue un léger frisson au moment où on la dépose dans son lit; on la place sur le dos, les jambes légèrement écartées et les jarrets soutenus par un coussin.

Deux heures après, la malade est bien, n'accuse aucune douleur et s'endort pendant un petit quart d'heure.

Quatre heures. Depuis un moment, malaise général; toux légère, envie de vomir, face rouge, pouls à 100 au moins.

A quatre heures et demie. Efforts de vomissements, pâleur extrême, lipothymie; selle involontaire, abondante, diarrhée noire et très-fétide. La sonde est restée en place. On nettoie la malade avec soin, et une injection d'eau tiède, peu abondante, est poussée doucement dans la vessie. Elle ressort immédiatement, et rien ne s'écoule par le vagin. L'urine continue de couler par la sonde goutte à goutte, un peu plus sanguinolente. L'état général est devenu meilleur, et la malade s'endort un peu vers sept heures et demie.

A neuf heures. L'état général est parfait, la malade n'est plus fatiguée; elle passe une bonne nuit, pendant laquelle la sonde ne se bouche point.

Mardi 19. La malade a faim, on lui permet deux œufs et du bouillon.

A cinq heures, la sonde n'est pas bouchée, mais l'urine coule moins vite. — Injection d'eau tiède, aussitôt rendue.

Mercredi 20. L'urine est devenue parfaitement transparente, sans mélange de sang. — On permet une côtelette.

Rien de nouveau jusqu'au samedi 23. A cinq heures, envies d'aller à la garde-robe. — Lavement simple; selle facile, molle.

Dimanche matin 24. On trouve la sonde engorgée de mucus et de sels calcaires. L'urine ne coule plus, mais la malade ne perd rien par le vagin. On enlève la sonde et on la remplace; il s'écoule aussitôt un grand verre d'urine.

La sonde à demeure reste jusqu'au jeudi, donnant toujours issue à des gouttelettes d'urine claire.

Le jeudi 28. M. Foucher enlève les fils et remplace la sonde. Une petite quantité de sang s'écoule par le vagin et semble venir de l'utérus. Ce serait, au dire de la malade, à peu près l'époque de ses règles.

Jeudi soir. Les règles continuent, mais l'urine sort par la sonde aussi claire et en quantité aussi considérable qu'avant la section des fils.

Samedi 30. L'écoulement de sang s'est arrêté. Le soir, envie d'aller à la garde-robe. — Lavement simple, selle molle et facile.

Dimanche 31. La sonde est un peu obstruée de sels calcaires et de mucus. L'urine est trouble et un peu sanguinolente; dans la crainte d'une cystite qui pourrait compromettre la réunion déjà obtenue, on enlève définitivement la sonde.

Dimanche soir. La malade a eu des envies d'uriner toutes les demi-heures à peu près, et se plaint d'une légère douleur pendant la miction. Pas une goutte d'urine ne s'est écoulée par le vagin.

Lundi 1er février. Les urines sont plus claires.

Mardi 2. La malade n'urine plus que toutes les heures, et l'urine est normale. Jeudi, on lui permet de se lever un moment dans la journée. Elle ne mouille pas plus les linges avec lesquels elle se garnit, qu'elle ne mouille son lit.

La malade reste à l'hôpital jusqu'au 17 février, se promenant presque toute la journée. Elle se dit parfaitement guérie, et un examen fait par MM. Foucher et Desormeaux confirme ce résultat.

La malade a écrit ces jours derniers (mars) à une de ses amies de l'hôpital que la guérison complète persiste, et qu'elle ne perd pas une goutte d'urine involontairement.

Réflexions. — Cette observation est intéressante à plusieurs points de vue. La hernie de la muqueuse vésicale, le siége de la fistule au fond d'un infundibulum et derrière un large repli cicatriciel qui la cachait en avant, ont été des complications qui ont rendu difficiles les divers temps de l'opération. M. Foucher, pour obvier à ces difficultés, a été obligé de changer momentanément le décubitus latéral gauche par la position sur les coudes et les genoux, ce qui lui permit de voir complétement les angles de la fistule.

Pour commencer l'avivement, au lieu de couper la bride qui cachait la fistule, M. Foucher s'est contenté de passer une anse de fil à travers cette bride et d'exercer une traction sur elle pour l'abaisser. Ce temps de l'opération a été encore rendu difficile par la hernie de la muqueuse vésicale et par les mouvements intempestifs de la malade, dont l'indocilité était extrême. Afin de rendre l'avivement aussi régulier que possible, le pourtour de la fistule a été d'abord circonscrit au moyen d'une incision circulaire distante d'un centimètre des bords de l'ouverture.

Malgré les difficultés que nous venons de signaler, l'opération n'a pas duré plus d'une heure, ce qui plaide en faveur du procédé opératoire mis en usage, et prouve aussi l'habileté du chirurgien qui a su vaincre tous les obstacles à mesure qu'ils se présentaient.

La réunion de la plaie fut si parfaite, que, malgré les efforts pour
vomir et pour aller à la selle qui survinrent immédiatement après
l'opération, pas une goutte d'urine ne s'écoula par le vagin. Ces accidents dus à un refroidissement, car l'amphithéâtre était mal chauffé,
firent craindre à l'insuccès de l'opération, mais il n'en fut rien, la
malade guérit parfaitement à la première opération.

OBSERVATION XXI.

Fistule vésico utérine; cas dans lequel une grossesse est survenue quatre mois après avoir pratiqué
l'oblitération du col utérin; deux opérations; guérison. (Cette opération a été pratiquée par
M. James-R. Lanne, membre du collége royal de Londres; *The Lancet*, p 207, 20 février 1861.)

C..... (R.), âgée de 45 ans, fut admise, pour la première fois, à l'hôpital Sainte-
Marie, au mois de mai 1862.

Cinq mois auparavant, elle fut accouchée de son second enfant; elle était à
terme et le travail dura vingt-quatre heures. Depuis cette époque jusqu'à son
admission elle perd ses urines par le vagin, et ses vêtements en sont continuellement imprégnés.

A l'examen, M. James trouva les grandes lèvres et les cuisses profondément
excoriées. La fistule était difficile à découvrir, car la cloison vésico-vaginale et
l'urèthre étaient sains dans toute leur étendue. C'est dans des cas pareils que la
fistule passe inaperçue, et l'incontinence de l'urine est attribuée à la paralysie du
col de la vessie. En examinant attentivement avec le spéculum on voyait une
petite quantité d'urine couler par l'orifice utérin. Celui-ci était assez large pour
admettre l'extrémité du doigt, et, en l'introduisant dans la cavité du col, M. James aperçut à environ un demi-pouce de son orifice une ouverture fistuleuse
qui faisait communiquer la vessie avec la cavité de la matrice. Une sonde, introduite par l'urèthre dans la vessie, pouvait être mise en contact avec le doigt
introduit dans le col utérin. Le diagnostic bien établi, la question était de savoir
comment remédier à la maladie. Deux procédés opératoires ont été indiqués par
M. Jobert. Le premier consiste à faire de larges incisions latérales dans le col
utérin et l'extrémité supérieure du vagin, afin de convertir le col en deux lam-
beaux, un antérieur et l'autre postérieur, par la séparation desquels on peut
arriver à l'ouverture fistuleuse et la fermer au moyen de la suture. Le second
procédé consiste à fermer l'orifice utérin dans le but d'empêcher l'écoulement
d'urine par le vagin; mais en laissant persister l'ouverture fistuleuse afin qu'elle
serve à donner issue aux règles par la vessie.

Le premier procédé est physiologiquement préférable, mais il expose les malades à des dangers plus considérables, comme il est prouvé par l'histoire du seul

cas opéré par M. Jobert, dont le succès fut excessivement douteux. C'est pourquoi M. James préféra le deuxième procédé.

L'oblitération du col utérin fut pratiquée le 14 mai 1862. Après l'avivement, les bords furent réunis au moyen de quatre points de suture d'argent. L'incontinence de l'urine fut arrêtée; de ce moment la plaie se cicatrisa très-bien, et, trois semaines après son entrée, la malade quitta l'hôpital complétement guérie. Elle a eu ses règles à travers la vessie, avant son départ, sans incommodité ni douleur, lesquelles ont continué régulièrement pendant trois mois. Vers la fin de l'année 1862, la malade se présenta de nouveau à M. James, lui disant que depuis le mois d'août ou septembre elle avait cessé d'être menstruée; qu'en outre elle se sentait grossir et éprouvait différentes sensations incommodes dans la région utérine.

A l'examen, M. James trouva qu'il y avait, à la région hypogastrique une tumeur qui semblait formée par l'utérus développé; mais, par l'examen vaginal, le col utérin paraissait aussi solidement fermé que quand elle quitta l'hôpital au mois de juin.

Dans ce cas il n'y avait qu'une supposition à faire; c'est-à-dire que l'ouverture fistuleuse s'était fermée momentanément, ou bien qu'elle s'était obstruée et bouchée; en conséquence, le fluide menstruel, ne pouvant pas s'écouler par la vessie, s'était accumulé dans la cavité utérine, ce qui avait été la cause de son développement et des symptômes observés. L'existence d'une grossesse ne fut pas supposée par M. James, car le col utérin était oblitéré.

Le traitement rationnel paraissait être de rouvrir le col utérin pour laisser échapper les règles qui s'étaient accumulées dans la cavité de la matrice. La malade fut réadmise à l'hôpital au commencement de février 1863. Le 10 janvier, M. James tâcha de réouvrir le col au moyen d'un petit bistouri guidé par le doigt; mais il ne put pas y arriver à cause de la mobilité de l'utérus et de la solidité de la cicatrice. Alors, après avoir mis à découvert le col utérin au moyen du spéculum et l'avoir fixé à l'aide d'une pince, il fit la ponction avec un trois-quarts à canule, laquelle ne fut point faite sans employer une force inattendue. Deux à trois gouttes de sang s'échappèrent seulement par la canule; mais M. James s'était convaincu que l'instrument avait pénétré réellement dans la cavité utérine, en introduisant une bougie, laquelle pénétra facilement à la profondeur d'environ 3 pouces. Le lendemain, après la ponction, une quantité considérable de liquide aqueux s'échappa par le vagin, et la malade éprouva quelques douleurs. L'écoulement d'eau cessa bientôt pour ne plus reparaître. Le jour suivant de cet accident, M. James apprit avec grande surprise que la malade, après avoir eu des douleurs pendant la nuit, avait expulsé un fœtus d'environ quatre mois. L'écoulement aqueux qui avait eu lieu n'était autre chose que le liquide amniotique échappé après la ponction des membranes. La malade s'est rapidement rétablie de sa fausse couche; mais la cicatrice formée par la première opération fut complétement détruite par le passage du fœtus, et l'urine s'échappait à travers le col utérin comme avant l'opération. Dans cet état, elle quitta l'hôpital le 10 février.

Le 14 mars 1863, la malade revint à l'hôpital réclamer pour la seconde fois l'opération. Celle-ci fut faite par M. James, de la même manière et avec le même résultat que la première. Rien d'anormal ne survint; la plaie s'est cicatrisée solidement et l'incontinence d'urine a cessé. La menstruation a eu lieu par la vessie huit jours après l'opération, et, trois semaines plus tard, la malade quitta l'hôpital complétement guérie. Le mois de septembre, six mois après la dernière opération, la guérison ne s'était pas démentie. La femme voyait ses règles par la vessie régulièrement et sans aucune difficulté. Pas une goutte d'urine ne passait par le vagin.

Comment expliquer la conception dans ce cas aussi curieux qu'intéressant ? Voici l'explication qui est donnée par M. James lui-même : « Ou bien le sperme est passé à travers l'urèthre et la vessie jusqu'à l'utérus, ou bien le col n'était pas complétement oblitéré. Il me répugne d'admettre la première supposition. Quant à la seconde, il faut supposer que, s'il existait réellement une ouverture, elle devait être excessivement petite, car on ne la découvrait pas par un examen minutieux et répété, et aucune goutte d'urine ne coulait par le vagin. En vérité, la réunion paraissait très-solide, vu les difficultés que j'ai constatées pour la détruire. Si la cicatrisation avait été moins solide, j'aurais pensé à la possibilité d'une petite rupture pendant le coït et à l'entrée du sperme par cette voie. Une petite ouverture ainsi faite aurait pu se refermer spontanément après la grossesse. Enfin je suis porté à croire qu'il existait un pertuis capillaire produit par une suture, laquelle avait disparu au moment d'enlever les fils et fut retirée très-longtemps après. Si cette dernière supposition est exacte, ce cas est très-curieux et démontre combien une si petite ouverture est suffisante pour l'imprégnation ; il est surtout intéressant aujourd'hui, que des grandes autorités proposent des incisions et la dilatation du col pour remédier à la stérilité. A ce propos, M. Nélaton a fait quelques remarques spirituelles, en comparant la grandeur des animalcules spermatiques avec le passage qu'ils sont destinés à traverser, et fait observer qu'un élargissement de l'orifice utérin au lieu de faciliter leur transit, doit sérieusement les embarrasser, car ils peuvent s'égarer dans leur chemin.

« On peut se demander si j'ai bien fait de répéter l'opération pour oblitérer le col de l'utérus. A mon avis c'était le meilleur parti à prendre : 1° parce que la grossesse était inexplicable, et je crois qu'elle était un accident exceptionnel et qui probablement ne se répéterait plus ; et 2° par l'innocuité de l'opération.

« Il est bien établi par des observations répétées que les règles peuvent avoir lieu par la vessie sans inconvénients. La fonction périodique de l'utérus n'est pas interrompue, et la vessie ne ressent aucunement le passage du sang menstruel. Au moment des règles, l'urine devient d'un rouge brillant et reste ainsi pendant quatre à cinq jours ; et si cette altération de couleur n'existait pas, la malade n'aurait point conscience de ce qui a lieu.

« L'interruption entre la cavité de l'utérus et le vagin est faite souvent avec succès dans les cas de fistules vésico-utéro-vaginales superficielles et profondes. Dans aucun cas la grossesse subséquente a été mentionnée, ce qui est une raison de plus pour rejeter l'hypothèse du passage du sperme par l'urèthre. M. Jobert fait mention d'un cas de grossesse dans lequel il avait oblitéré le col ; mais le fait n'est pas authentique. »

Réflexions. — Le zèle inventif, dit M. James, qu'on a déployé dans ces dernières années pour remédier à ces cas difficiles et pénibles est, dans mon opinion, digne de la plus grande recommandation, et je crois que notre profession, ainsi que le public, doivent être très-reconnaissants envers les personnes qui ont inventé ou perfectionné les méthodes actuellement en usage, parmi lesquelles le nom de M. Marion Sims, de New-York, actuellement à Paris, mérite une mention particulière, comme l'introducteur des sutures métalliques.

Ces opérations, par lesquelles l'orifice utérin est retourné vers la vessie, ainsi que celles qui consistent dans l'oblitération de cet orifice ont été plus d'une fois le sujet d'une critique défavorable, sous le prétexte que nous n'avons pas raison de rendre une femme stérile à tout jamais. La question peut être soutenue différemment, suivant le point de vue sous lequel on la considère ; j'accorde que s'il existait un autre moyen de remédier à cette incommodité, également efficace et exempt de danger sérieux, cette opération devrait en effet être condamnée ; mais en même temps, moi pour le moins, je n'ai aucune sympathie pour l'idée de condamner une malheureuse femme à vivre dans une condition qui la rendrait sale et dégoûtante vis-à-vis d'elle-même, de son mari et de toutes les personnes qui l'entoureraient, uniquement parce qu'elle ne doit point être exclue de la chance d'avoir sa part dans l'accroissement de la population.

OBSERVATION XXII.

Fistule vésico-vaginale située à la partie la plus élevée de la paroi antérieure du vagin. Le cul-de-sac antérieur de ce conduit avait disparu, et le col de l'utérus se trouvait ainsi en partie dans le vagin et en partie dans la vessie ; il existait à la lèvre antérieure de la fistule une bride cicatricielle qui la cachait en partie. Opération pratiquée par M. Marion-Sims; débridement de la fistule ; occlusion du vagin le 9 juin 1863 ; neuf points de suture avec des fils d'argent , mort de péritonite le quatrième jour de l'opération. Autopsie : le cul-de-sac recto-vaginal du péritoine était intact ; signes de péritonite, tubercules dans les poumons, foie gras, etc. Quelques points de la suture avaient coupé les bords de la fistule.

La nommée (M...., Cécilie), âgée de 25 ans, née et demeurant à Montigni-Langrais, département d'Aisne, entre à l'hôpital de la Faculté, le 14 février 1863, lit n° 24 de la grande salle des femmes, service de M. le professeur Nélaton.

Antécédents. Cette femme nous raconte qu'elle a eu deux accouchements. Le premier s'est terminé heureusement et l'enfant est venu vivant ; le second, au contraire, fut très-laborieux et dura trois jours ; l'enfant vint mort-né, et une sage-femme fut obligée d'intervenir pour terminer l'accouchement. Cinq jours après cet accouchement, qui a eu lieu en mai 1862, la femme s'aperçut pour la première fois qu'elle mouillait sous elle, et cessa d'éprouver toute envie d'uriner. Les suites des couches furent longues ; la malade garda le repos au lit pendant trois mois, car une inflammation, dit-elle, s'était développée au ventre et aux parties génitales.

Cette femme est de petite taille, d'un embonpoint médiocre et d'une constitution faible. Son intelligence est très-limitée, et cela, on le comprend, est une difficulté pour obtenir des renseignements sur son histoire.

Examen de la malade. La patiente étant placée dans le décubitus antérieur, M. Nélaton procéda à l'examen au moyen du spéculum de M. Sims. On ne trouve point de lésions à l'extérieur des parties. L'examen direct du vagin fait découvrir à la partie la plus élevée de la paroi antérieure de ce conduit une fistule vésico-vaginale au fond d'un entonnoir. Le cul-de-sac antérieur du vagin avait disparu, et le col de l'utérus se trouvait ainsi en partie dans le vagin, et en partie dans la vessie. L'examen précis de la fistule était rendu très-difficile à cause d'une bride cicatricielle qui la cachait en partie.

Quelque temps après, M. Marion Sims vint voir la malade, appelé qu'il fut par M. Nélaton. Il constata d'abord la présence de la bride cicatricielle dont nous avons parlé, laquelle, située au niveau de la lèvre antérieure de la fistule et dirigée transversalement, empêchait de voir l'ouverture anormale dans sa totalité. Cette dernière circonstance obligea M. Sims à faire le débridement de la fistule, avant d'entreprendre l'opération définitive. Cette opération préliminaire consista

25

à faire des incisions latérales libératrices qui permirent l'aplatissement de la bride cicatricielle et l'examen complet de la fistule.

Le col utérin était détruit dans sa plus grande partie ; la fistule était plus considérable qu'elle ne le paraissait avant le débridement, ses dimensions étaient de 4 à 5 centimètres à peu près ; sa direction était transversale ; la lèvre supérieure n'était éloignée de l'orifice qui représentait le col que d'un centimètre à peu près ; enfin, elle était située à côté de la ligne médiane et un peu à gauche de l'orifice utérin.

Pour maintenir les résultats du débridement, M. Sims introduisit dans le vagin jusqu'au col ainsi découvert une sorte de spéculum en verre, qu'il laissa à demeure pendant dix jours ; M. Nélaton en faisant la visite du matin le trouvait quelquefois déplacé, cependant on obtint le résultat qu'on s'était proposé.

Quelque temps après cette opération, la malade fut atteinte, dans le service, d'embarras gastrique et d'une bronchite qui dura longtemps. Elle se rétablit de cette maladie, mais continua à tousser de temps en temps. Quoi qu'il en soit, la santé de cette malade s'altéra notablement, soit à cause de son long séjour à l'hôpital, soit par l'existence de quelque lésion pulmonaire. En conséquence, M. Sims voulut l'envoyer à la campagne pour qu'elle reprît quelques forces avant de pratiquer l'opération.

M. Simpson, d'Édimbourg, étant à Paris à cette époque, M. Nélaton le pria aussi d'examiner la malade. Ce savant praticien fut d'avis que l'état de la malade n'était pas une contre-indication pour pratiquer l'opération, dont le manuel opératoire ne serait pas difficile ; il ne croyait pas non plus à la nécessité d'oblitérer le vagin pour guérir la malade. M. Sims, au contraire, croyait que l'oblitération du vagin était indispensable ; car la lèvre supérieure de la fistule, étant à peine d'un centimètre au plus, ne présentait pas assez d'étendue pour faire l'avivement et pratiquer la suture ; en outre, le col utérin étant en grande partie détruit, le chirurgien ne pouvait utiliser une des lèvres de celui-ci pour fermer la fistule comme il l'a fait dans d'autres cas avec succès. Quoi qu'il en soit, tout étant bien médité, M. Sims pratiqua l'oblitération du vagin le 9 juin 1863, à huit heures et demie du matin.

L'avivement de la lèvre inférieure de la fistule étant fait, de même que du côté correspondant de la paroi postérieure du vagin, l'opérateur fit deux petites incisions latérales pour faciliter la libre communication entre l'utérus et la vessie ; puis, et de la manière usuelle à M. Sims, il pratiqua la réunion au moyen de neuf sutures avec des fils d'argent.

Le reste de l'opération ne présenta rien de particulier. On n'employa pas le chloroforme. Avant de reporter la malade dans son lit, il fit une injection froide dans le vagin et plaça ensuite une sonde à demeure dans la vessie. La malade fut placée dans le décubitus dorsal, les jambes demi-fléchies.

Le jour même de l'opération, à cinq heures et demie du soir, M. Sims vint voir la malade. Il la trouva sans fièvre, sans douleur au ventre, qui était souple ; elle se plaignait seulement d'un peu de *cuisson*, surtout après une injection d'eau tiède dans la vessie faite par M. Sims. L'urinoire était plein d'urine très-peu sanguinolente et le vagin était sec. Le chirurgien examina la sonde après l'avoir retirée, et voyant qu'elle n'était pas obstruée, il la replaça et mit la malade dans le décubitus dorsal, position qu'elle conserva pendant la durée du traitement. M. Sims lui offrit une soupe, du bouillon, une cotelette ; mais elle refusa tout en disant qu'elle n'avait pas faim.

La malade n'a pas été à la selle depuis le lavement qu'on lui administra avant l'opération ; elle avait dormi dans la journée et allait très-bien. M. Sims envoya le soir son interprète pour savoir des nouvelles de la malade.

Le 10, tout continue bien. La malade n'a pas de fièvre, pas de douleur au ventre qui n'est pas ballonné ; la langue était normale, pas d'appétit : pourtant la malade avait mangé un peu de soupe.

Régime. Un bouillon le matin, une soupe le soir et du vin coupé avec de l'eau de Seltz pour boisson.

Le même jour à quatre heures et demie du soir, la malade éprouve à chaque instant des envies d'uriner ; elle n'a pas d'appétit ; quelques nausées, pas de vomissements. Elle avait pris dans la journée un bouillon, avait mangé des petits pois, et pris du vin coupé avec de l'eau de Seltz.

Le 11 au matin, la malade allait très-bien, mais à quatre heures du soir elle a été prise de fièvre, elle n'a pas accusé de frisson ; le ventre est sensible à la pression, rénitent, mais peu ballonné. La malade a vomi et a rendu le bouillon et les boissons liquides, même prises en petite quantité. Le pouls est petit et bat 140 fois par minute. Rien ne passait par la fistule. Même régime que la veille et un cataplasme sur le ventre, etc.

Le 12 au matin, la malade se plaint d'avoir passé une mauvaise nuit ; le ventre est sensible à la pression, le pouls bat 150 à 160 fois par minute : il est petit et filiforme. Le facies pourtant n'est pas grippé, ce qui a étonné MM. Nélaton et Sims ; mais la physionomie est un peu animée et les réponses de la malade aussi. Les deux chirurgiens quittent la malade, craignant des suites fàcheuses. Toute l'urine sortait par la sonde.

Traitement. M. Sims a ordonné du thé avec du rhum ; on continua à lui donner du vin coupé avec de l'eau de Seltz, des petits morceaux de glace et des cataplasmes sur le ventre.

A quatre heures du soir du même jour, l'état de la malade s'aggravait de plus en plus, elle vomissait tout.

Le 13 à 9 heures du matin, MM. Nélaton et Sims trouvent la malade dans un état très-grave. Le pouls bat 140 fois par minute, tandis que la veille il battait 150 à 160, le ventre était peu sensible et peu ballonné. Elle avait un grand vésicatoire sur le ventre qui était recouvert d'une grosse couche de ouate.

Traitement. Thé avec du rhum, des petits morceaux de glace, etc. ; mais la malade vomissait tout ce qu'on lui donnait. Les deux chirurgiens quittèrent la malade sans aucun espoir de la sauver, et en effet elle succomba le soir du même jour.

L'autopsie fut faite le 15 juin à 9 heures du matin. Les poumons étaient farcis de tubercules miliaires : il y en avait des masses considérables à la base des deux poumons, et autour de ces masses une congestion sanguine si considérable, que les poumons ne crépitaient plus dans ces endroits.

A l'ouverture du ventre, on trouva le foie gras des phthisiques (odeur du pâté de foie gras, etc.). L'épiploon était injecté de sang, de même que le reste du péritoine.

Dans la convexité des anses intestinales on remarquait des arborisations. Il y avait une grande quantité de pus très-liquide qui remplissait le petit bassin.

M. Golchac, interne de M. Nélaton, enleva avec soin les organes génito-urinaires pour les examiner le lendemain.

Le 16 juin au matin, M. Nélaton constata l'intégrité du cul-de-sac recto-vaginal du péritoine, examina extérieurement la vessie et l'utérus, les uretères, etc., qui ne présentaient rien de particulier.

On mit la pièce pathologique dans de l'alcool pour l'examiner plus tard.

Un de nos amis, M. le Dr Esteva, a eu l'occasion d'examiner l'état de la fistule quelque temps après, et voici les renseignements qu'il nous a donnés :

Le cul-de-sac recto-vaginal n'était pas compris par les points de suture ; les uretères et la vessie étaient intacts ; la réunion des bords de la fistule n'a pas été complète ; enfin, quelques points de suture avaient divisé les lèvres de la plaie.

OBSERVATION XXIII.

Fistule vésico-vaginale, de 2 centimètres d'étendue, datant de onze mois ; opérée par le procédé de M. Marion Sims. Première opération le 8 février 1864 ; quatre points de suture, suites bénignes, amélioration. Seconde opération le 19 mars (quarante jours après la première tentative) ; trois points de suture, suites bénignes ; il reste un petit pertuis fistuleux. Les deux opérations ont été pratiquées par M. le professeur Nélaton.

La nommée (P...., A.-M.) âgée de 32 ans, de taille moyenne et de forte constitution, entre à l'hôpital de la Clinique, service de M. le professeur Nélaton, le 8 décembre 1863. Elle est couchée au n° 10, dans l'un des petits pavillons de la salle des femmes.

Histoire. — C'est une femme bien conformée, de profession journalière, née à Jeffel (Prusse), demeurant rue de Rueil à Nanterre. Elle a été réglée à l'âge de 20 ans et a eu trois accouchements : le premier à l'âge de 27 ans, le second à 29 ans ; ces deux premiers accouchements ne présentèrent rien de particulier Il n'en fut pas de même de son troisième accouchement qui a eu lieu le 2 mars 1863 ;

celui-ci fut très-laborieux. Les douleurs expultrices (car elle en explique très-bien les caractères) se montrèrent vers six heures du soir et continuèrent régulièrement jusqu'à minuit ou une heure du matin. A ce moment, des coliques et des vomissements survinrent, les douleurs s'arrêtèrent et le travail ne fit plus de progrès ; en même temps, le cordon vint faire procidence à la vulve. — Elle resta dans cet état jusqu'à onze heures du matin. A ce moment, il survint une grande hémorrhagie pour laquelle on appela un médecin, qui ordonna une potion qui avait une couleur rouge, et fit remarquer que l'enfant se présentait par les fesses. Le travail ne faisant aucun progrès, deux applications de forceps furent faites, mais sans résultat. Un autre médecin fut appelé, lequel termina l'accouchement en faisant des tractions sur les pieds de l'enfant, qui fut retiré mort.

La malade ne remarqua rien de particulier les premiers jours après l'accouchement ; mais, vers le cinquième ou sixième jour, elle s'aperçut pour la première fois que toutes ses urines passaient par le vagin. A partir de ce moment, la malade a continué à perdre son urine par cette voie. Un mois après l'accident, la patiente remarqua que l'urine cessa de passer par le vagin pendant vingt-quatre heures, et elle avait pu uriner volontairement par la voie naturelle. Elle se croyait guérie, mais après les vingt-quatre heures, l'écoulement par le vagin recommença de nouveau.

Quand la malade est assise, elle peut conserver son urine pendant quelque temps, mais aussitôt qu'elle fait le moindre mouvement, l'urine sort par le vagin. Quand elle est couchée sur le dos, elle peut aussi garder son urine pendant un certain temps, mais au plus léger mouvement, et surtout quand elle se met de côté, l'urine coule par le vagin. — Sept mois après l'accident, les règles ont reparu et ont continué depuis régulièrement.

A *l'examen*, M. Nélaton trouva le bassin bien conformé. Le spéculum de M. Sims introduit dans le vagin, il fut plus facile de découvrir l'ouverture anormale dans le décubitus antérieur que dans le décubitus latéral gauche. La fistule est située près du col de la matrice ; elle est transversale, et ce diamètre a 2 centimètres d'étendue ; elle admet l'extrémité du doigt indicateur. Quelques brides cicatricielles existent au pourtour de la fistule. — Le col utérin est intact. Une grande mobilité de la cloison vésico-vaginale a été remarquée dans les divers mouvements d'inspiration et d'expiration de la malade.

Aucune opération antérieure n'a été tentée pour la guérir de son infirmité.

Le 8 février 1864, M. Nélaton pratiqua des incisions libératrices pour débrider les lèvres de la fistule.

Le 12, l'opération est faite par le procédé de M. Sims. La femme fut placée dans la position sur les coudes et les genoux, qui dans ce cas facilitait la mise à jour de la fistule. L'avivement fut long et difficile, car le jour était très-sombre, la malade placée loin de la fenêtre, et M Nélaton était en outre très-gêné dans ses manœuvres par la multitude de médecins et d'élèves qui l'entouraient de tous côtés. L'avivement terminé, on laissa reposer la malade pendant quelques instants avant de procéder au deuxième temps de l'opération. Pour le passage des fils, M. Nélaton a éprouvé aussi quelques difficultés, à cause de l'imperfection des instruments et de la mauvaise qualité des fils d'argent. En effet, les mors de la pince porte-aiguille étaient trop longs, et ne saisissant pas assez solidement le chas de l'aiguille, celle-ci se redressait souvent au moment de traverser les bords de la plaie, et l'opérateur était obligé de la replacer dans la direction voulue avant de faire une nouvelle tentative. Les fils d'argent se cassaient fréquemment, et le quatrième fil dut être changé pour cette cause après avoir été placé. Pour faire passer les deux derniers points de suture, M. Nélaton se servit de l'aiguille de M. Simpson, qui est très-commode pour ces sortes d'opérations. — La fixation des fils ne présenta aucune difficulté. L'opération dura une heure et quart à peu près, à cause des difficultés indépendantes de l'opérateur et que nous venons de signaler.

Les suites de l'opération ont été des plus bénignes. Le jour de l'opération, la malade ne se plaint que de la fatigue, à cause de la position qu'elle a gardée pendant les manœuvres opératoires. Toute l'urine passe par la sonde. Elle a eu quelques coliques légères.

Prescription : Des potages, tisane de groseille, 2 pilules le soir pour la faire dormir.

Le 13 et le 14, les coliques se répètent. Par la palpation, on voit que ce sont de véritables coliques, car les douleurs existent, non pas dans la vessie, mais sur la région sus-ombilicale. La malade dit qu'après l'expulsion de gaz intestinaux elle est soulagée. Pas de fièvre. Toute l'urine passe par la sonde : celle-ci est tombée deux fois et aussitôt elle a été nettoyée et replacée.

Le 15, la malade va aussi bien que possible. Depuis l'après-midi elle ne souffre plus de coliques. Toute l'urine passe par la sonde, et le vagin est sec : elle est tombée deux fois dans la journée et une fois la nuit ; mais on la replace tout de suite. Depuis l'opération, la malade n'a pas été à la selle.

Un régime exclusivement animal et quelques potages sont prescrits.

Le 18, on lui administre un lavement, et la malade va à la selle deux fois dans la journée.

Le 20, les fils sont enlevés, excepté un morceau qui reste dans la plaie. Quelques gouttes de sang s'écoulent au moment de retirer ces fils. La fistule semble parfaitement réunie. Toute l'urine passe par la sonde, qui est laissée en place.

Le 21, la malade est fort triste, car elle se sent mouillée. Les règles ont commencé à couler dans la journée et ont duré trois jours. L'urine qui sort par la sonde est un peu sanguinolente.

Les 22, 23 et 24, même état antérieur. La malade se sent continuellement mouillée. La sonde est nettoyée tous les jours et replacée. Depuis l'administration du lavement, elle n'a pas été à la selle.

Le 27, la malade voyant que toute l'urine passe par le vagin, supprime la sonde tout à fait.

A *l'examen,* M. Nélaton trouve que la fistule est réduite à un petit pertuis qui ne laisse passer qu'un stylet de trousse. Ce pertuis sera facilement fermé par une seconde opération. La malade dit que, quand elle est debout, une certaine quantité d'urine passe par l'urèthre, ce qui prouve que celui-ci a perdu une partie de son ressort par la permanence de la sonde dans la vessie ; car l'urine sort en même temps par le vagin, et celle qui sort par l'urèthre coule involontairement et seulement quand la malade est debout : c'est-à-dire, par l'action de la pesanteur du liquide.

Deuxième opération le 19 mars 1864. Trois points de suture simplement tordus. — L'opération dure quarante minutes. Le premier jour on ne remarque rien de particulier à noter.

Le 20, la malade se plaint de légères coliques, qu'elle attribue à la sonde à demeure : celle-ci fut nettoyée et replacée.

Le 28, on enlève les fils. La cicatrice est longitudinale et la fistule semble complétement fermée.

Le 29, la malade se sent mouillée de nouveau, M. Nélaton croit que l'urine filtre à travers les trous laissés par les fils.

Le 30 et le 31, rien ne passe par le vagin.

Le 2 avril, on examine la malade, et la cicatrisation paraît complète. Le 3, la malade quitte le service.

Le 12 du mois d'avril, la femme revient à l'hôpital. Elle assure que depuis le 5, l'urine a recommencé de nouveau à couler par le vagin, et la quantité de liquide perdue avait augmentée de jour en jour jusqu'au 12.

Un médecin, qui l'avait examinée en ville, trouva un pertuis fistuleux. Il est possible que cette fistule se ferme spontanément ou au moyen de quelques cautérisations.

OBSERVATION XXIV.

Fistule vésico-vaginale située au bas-fond de la vessie, dirigée obliquement de haut en bas et de gauche à droite ; elle est assez considérable pour admettre facilement deux doigts dans la vessie. Opération par le procédé de M. Marion Sims ; neuf points de suture ; amélioration. (Par M. le professeur Nélaton.)

Emilie H,...., âgée de 25 ans, de bonne constitution, de profession vigneronne, entre à l'hôpital de la Faculté, service de M. le professeur Nélaton, le 3 mars 1864, pour se faire traiter d'une fistule vésico-vaginale. Elle est couchée au n° 21 de la grande salle des femmes.

Au mois de décembre 1863, elle fut accouchée pour la première fois ; le travail dura dix-huit heures et se termina spontanément. Quatre à cinq jours après l'accouchement, la femme s'aperçut qu'elle perdait son urine par le vagin. Les règles, supprimées pendant cinq mois, ont reparu au bout de ce temps et ont continué depuis cette époque.

A *l'examen*, M. le professeur Nélaton trouva une procidence de la matrice, et une fistule vésico-vaginale, située au bas-fond de la vessie et dirigée obliquement de haut en bas et de gauche à droite ; elle est assez considérable et laisse passer facilement deux doigts dans la vessie.

Le 5 du mois d'avril 1864, M. Nélaton pratiqua l'opération par le procédé de M. Marion Sims. Après avoir avivé les bords de la plaie, 9 points de suture en fil d'argent furent employés pour obtenir la coaptation exacte de la plaie. L'opération ne présenta rien de particulier à noter et dura quarante minutes. — Après avoir tordu et coupé les fils, on fit une injection d'eau dans le vagin. La malade fut reportée dans son lit ; on appliqua la sonde à demeure, et on lui recommanda de garder le décubitus dorsal.

Le 6, bonne nuit, pas de douleurs ; l'urine coule bien par la sonde.— Jusqu'au 9, rien de particulier. — Le 10, la malade se sent mouillée.

Le 14, on enleva les points de suture, excepté un fil qui reste dans la plaie.— Le 15, on supprima la sonde, rien ne coulait par le vagin.—Le fil resté n'a pu être retiré. — Jusqu'au 18, rien de particulier ; la femme urine par la voie normale.

Le 26, l'urine coule de nouveau par le vagin quand la malade est debout ; mais non pas quand elle est couchée ou assise.

OBSERVATION XXV.

Fistule vésico-vaginale mesurant 19 millimètres dans son grand diamètre et 16 dans son diamètre plus petit ; opérée par le procédé de M. Bozeman. Première opération le 10 septembre 1862 ; quatre points de suture ; *insuccès*. Seconde opération le 14 juillet 1863 ; sept points de suture ajustés au moyen de deux tubes de Galli, sans l'emploi de la plaque de plomb ; guérison complète. (Par M. le Dr Guerlain, de Saint-Omer).

Voici le résumé de cette observation que nous devons à l'obligeance de M. le Dr Foucher :

X....., âgée de 26 ans, de bonne constitution, habite la campagne à 4 kilomètres de Saint-Omer.

Antécédents. — Devenue enceinte à la fin de l'année 1860, elle accouche pour la première fois le 12 mai 1861. D'après les renseignements qu'elle donne, le travail aurait commencé le 3 du mois de mai, à la suite de frayeur, et les douleurs ont continué jusqu'au 12 du même mois, époque à laquelle l'accouchement fut terminé par l'application du forceps. On ne l'a pas sondée et on ne lui a pas

.donné de seigle ergoté. L'enfant était volumineux, bien conformé, du sexe masculin, et mort depuis plusieurs jours. Le placenta a été extrait facilement par des
tractions modérées.

Quinze jours après ce travail pénible, la malade s'est sentie mouillée, depuis
lors, l'urine coule goutte à goutte et continuellement par le vagin; elle n'a plus
éprouvée le besoin d'uriner. — Depuis son accouchement les règles ne se sont
pas montrées une seule fois.

Le 14 août 1862, M. Guerlain examine la malade. Le bassin est bien conformé,
les fesses et les cuisses sont couvertes d'ulcérations superficielles qui sont accompagnées d'érythème.

A *l'examen* au spéculum, on trouve le vagin assez spacieux ; sa muqueuse rougeâtre et fongueuse suinte un mucus séro-purulent exhalant l'odeur urineuse.
Aussitôt que le spéculum est en place, on voit une large perte de substance dans
la cloison vésico-vaginale, par laquelle le doigt pénètre facilement dans la vessie.
Cette fistule a une forme assez régulièrement ovalaire ; son grand diamètre, qui
est oblique de haut en bas et de gauche à droite, mesure 19 millimètres ; son
petit diamètre, perpendiculaire au grand, mesure 18 millimètres au milieu. Les
bords de cette perte de substance sont assez réguliers, mais la muqueuse vaginale qui les entoure est mamelonnée et boursoufflée. L'extrémité inférieure de la
fistule est à 7 centimètres du méat urinaire; son extrémité supérieure empiète
sur le côté latéral gauche du vagin, à gauche de l'utérus, dont le col est fort
haut à droite, à 4 centimètres de la fistule. La solution de continuité présente
dans son milieu la forme d'un infundibulum.

La muqueuse vésicale fait hernie à travers la fistule.

La vessie ne conserve pas une seule goutte d'urine, et la malade assure qu'elle
se sent mouillée dans toutes les positions, aussi bien assise que couchée ou debout.

Opération. — Le 10 septembre 1862, par un temps sombre et pluvieux, en
face d'une petite fenêtre qui laissait passer très-peu de lumière, M. Guerlain
pratiqua l'opération par le procédé de M. Bozeman.

La malade avait été préparée la veille et l'avant-veille et avait pris de l'opium
le matin, jour de l'opération. Après avoir tracé une incision circulaire à la distance de 1 centimètre des bords de la plaie, telle que la pratiquent MM. Verneuil
et Foucher, la muqueuse vaginale fut disséquée de dehors en dedans par petits
coups et en dédolant. — Ce premier temps de l'opération fut fort long, parce
que la muqueuse était dure, irrégulière et anfractueuse. On dut laisser reposer
la malade après avoir avivé le côté droit du pourtour de la fistule.

A gauche, la difficulté pour l'avivement fut plus grande encore, car la fistule
était fortement enfoncée sur le côté gauche du vagin, il fallait faire tenir le spéculum obliquement pour que le bord gauche de l'instrument ne couvrît pas toute
l'extrémité supérieure de la fistule. La direction oblique de la plaie avait un

autre désavantage, c'est qu'elle produisait aux angles un infundibulum au point de réunion de la paroi antérieure et latérale gauche. Pour déplisser cet infundibulum, M. Guerlain employa sans résultat le moyen préconisé par M. Rames, qu'il modifia en introduisant la sonde et la baudruche par le méat urinaire. La fistule était trop étendue, et la baudruche, au lieu d'effacer l'angle, venait faire hernie avec la muqueuse vésicale et gênait l'opérateur. La position adoptée par M. Marion Sims fut essayée aussi pour faire disparaître cet angle, mais sans résultat. En raison des difficultés mentionnées, l'avivement dura près d'une heure.

Pendant l'exécution de ce premier temps de l'opération il y eut fort peu d'écoulement sanguin, mais il fallait éponger souvent l'urine un peu teintée qui refluait à chaque inspiration de la malade.

La surface avivée était fort étendue; elle avait plus de 2 centimètres transversalement, et près de 5 centimètres de haut en bas.

Le passage des fils présenta de sérieuses difficultés, car la malade était extrêmement fatiguée de la position et remuait à chaque instant. Quatre fils métalliques furent placés sur les lèvres de la fistule et ajustés à la plaque de Bozeman avec des tubes de Galli. Le second temps exigea une demi-heure.

Après avoir pansé la malade, on la reporta dans son lit, et une sonde à demeure fut placée dans la vessie.

Du 11 au 16 septembre, les suites de l'opération furent des plus simples : un peu de fièvre, un peu de fatigue et une légère uréthrite et vaginite. La sonde a bien fonctionné, et la charpie retirée du vagin exhalait l'odeur du pus de bonne nature, sans mélange d'urine.

Le 16. La sonde se trouve bouchée, la malade la retire, et reste plus de trois heures sans uriner, s'agitant, souffrant des reins et de la vessie, et faisant de grands efforts pour évacuer l'urine. A l'examen, on trouva un caillot sanguin au méat urinaire, qui a sans doute bouché la sonde. Le cathétérisme est fort douloureux et l'urine qui sort est purulente et fétide. Aussitôt que le spéculum est introduit dans le vagin, il sort un flot d'urine purulente par la fistule qui entraîne la charpie. On trouve la plaque de plomb soulevée, et un des fils médians avait coupé les tissus. Après avoir enlevé ce qui restait de la suture, on combattit la cystite et l'uréthrite par les moyens appropriés.

La malade sort le 20 septembre et retourne quelques mois après. La fistule est réduite à 16 millimètres dans son grand diamètre, ses bords sont réguliers; sous l'influence d'une sonde à demeure que la malade a portée assez régulièrement, l'urine ne passe point par la fistule, et l'érythème des fesses et des cuisses a beaucoup diminué.

La hernie de la muqueuse vésicale est réduite, et l'orifice fistuleux est ovalaire et taillé comme à l'emporte-pièce. La malade a des envies d'uriner quand elle reste sans sonde et elle peut satisfaire ces envies. Ainsi, par exemple, quand elle reste assise toute la journée sans sonde, elle ne perd plus d'urine par le vagin et peut faire sortir volontairement un jet d'urine par son urèthre (cela ne lui était jamais arrivé avant l'opération) ; mais, quand elle marche ou reste couchée, l'urine passe par la fistule tout autant qu'avant d'être opérée.

2e *opération*, le 14 juillet 1863. — Cette fois, le jour était plus favorable et la fistule dans de meilleures conditions pour être opérée ; l'avivement fut plus facile à faire, et ce temps de l'opération dura une demi-heure. Après avoir laissé reposer la malade pendant quinze minutes, M. Guerlain pratiqua la réunion au moyen de sept points de suture métalliques ajustés et fixés avec deux tubes de Galli. La réunion était linéaire, avait 4 centimètres d'étendue et semblait assez solide.

Le passage des fils présenta de sérieuses difficultés, car l'aiguille devait traverser les bords de la fistule, non pas de droite à gauche, ni dans le sens contraire, mais presque d'avant en arrière, au fond d'un infundibulum. Aussi le second temps de l'opération dura-t-il plus de dix minutes.

Les fils fixés, la sonde à demeure introduite, on fit le pansement, et la malade fut transportée dans son lit.

L'opération avait duré une heure, en comptant les différents temps de repos accordés à la malade.

Les trois premiers jours après l'opération, M. Guerlain remarqua un peu de fièvre, de somnolence due à l'opium, de fatigue due à la position, de l'embarras gastrique, qui disparaît, le 19 juillet, sous l'influence d'une garde-robe spontanée et de deux lavements. Ce même jour, on trouva un fil qui était tombé seul.

La sonde fonctionne bien, on la change de temps en temps, et on fait tous les jours le pansement. Pendant ces jours, il y eut un peu de vaginite et d'uréthrite qui cédèrent à l'emploi d'injections de noyer.

Le vendredi 24, dix jours après l'opération, deux fils ont tombé seuls ; on enlève les quatre qui restent.

Le samedi 25, la cicatrice est solide ; l'extrémité inférieure est lisse, unie et linéaire ; l'extrémité supérieure et le centre sont irréguliers ; on voit les points où les fils ont porté ; en ces endroits, on remarque un sillon dominé de chaque côté par des saillies.

La malade se lève avec sa sonde, se promène un peu, dort et mange bien.

Du 25 au 30, elle se lève de plus en plus longtemps, toujours avec sa sonde. Un peu de vaginite a été remarqué constamment.

Le 1er août, la malade urine seule et sans sonde ; rien ne passe par la fistule.

Du 2 août jusqu'au 8, on lui apprend à se sonder seule, pour qu'elle puisse vider sa vessie de temps en temps, quoiqu'elle urine fort bien volontairement. Ce conseil est donné dans le but de permettre à la vessie d'augmenter peu à peu de capacité et non pas brusquement.

La guérison complète est confirmée trente-huit jours après la dernière opération. La malade fait des longues courses sans perdre son urine, vide sa vessie volontairement et ne lève qu'une fois la nuit pour uriner.

Réflexions. M. Guerlain n'a pas employé la plaque de M. Bozeman dans la seconde opération, parce qu'il avait la conviction qu'elle avait contribué, avec le petit nombre des points de suture, à l'insuccès de la première opération. En effet, la perte de substance n'était pas rectiligne, mais presque transversale; il fallait donc ou que la plaque fît un angle pour s'appliquer exactement à la fistule, ou que le centre de la plaie fût tiraillé par les fils, si la plaque n'était pas coudée. Dans le premier cas, M. Guerlain craignait que l'angle, en pressant toujours dans un point, n'ulcérât les tissus, et s'abstint pour cela de couder la plaque, mais il s'était exposé à tirailler les lèvres de la plaie, ce qui en effet a eu lieu et explique l'insuccès.

Il faut dire aussi que M. Guerlain opérait pour la première fois, dans de très-mauvaises conditions, et qu'il avait choisi un procédé opératoire qui est aujourd'hui abandonné par ceux mêmes qui le prônaient avant l'arrivée de M. Marion Sims en France.

« Une chose digne à remarquer dans la seconde opération, dit M. Guerlain, c'est qu'après la guérison la réunion fut plus rapidement lisse et linéaire dans les points coupés par les fils qui ont tombé seuls, tandis que dans les endroits où les fils ont été coupés et enlevés la cicatrice était irrégulière. »

OBSERVATION XXVI.

Fistule recto et vésico-vaginale, compliquée d'une oblitération presque complète du vagin et de la destruction du col de la vessie et de l'urèthre; guérison au moyen de l'oblitération de la vulve par M. Baker-Brown. Première opération le 4 avril 1860; suture profonde au moyen de trois plumes d'oie réunies par des cordes et onze sutures métalliques placées superficiellement. La plaie se cicatrise dans l'étendue de 3 pouces, et il ne reste qu'un pertuis près du méat urinaire. Deuxième opération par le procédé Bozeman, le 16 mai; six points de suture; déchirure de la cicatrice par les efforts de la malade; amélioration. Troisième opération le 20: deux sutures profondes et trois superficielles; le pertuis se réduit, mais persiste. Cautérisation avec le fer rouge. Quatrième opération le 27 juin; trois sutures d'argent. Le pertuis persiste; il se ferme spontanément quelque temps après la sortie de la malade du service (1).

Antécédents. D..... (M.-A.), âgée de 42 ans, fille, admise dans le service le

----

(1) *The Lancet,* p. 402, 19 avril 1862.

3 avril 1860. Il y a seize ans , M..... fut accouchée d'un enfant à terme et vivant. Le travail dura trente-six heures ; des instruments furent appliqués, mais la nature de ceux-ci est ignorée par la malade. Immédiatement après l'accouchement les matières fécales et l'urine s'échappaient par le vagin. Elle n'a jamais été traitée chirurgicalement.

A l'examen, M. Baker-Brown trouva le vagin presque complétement oblitéré par la suppuration , laquelle a détruit aussi le col de la vessie et l'urèthre. Il existait à l'entrée du vagin une fistule vésico-vaginale qui admettait le bout de l'index. A 2 pouces environ de l'anus, on trouva une large ouverture recto-vaginale à travers laquelle on pouvait sentir avec le doigt le col de l'utérus et à travers laquelle aussi les matières fécales passaient dans le vagin.

M. B. Brown, trouvant le vagin si oblitéré, se détermina à laisser les deux fistules ouvertes et à fermer l'ouverture de la vulve; de cette manière l'urine, les règles et les fèces passeraient par le rectum.

4 avril 1860. M. Brown aviva très-profondément les bords de toute la vulve, et la coaptation des surfaces avivées fut faite avec trois plumes d'oie réunies au moyen de cordes placées profondément, et de 11 sutures métalliques placées superficiellement. L'opération terminée, un tube d'ivoire fut introduit dans le rectum.

Le 7, les sutures profondes furent retirées. Une légère suppuration existait aux endroits où étaient placées les plumes d'oie. Il y avait un libre écoulement d'urine. Un cataplasme de coaltar fut ordonné.

Le 8, la malade perd de l'urine par les endroits en suppuration, et se plaint des douleurs dans le rectum causées par l'usage du tube. Celui-ci est retiré le 10.

Le 19, l'eschare est tombée et les bords paraissent en bon état. La plaie est réunie à la partie antérieure dans l'étendue de 3 pouces. Le tube est de nouveau introduit dans le rectum.

Le 21, les sutures sont enlevées; il reste un petit orifice à la vulve près du méat urinaire non encore cicatrisé.

Le 12, toutes les matières fécales passent par le rectum , même celles qui ont une certaine consistance; mais l'urine s'échappe à travers la partie de la plaie encore ouverte.

Deuxième opération le 16. M. Brown, après avoir avivé les bords de la fistule, les réunit avec 6 fils d'argent, fixés avec le bouton Bozeman, et 6 plombs. Le tube d'ivoire fut introduit par l'anus; à ce tube on en avait attaché un autre en caoutchouc, destiné à conduire l'urine dans un vase placé entre les cuisses de la malade.

Jusqu'au 17 après-midi, rien ne s'était échappé par le tube , alors la malade devint très-agitée et se plaignait de douleurs causées par le tube. La malade, voulant le retirer, M. B..... lui en expliqua la nécessité et l'engagea à le conserver. Pour prévenir cet accident autant que possible , on lui lia les mains aux bords du lit. Malgré cela, pendant l'absence de la garde-malade, elle se débarrassa des liens, à six heures et demie du soir. L'interne de garde arriva, et ne pouvant rien faire à cause des efforts de la malade, il lui administra le chloroforme et la lia de nouveau avec des bandes passées sous les aisselles et fixées aux angles supérieurs du lit. D'autres tours de bande liaient les poignets aux cuisses et celles-ci furent fixées sur les côtés du lit. La malade, sachant qu'elle devait être visitée à dix heures du soir, faisait des efforts pour se débarrasser des liens, et, pendant ces efforts, l'urine s'échappait par dessous le bouton ; mais, malgré toutes les précautions prises en vue de lui faire garder le tube, elle arriva à le retirer en se servant des talons.

A onze heures moins un quart du soir, le chloroforme fut administré de nouveau, et, après avoir attaché solidement les pieds de la malade, on lui administra de l'opium.

Le 18, à deux heures du soir, on envoya chercher l'interne, parce que depuis le matin elle avait trois fois de suite retiré le tube en se frottant de haut en bas du lit. On lui mit la camisolle de force, laquelle fut attachée au lit, et le tube, replacé, fut fixé avec des lacs aux cuisses et au corps de la malade. Il y avait en ce moment un écoulement évident par-dessous le bouton.

Le 19, l'urine continue à couler par la plaie. Le bouton fut enlevé et on trouva la fistule presque complétement fermée, excepté à la partie inférieure, où il existait un point déchiré produit par les efforts de la malade pour retirer le tube ; celui-ci continua à être conservé.

Troisième opération le 20. La malade garda la diète ; à deux heures de l'après-midi on lui administra le chloroforme, et M. Brown pratiqua la coaptation des bords de la plaie avec deux sutures profondes fixées avec des cylindres de bois au lieu de plumes d'oie, et trois sutures métalliques superficielles.

A quatre heures du soir, la malade est arrivée à relâcher ses liens et à retirer le tube qu'elle cache sous elle. La malade ayant mis en pièces le tube qu'elle venait de retirer, on le remplaça par une sonde d'homme n° 12 avec des trous percés dans sa circonférence, et les mains furent attachées de nouveau.

Le 23, les sutures profondes furent retirées et on supprima la sonde. Un petit écoulement existait dans les endroits où les morceaux de bois avaient produit des eschares ; de temps en temps un très-léger écoulement s'effectuait aussi dans les points où les sutures superficielles étaient placées.

Le 28, les sutures superficielles furent retirées, les eschares s'étaient séparées et les parties se cicatrisaient très-bien ; aucun écoulement n'existait au centre et on voyait seulement sortir quelques gouttes d'urine vers les angles de la plaie.

Le 29, les matières fécales et l'urine passent par le rectum en grande quantité.

16 juin. Quoique depuis le 29 mai il ne soit pas sorti d'urine par le trou central de la plaie, cependant l'irritation constante l'a tellement élargi qu'une certaine quantité de liquide s'échappe dans la station verticale. Souvent il s'échappe

par le rectum quelques matières sans cause appréciable ou par les mouvements de la malade; néanmoins elle arrive à en pouvoir retenir une grande quantité par la contraction du sphincter de l'anus.

Le cautère actuel fut appliqué avec de bons résultats; mais, par les mêmes causes mentionnées plus haut, un nouvel écoulement se produisit.

Quatrième opération le 27. M. Brown réunit la fistule au moyen de trois sutures d'argent, pendant que la malade était sous l'influence du chloroforme.

Le 28, à onze heures du soir, on lui administra le chloroforme, et en l'examinant, on trouva que, par suite des efforts et des tiraillements continuels, elle avait déchiré presque toutes les sutures; quoi qu'il en soit, il y avait un écoulement d'urine.

Le 1er juillet, les sutures furent enlevées : la fistule n'est pas cicatrisée, les fils d'argent ont produit des sillons profonds de chaque côté de la plaie, parce qu'ils ont été tiraillés continuellement par la malade. Dans cet état, elle fut renvoyée du service, car la malade ne voulait pas absolument guérir, parce qu'elle recevait une pension toutes les semaines, payée par la paroisse, depuis l'époque de son infirmité.

Quelque temps après la communication de cette observation à Conterbury, M. Brown eut l'occasion de revoir la malade à Lincolnshire. La petite ouverture fistuleuse qu'elle avait au moment où elle avait quitté le service, s'était complétement fermée spontanément.

La malade donnerait n'importe quoi pour que sa fistule fût entièrement réouverte; mais, comme elle conserve ses urines et matières fécales et les expulse volontairement par le rectum, les gardiens de la paroisse ont justement décidé qu'elle n'avait plus besoin de la charité, et qu'elle pouvait travailler pour vivre.

OBSERVATION XXVII.

Fistule vésico-vaginale transversale, de 4 centimètres d'étendue, située près du col de la vessie; oblitération du méat urinaire; rétablissement du canal de l'urèthre le 27 novembre 1863. Opération autoplastique par glissement le 23 décembre; avivement difficile, à cause d'une bride cicatricielle située à la lèvre antérieure de la fistule. Après l'avivement, on pouvait introduire trois doigts dans la vessie. 4 points de suture; amélioration. (Par M. Jobert de Lamballe.)

La nommée Nicor V....., âgée de 25 ans, couturière, demeurant rue du Havre, n° 20; entre à l'Hôtel-Dieu, le 13 novembre 1863; elle est couchée au n° 29 de la salle Saint-Maurice.

Antécédents. — La malade est accouchée pour la première fois il y a cinq mois; les douleurs commencèrent le dimanche à neuf heures du soir, et elle ne fut délivrée que le lundi à minuit, au moyen de l'application du forceps. L'accouchement eut lieu à terme; l'enfant est venu mort, il était du sexe masculin et très-volumineux. Après l'accouchement, on fut obligé de sonder la malade pour retirer l'urine, et quinze jours après, elle s'est aperçue qu'elle mouillait sous elle. Les règles furent supprimées pendant deux mois après l'accident, et depuis cette époque, la menstruation continua à s'effectuer d'une manière régulière. — La malade est de taille moyenne, d'un tempérament lymphatique : elle a joui d'une bonne santé, a marché de bonne heure, et ne présente aucune déformation extérieure.

A l'examen, on trouva à l'urèthre, au niveau du méat urinaire, une membrane mince qui oblitérait l'entrée du canal. En examinant le vagin, on vit à la cloison vésico-vaginale une large ouverture, à travers laquelle la paroi antérieure de la vessie faisait hernie et qui s'élevait et s'abaissait d'une manière isochrone aux mouvements de la respiration. La fistule vésico-vaginale est située près du col vésical ; elle est transversale, de 4 centimètres d'étendue dans son grand diamètre et de 2 d'avant en arrière.

Le 27 novembre, on procéda au rétablissement du canal de l'urèthre en perforant la membrane qui oblitérait le méat, et on plaça une sonde à demeure, qu'on retirait seulement la nuit.

M. Jobert pratiqua l'opération autoplastique par glissement, le 23 décembre 1863, à neuf heures et demie du matin. L'avivement fut rendu difficile à cause d'une bride cicatricielle transversale, qui existait au niveau du bord antérieur de la fistule ; cette bride fut avivée en même temps qu'on rafraîchit les lèvres de la plaie. Après l'avivement, le fistule fut notablement agrandie et pouvait admettre trois doigts. Trois points de suture furent appliqués pour faire la réunion de la solution de continuité ; on introduisit un tampon d'amadou dans le vagin ; une sonde de gomme élastique fut placée dans la vessie ; après quoi, on reporta la malade dans son lit. L'opération avait duré vingt-cinq minutes.

Le jour de l'opération, aucun accident ne fut remarqué : pas de réaction fébrile, ni de douleur au bas-ventre ; la maladie dormit bien la nuit.

Le 24, en passant la visite, on trouva la sonde bouchée ; après l'avoir nettoyée et introduite de nouveau, elle donna issue à une certaine quantité d'urine rougeâtre. La malade n'avait pas été à la selle depuis trois jours. On prescrivit quelques potages et de l'eau vineuse.

Le 25, à neuf heures et demie du matin, la malade ne présente rien de particulier. Elle a mangé la veille une côtelette et deux soupes, de l'eau vineuse pour tisane et du vin pur aux repas. Toute l'urine passe par la sonde, celle-ci a été bien tolérée.

Le 26 au matin, la malade se plaint de perdre son urine par le vagin depuis la veille au soir. Elle n'a pas été à la selle, pas de fièvre ; elle a bien dormi la nuit. On change la sonde et on laisse le même régime que la veille.

Le 27 au matin, la sonde fonctionne bien et laisse passer presque toute l'urine ; la malade a eu une légère hémorrhagie par le vagin. Pas de fièvre, bon appétit, elle a dormi la nuit et n'a pas été à la selle ; elle continue de rester couchée sur le dos. Vers six heures du soir, la malade perd encore du sang par le vagin ; la quantité est évaluée à six cuillerées à bouche ; la femme reste sans la sonde toute la nuit ; elle n'a point perdu son urine.

Le 28, on replace la sonde, qui donne issue à une grande quantité d'urine. La constipation continue. — On prescrit une bouteille d'eau de Sedlitz.

Le 29. Le purgatif avait provoqué la veille une selle abondante ; la malade se sent bien et le vagin est sec. Ce même jour on enlève deux points de suture ; la fistule paraît bien fermée et les fils n'ont pas coupé les bords de la plaie. La malade est reportée dans son lit, on replace la sonde et on recommande à la femme de garder la position sur le dos. — Mêmes prescriptions que la veille.

Le 30. Depuis la veille, toute l'urine passait par le vagin. On change la sonde.

2 janvier 1864. La femme continue à perdre son urine ; elle dit avoir la fièvre deux fois par jour suivie de sueur, mais sans frisson antérieur ; elle a des coliques au bas-ventre et l'urine est très-chargée de mucosités. On retire un petit caillot sanguin de la vulve. Même état jusqu'au 6.

Le 6, on retire la sonde et on examine le vagin. On enlève un fil qui n'avait pas coupé les tissus. La fistule est réduite de beaucoup ; ses bords sont réunis aux angles, et il reste au centre de la plaie une ouverture qui admet une sonde ordinaire, et laisse passer toute l'urine. On supprime tout à fait la sonde, et la malade est reportée dans son lit. Suivant M. Jobert, la plaie ne s'est pas réunie complétement, à cause de la constitution de la malade.

La femme reste dans le service ; on lui donne une bonne nourriture, des bains généraux et des injections laudanisées dans le vagin. M. Jobert se proposait de renouveler l'opération après avoir amélioré la constitution de la malade.

Enlèvement de deux fils le sixième jour ; le quatorzième jour, on enleva le troisième.

Le même jour on supprima la sonde.

Résultat obtenu : *Amélioration.*

OBSERVATION XXVIII.

Fistule vésico-uréthro-vaginale profonde admettant le bout du doigt indicateur, datant de deux ans et demi. Opération autoplatique par glissement, exécutée par M. Jobert le 28 décembre 1863 ; réunion de la lèvre postérieure du col au bord antérieur de la fistule ; trois points de suture. Mort le septième jour de péritonite.

La nommée Sabat-Olympiade D......, âgée de 26 ans, journalière, demeurant à Esmarc (Seine-et-Marne) ; entre à l'Hôtel-Dieu, le 9 décembre 1863 ; elle est couchée au n° 30 de la salle Saint-Maurice, service de M. Jobert. La femme est de taille moyenne et de bonne constitution ; elle est d'un caractère vif, et désire être opérée le plus tôt possible, pourvu que ce ne soit pas un vendredi...

Antécédents. — Il y a deux ans et demi qu'elle est accouchée pour la première fois ; le travail fut laborieux et dura six jours. Plusieurs applications de forceps furent nécessaires pour terminer l'accouchement ; l'enfant était du sexe féminin et très-volumineux. Cette femme raconte qu'au moment d'être opérée, elle avait la vessie remplie d'urine et qu'on n'a pas eu soin de la vider préalablement. Un jour après l'accouchement, la malade perdait toute son urine par le vagin ; elle fut obligée de garder le lit pendant trois mois après l'accident, et a eu les jambes enflées. Cinq mois après son accouchement, les règles ont reparu, et depuis cette époque, elles ont continué à se montrer régulièrement.

A l'examen, M. Jobert trouva une fistule vésico-utéro-vaginale profonde par laquelle on pouvait introduire le bout du doigt indicateur dans la vessie : le col utérin était presque complétement détruit, il n'en existait que quelques débris à la lèvre postérieure.

M. Jobert pratiqua l'opération autoplastique par glissement le 28 décembre, à neuf heures du matin. L'avivement fut fait sur le bord antérieur de la fistule et la lèvre postérieure du col, dont quelques débris existaient à peine ; trois points de suture furent appliqués, et toute communication entre l'utérus et la matrice fut interrompue. Après l'opération, on introduisit un tampon d'amadou dans le vagin, on plaça une sonde à demeure dans la vessie, et la malade fut reportée dans son lit. Elle dit avoir souffert beaucoup pendant l'opération ; les internes sont chargés de la surveiller continuellement.

Le 28, jour de l'opération, la malade a eu du ténesme vésical très-fort et a souffert beaucoup de douleurs abdominales. Le soir, on retire la sonde pendant quelques instants, et la malade éprouve un grand soulagement. Quand on replaça la sonde, elle donna issue à une certaine quantité d'urine sanguinolente, et de nouvelles contractions de la vessie survinrent ; à chaque contraction, l'urine sortait entre le canal de l'urèthre et la sonde.

Le 29. La malade est couchée au n° 29 ; elle est un peu soulagée, elle a soif, la physionomie est un peu altérée, le pouls est petit et fréquent. (On retire le tampon d'amadou et on change la sonde ; 2 potages, une côtelette et de l'eau vineuse.) Pendant la journée, elle continue à souffrir du ténesme.

Le 30, au matin. La malade a passé une nuit horrible, elle a vomi continuellement, et à chaque effort de vomissement l'urine et les matières fécales éta'ent expulsées involontairement ; le ténesme vésical et rectal a été atroce. A la visite, M. Jobert supprima la sonde et ordonna le cathétérisme intermittent. L'abdomen est très-douloureux et ballonné ; la palpation la plus douce est insupportable, surtout à la partie supérieure du flanc gauche et au bas-ventre ; il y a de la fièvre, et le pouls est petit et fréquent ; la malade est assoupie, elle éprouve une grande soif ; la langue est sèche, etc. M. Jobert attribue tous ces accidents à deux cuillerées de crème que la sœur a données à la malade par complaisance. — On ordonne le même régime que la veille et une potion avec 1 centigramme d'acétate de morphine.

Le 31. La malade est très-découragée, le facies est décomposé, les yeux sont cernés, la langue est chargée et sèche, le pouls est petit et filiforme; elle a vomi trois fois, une fois dans la journée et deux dans la nuit; enfin la malade n'a été qu'une fois à la selle.

1er janvier 1864. La patiente se plaint de cuissons et d'une sensation de brûlure aux organes génito-urinaires, elle éprouve en outre des coliques au bas-ventre, les yeux sont cernés, la physionomie exprime l'abattement et la souffrance, le pouls est filiforme, la peau est froide, la langue est blanche et sèche; la malade vomit toutes les boissons qu'on lui donne, le ventre est très-sensible et ballonné. On lui avait mis, la veille, 15 sangsues à la partie supérieure du flanc gauche, près de l'ombilic; elles ont saigné beaucoup et ont soulagé la malade; après cela, on lui a fait des fumigations sur le ventre. M. Jobert croit toujours que la malade est atteinte du choléra. — Potion anti-émétique de Rivière, diète absolue, tisane; fomentations sur le ventre.

Le 2, même état antérieur. On prescrit une potion calmante, des sinapismes aux jambes, des fomentations au ventre. La malade dit qu'elle perd son urine de temps en temps. Ce même jour, on enleva deux fils, un seul entièrement, et l'anse de l'autre resta dans la plaie; un petit écoulement de sang s'ensuit, qui est épongé. Il existe des plaques diphthéritiques à la paroi antérieure du vagin. La malade a mal à la tête, n'a pas dormi, a les yeux cernés; la voix est presque éteinte; elle a soif, la langue est blanche, le pouls est petit et filiforme, la peau est froide; enfin la patiente éprouve des vomissements fréquents et des coliques qui provoquent des selles.

Le 3, la malade a succombé à cinq heures du matin.

Le 4, on fait l'autopsie. On trouve du pus dans le petit bassin, le cul-de-sac recto-vaginal du péritoine présente une perforation qui laisse passer facilemen le doigt indicateur. Il nous a été impossible de nous procurer la pièce patholot gique pour savoir l'état de la fistule.

OBSERVATION XXIX.

Fistule vésico-vaginale suite de couches; opération par le procédé de Sims; col utérin mis dans la vessie; fils métalliques, sonde. Guérison (1). Par M. Sims (service de M. Adolphe Richard).

Mme Célestine Q....., âgée de 38 ans, mariée, couturière, habitant la campagne, est entrée, dans les premiers jours du mois de mai 1864, dans le service de M. le Dr Adolphe Richard, à l'hôpital Cochin (salle Saint-Jacques, n° 16), pour

---

(1) Nous devons cette observation à la bienveillance de M. Henri Liouville, interne du service.

une fistule vésico-vaginale qu'elle portait depuis quelque temps et qui reconnaissait pour cause les désordres d'un accouchement laborieux.

La malade avait conscience de l'existence de son infirmité par un écoulement continuel d'urine qui, tombant à mesure qu'elle arrivait dans la vessie, sortait de toute la matrice et mouillait incessamment les linges dont la malade s'enveloppait.

A l'examen, on reconnaissait, en effet, facilement une fistule vésico-vaginale d'une forme oblongue, régulière, ayant bien près de 3 centimètres d'étendue dans sa longueur. L'opération demandée par la malade était en effet très-indiquée et lui fut promise.

La situation de la fistule, son étendue, prescrivaient d'une façon impérieuse, pour arriver à un résultat certain, de sacrifier la fonction génératrice, en comprenant dans la suture le col utérin et en l'engageant dans la vessie, où désormais les deux lèvres du museau de tanche devaient s'ouvrir pour amener les règles, qui s'écouleraient par l'urèthre.

C'était un moyen extrême, mais le seul : on en avertit la femme, qui consentit.

M. Marion Sims, consulté, n'avait pas hésité, comme il le fit du reste déjà plusieurs fois, à imposer ce sacrifice à la malade, les avantages d'une guérison radicale devant compenser les nécessités péuibles de l'indication.

On voulut cependant attendre que les règles eussent coulé, pour que la malade eût un grand mois devant elle avant que rien de ce côté gênât les suites de l'opération.

On se décida pour le 22 mai 1864.

M. Marion Sims, invité par M. le Dr Richard, l'opéra à l'hôpital Cochin, devant un grand nombre de médecins.

Le procédé qu'il employa est maintenant connu. Ce fut celui qu'il mit en usage, lors de l'une de ses premières opérations à Paris, à l'hôpital de la Charité, dans le service de M. le professeur Velpeau, en 1861 (voir *Gazette hebdomadaire*, 1861).

Dans ce cas seulement, il plaça dans la vessie le col utérin, comme il avait été décidé, et jeta environ 7 ou 8 fils métalliques d'un calibre relativement fin. On plaça, selon l'habitude, la sonde qu'il emploie à cet effet.

Elle fut tolérée par la malade, qui la garda plus de trois semaines, sans qu'aucun accident se manifestât de ce côté. De temps à autre seulement, les petits trous de la sonde se bouchaient, par l'amas de matière solide, qui de la vessie s'y interposaient ; alors les urines ne coulaient plus par l'orifice externe, la vessie se distendait un peu. La malade elle-même s'en apercevait.

On débouchait facilement les orifices et l'on replaçait l'instrument que la malade garda très-rigoureusement jusqu'après l'*extraction des fils*.

Cette petite opération se fit en deux fois. Vers le 5 juin, on avait d'abord essayé, sur le lit dans la salle, d'enlever quelques-uns des fils, mais la position ne s'y prêtait point, non plus que le manque d'instruments spéciaux; et la malade fut reportée à l'amphithéâtre, le 7 juin 1864, où les fils furent tous enlevés.

Le résultat parut déjà très-satisfaisant ; à dire vrai, restait bien une petite fistulette, mais le travail adhésif n'était point achevé en entier : cependant M. Richard crut devoir prévenir la malade que peut-être y aurait-il un dernier point de suture à jeter pour parfaire l'opération.

Cependant on ne se pressa point, laissant les choses suivre leur cours, plaçant encore la sonde, que la malade ne gardait plus avec la même rigueur qu'au début.

Bientôt l'urine reprit sa voie, fut tolérée et émise régulièrement.

A l'époque menstruelle, on s'inquiéta auprès de la malade, qui reconnut en effet qu'elle avait ses règles par l'*urèthre*. Cet acte physiologique se passa régulièrement, n'entravant en rien ni l'état général, qui n'avait été troublé que par une petite variole peu confluente contractée dans la salle, mais qui était redevenu excellent, ni l'état local, qui ne lui cédait en rien ; car la malade avouait qu'elle tachait son linge par l'urine de moins en moins, et même plus du tout.

Ce n'était point une supercherie pour quitter la maison, car, l'examinant avec le même spéculum dont on s'était déjà servi pour l'opération et l'extraction des fils. M. Richard reconnut que le nouveau plancher fait à la vessie était aussi résistant que possible, et que la situation ne laissait rien à désirer.

C'est dans ces conditions que, guérie de son affreuse infirmité dans l'espace d'un mois à peu près, sans accidents spéciaux, sans complications graves dues à l'opération, elle quitta l'hôpital, pour retourner à la campagne, le 15 juillet 1864.

Au moment de terminer l'impression de ce travail, un nouveau succès vient d'être obtenu par le procédé de M. Sims. Nous n'en donnons qu'un rapide résumé.

Il se rapporte à une femme dont nous avons donné l'histoire sous le n° 24. Cette malade fut réopérée par M. le professeur Nélaton le 22 juillet 1864. Quatre points de suture furent appliqués. Les suites de l'opération ont été des plus bénignes ; la seule circonstance digne de remarque dans le traitement consécutif, c'est que la sonde à demeure se bouchait très-souvent, et une grande quantité d'urine s'accumulait dans la vessie ; d'autres fois, on l'a trouvée hors de la vessie.

Le 1er août, la sonde étant tombée, la malade, au lieu de la mettre dans l'urèthre, l'avait introduite dans le vagin, et on trouva une certaine quantité d'urine dans la vessie. Malgré ces circonstances, qu'on est habitué à considérer comme fâcheuses, la plaie est restée parfaitement réunie, et la malade n'a point perdu une seule goutte d'urine pendant toute la durée du traitement.

Le même jour (1er août), on enleva les fils ; la cicatrisation était complète et la ligne de réunion à peine reconnaissable. Par excès de prudence, on laissa encore la sonde à demeure.

Le 3 (13e jour), on supprima la sonde. Après une heure environ, M. Nélaton examina la malade au spéculum. La femme avait ses règles ; on nettoya le vagin avec de petites éponges, et on le trouva complétement sec. Nous étions bien placé et nous avons pu constater que la réunion était parfaite. M. Nélaton nous montra l'endroit où existait la fistule, car il n'existait qu'une ligne légèrement déprimée, et nous ne serions pas arrivé à reconnaître la cicatrice. On sonda la femme, et une certaine quantité d'urine sortit par la sonde.

L'opération date de treize jours, et la guérison est aussi complète que possible.

Ces deux derniers succès, dont la connaissance ne nous est parvenue que quelques heures avant de clore ce travail, ne comptent pas dans nos relevés statistiques.

Nous venons de recevoir (4 août 1864) la lettre suivante de M. Marion Sims, que nous sommes heureux d'insérer à la fin de ce travail. Elle est conçue en ces termes :

«En réponse aux questions que vous m'avez adressées, je vous dirai qu'avec mon procédé opératoire j'ai obtenu 260 guérisons radicales de fistules urinaires chez la femme ; que j'ai rencontré 40 autres cas susceptibles de guérison, et une douzaine à peu près incurables, car la perte de substance était si considérable qu'il ne restait de la cloison que des débris insuffisants pour obtenir la réunion par aucun procédé.

«Presque tous les cas susceptibles d'être opérés sont guérissables avec une seule opération ; c'est la règle. Pendant mes dernières quatre années d'expérience personnelle, l'insuccès a été une chose très-rare.

«J'ai vu trois morts dans les hôpitaux d'Europe, à la suite de l'opération ; mais je n'ai jamais vu une terminaison fatale dans mon pays.

«Le cas que j'eus l'honneur d'opérer à l'hôpital Cochin (1) dans le service de M. Richard , au mois de mai dernier, était une fistule utéro-vésico-vaginale d'une grande dimension. Le col de l'utérus, le cul-de-sac antérieur et presque tout le bas-fond de la vessie avaient été détruits. Il y avait une rétroversion de l'utérus, de telle manière que le col utérin se trouvait dans la cavité de la vessie ; la paroi postérieure du vagin adhérait fortement par des brides cicatricielles au col utérin.

«C'était un de ces cas dans lesquels il ne reste d'autre alternative que de fermer le vagin, tout en laissant l'utérus se vider dans la

____

(1) Voy. obs. XXIX. Le dessin dont M. Marion Sims a accompagné sa lettre est pareil à celui de notre planche XII, fig. 2.

cavité de la vessie. Par conséquent, les adhérences entre les points opposés du col utérin et de la paroi postérieure du vagin, furent divisées. J'avivais largement la lèvre antérieure de la fistule, et les points opposés de la paroi postérieure du vagin furent réunis au moyen de 9 sutures d'argent, laissant ainsi le col de l'utérus dans la cavité de la vessie. La fistule, avant l'opération, présentait un diamètre longitudinal de 4 centimètres et demi, sur un transversal de 3 centimètres. M. Richard retira les sutures (je crois) le neuvième jour, et j'ai entendu dire que la malade a guéri.

« J'ai été forcé d'enfermer le col de l'utérus dans la cavité de la vessie à peu près douze fois, et quelques-uns de ces cas ont été opérés il y a déjà plusieurs années ; tous ont donné de bons résultats.

« Je suis, etc. »

En terminant, nous prions M. Sims d'accepter nos sincères remerciments pour cette communication si intéressante et la bienveillance avec laquelle il nous a accueilli.

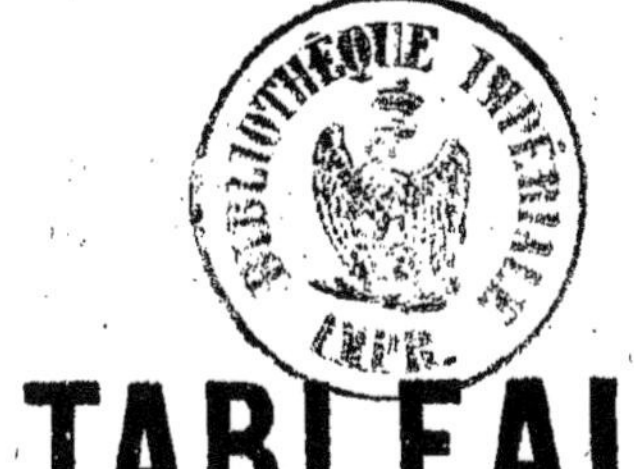

TABLEAUX SYNOPTIQUES

des

Observations

de

Fistules vésico - vaginales

opérées par les divers procédés.

Tableau synoptique des observations de Fistules vésico-vaginales opérées par le Procédé de M. Jobert (de Lamballe).

N° d'ordre	Nom du Chirurgien	Nom de la Malade	Âge	Nombre d'accouchements	Remarques sur l'Accouchement	Date des Fistules	Nombre des Fistules	Siège et Caractère des Fistules	Opérations antérieures	Date de l'Opération	Nombre des points de suture	Durée de l'opération	Date de l'enlèvement des Fils	Durée totale du traitement	Résultat obtenu	Remarques et Complications	Sources bibliographiques
1	M. Jobert Hôtel-Dieu	Rosalie M...	[illeg]	1	L'accouchement dura 24 heures et fut très laborieux. Application d'instruments sans résultat. Dix jours après elle perdait son urine par le vagin.	3 mois	1	Fistule vésico-vaginale, inégalement arrondie; elle occupe la ligne médiane distante du méat de 3 cent. Son diamètre antéro-postérieur est de 3 centim. environ.	A son entrée dans le service elle fut d'abord soumise à des injections émollientes d'eau de grande... à répéter.	Le 12 Mars 1862	3 gros fils de soie cuivrés	8 minutes	Le 21	1 mois	Guérison	Le col de l'utérus était représenté par 2 à trois tubercules. Les 12 et 13, la sonde à demeure a produit du ténesme vésical. On la supprime le 14, et on fait le cathétérisme intermittent.	Gazette des Hôpitaux 1862 p. 233
2	"	L.....	37	3	Son 1er accouchement fut des plus laborieux, le travail dura 11 jours et se termina spontanément. Application de seigle ergoté sans résultat. 15 jours après l'urine sortait par le vagin.	5 ans	1	La fistule est située sur la ligne médiane, elle repose sur la lèvre antérieure du col qu'elle intéresse légèrement. 2 sondes de femme introduites dans son orifice n'en remplissent pas l'ouverture.		Le 28 Mars 1862	3 points de suture	10 minutes	Le 5 Avril		Guérison	La sonde a produit du ténesme vésical. Les règles surviennent au milieu du traitement. Une éruption miliaire se développe sur tout le corps.	ib.
3	"		35	2	Le dernier accouchement qui a eu lieu le 24 Avril 1862 fut très laborieux. Administration de seigle ergoté sans résultat. Terminé par la céphalotripsie. 8 jours après l'urine sortait par le vagin.	2 mois	1	Fistule vésico-vaginale profonde. 3 cent. longitudinalement, 2 cent. transversalement. Située à 4 cent. du méat. La lèvre antérieure du col complètement détruite.	Désoblitération de l'urèthre par l'introduction forcée d'une sonde d'argent.	Le 18 Juin 1862	5 points de suture	?	3 le 7e jour, 1 le 17e, 1 le 20e	20 jours	Guérison	La lèvre postérieure du col fut utilisée pour former la fistule. L'urèthre était oblitéré à son orifice vésical par une valvule membraneuse. Le 3e jour de l'opération, une éruption se manifesta sur tout le corps.	ib. p. 333
4	Dr Herrgott	D. G...	33	1	Travail de 36 heures. Application du forceps. 8 jours après l'urine sortait par le vagin.	9 mois	1	Fistule vésico-vaginale, transversale, longue de 12 mill.	Tampon. Sonde à demeure. Cautérisation sans résultat.	Le 30 Juillet 1857	2 points de suture	?	6 jours après	5 mois	Amélioration. Il reste un pertuis qui est guéri par la cautérisation et la sonde à demeure. Confirmée deux mois après.	La fistule était située derrière un rétrécissement circulaire du vagin.	Gazette de Strasbourg 1858 p. 65
5	16.	M. St..	39	2	Travail de 15 heures, la tête resta 5 heures dans l'excavation. Quelques instants après l'urine sortait par le vagin. (2e accouchement)	20 mois	1	Fistule vésico-vaginale d'un cent. située près du col utérin.		Le 9 Octobre 1858	2 sutures	?	le 5e jour		Amélioration. Il reste un pertuis.	La malade n'a cessé de voir ses règles. La matrice n'était susceptible d'aucun déplacement. Un fil déchire les bords. Ténesme vésical.	ib.

Tableau synoptique des observations de Fistules vésico-vaginales opérées par le Procédé de Mr Jobert (de Lamballe).

N° d'ordre	Nom du Chirurgien	Nom de la Malade	Age	Nombre d'Accouchements	Remarques sur l'Accouchement	Date des Fistules	Nombre des Fistules	Siège et Caractère des Fistules	Opérations antérieures
6	A. Barbosa. Hôpital St Joseph	A. J. G...	40		Travail difficile. Application du forceps	7 ans	1	Fistule vésico-vaginale admettant le bout du doigt et située près du col utérin.	2 opérations antérieures sans résultat.
7	Dr Herrgott	M. Stortz	29 ans	2	La tête de l'enfant resta 5 heures dans l'excavation. Administration de seigle (v. procédé Bozeman, N° 24)	2 ans	1	Fistule vésico-utéro-vaginale superficielle de 15 millimètres	
8	M. Jobert St Louis	M. Calmes	26 ans	1	Le travail dura 12 heures	10 mois	1	Fistule vésico-vaginale occupant l'urèthre, le col et le bas-fond de la vessie, admettant 3 doigts.	Elytroplastie. Insuccès. Rétablissement de l'urèthre imparfait.
9	ib	G. V...	35 ans	2	La tête de l'enfant reste engagée 3 jours	10 ans	1	Fistule vésico-vaginale de 6 centimètres, tout près du col utérin	Suture entortillée près. Insuccès. Cystoplastie indienne. Insuccès.
10	ib	E. R...	22	1	Travail long. Céphalotripsie	1 an	1	Fistule vésico-vaginale de 7 centimètres, tout près du col utérin	Cautérisation avec le fer rouge. Insuccès
11	ib	J. P...	24	2	Les deux très laborieux; le dernier fut terminé par la Céphalotripsie		1	Fistule vésico-vaginale admettant une grosse sonde	
12	ib	M. G...	28	2	Travail difficile, le dernier	9 ans	1	Fistule vésico-vaginale de 7 millimètres, située près de l'orifice de l'urèthre	
13	M. Lenoir	M. T...	40	2	Le deuxième très difficile. Seigle ergoté. Application d'instruments.	1 an	1	Fistule vésico-vaginale admettant à peine le bout du doigt à 4 cent. du méat.	Cautérisation. Sonde à demeure. Pas de succès

N° d'ordre	Date de l'Opération	Nombre de points de suture	Durée de l'Opération	Date de l'enlèvement des fils	Durée du Pansement	Résultat obtenu	Remarques et Complications	Sources bibliographiques
6	26 Juin 1857	4 sutures	?	le 10e jour	17 jours	Guérison. Confirmée 13 jours plus tard; elle retient son urine 4 heures. 2 insuccès antérieurs par le même procédé	La sonde fut supprimée le 11e jour. Pas de tampon vaginal. Réopérée le 9 Juillet.	Gazette des hôpitaux de Lisbonne 1857 p. 231 et 3
7	9 Octobre 1858	2 sutures	1 heure et demie	5e jour		Amélioration. 12 Cautérisations avec le fer rouge. Insuccès.	Déchirure du périnée. Tenesme. Le 5e jour, les symptômes de cystite persistent	ib
8	9 Juin 1845	7 points				Guérison	Le col vésical et la partie inférieure de l'urèthre sont complètement détruits.	Traité de Chirurgie Plastique par Mr le Professeur Jobert (de Lamballe) t. 2. Paris 1849.
9	21 Octobre 1846	3 id		11e jour		Guérison	Symptômes de péritonite et tenesme vésical pendant plusieurs jours	
10	2 Juillet 1846	5 id		22e jour		Amélioration. Il reste un pertuis qui guérit par la cautérisation	Un fil coupa les bords de la plaie.	
11	23 Décembre 1846	?		Un 18e et 20e jour		Guérison	Brides cicatricielles. Col utérin irrégulier et ulcéré. Tenesme vésical. Accès de manie.	ib
12	30 Mars 1847 / 23 Avril	3 id / 6 id		7 jours après / 10e j. après		Insuccès / Guérison le 15 Mai	Deux fils coupent les bords de la fistule et un peu de matière purulente sort par le vagin.	ib
13	11 Février 1847 / 22 Mars	4 id / 4 id		11 à 12 jours après / 11e jour		Insuccès	Tenesme pendant plusieurs jours. Les trous des fils restent fistuleux. Tenesme.	ib

6

Tableau synoptique des observations de Fistules vésico-vaginales opérées par le Procédé de Mr Jobert (de Lamballe).

N° d'Ordre	Nom du Chirurgien	Nom de la Malade	Âge	Nombre d'Accouchements	Remarques sur l'Accouchement	Date des Fistules	Nombre des Fistules	Siége et Caractère des Fistules	Opérations antérieures	Date de l'Opération	Nombre des points de suture	Durée de l'Opération	Date de l'enlèvement des Fils	Durée du traitement	Résultat obtenu	Remarques et Complications	Sources
14	Mr Jobert	B.J...,	24		Travail laborieux - Application du forceps	3 ans	1	Fistule vésico-vaginale de 2 centimètres	Cautérisation Insuccès	9 Août 1847	3 points		10 jours après		Amélioration. Elle continue à perdre son urine dans certaines positions	Ténesme très douloureux - Paralysie de l'urèthre pendant quelque temps	ib.
15	ib.	M...,	27	1	Le travail dura 8 jours. Céphalotripsie		1	Fistule vésico-vaginale admettant le bout du doigt	Cautérisation Insuccès	1er Mars 1847 / 1er Avril / 30 Mai / 6 Décembre	4 / 3 / 3	id / id / id	10 jours après / le 15e / le 5e / 5 jours après		Insuccès / Insuccès / Insuccès / Mort de péritonite d'Hôpital. Autopsie: La fistule a 3 1/2 cent^t	Les fils coupent les bords. Ténesme / Ténesme. Frisson, etc. / Ténesme - Pourriture d'Hôpital pendant plusieurs mois, laquelle reparaît après la quatrième opération. Ténesme, etc.	ib.
16	ib.	C...,	40	1	Travail laborieux terminé au bout de 6 jours	9 ans	1	Fistule vésico-vaginale de 3 cent. située tout près du col	Cautérisation Amélioration	19 Octobre 1847	2	id	5 jours après		Guérison		ib.
17	ib.	M.C...,	25				1	Fistule vésico-vaginale qui s'étend du col utérin jusqu'à 3 cent. du mont		8 Novembre 1847	8	id	7 jours après		Mort après des phénomènes adynamiques. Fistule guérie.	Grande perte de substance - Hémorrhagie - Ténesme - Inflammation érysipélateuse	ib.
18	ib.	M.D...,	35	5	Le dernier très laborieux dura 40 heures. Terminé avec le forceps	16 mois	1	Fistule vésico-vaginale reposant sur la lèvre antérieure du col de 2 1/2 cent.		9 Octobre 1847	3	id	6 à 8 jours après		Guérison. Plus tard la malade commença à perdre son urine par la fistule	Spasmes vésicaux très violents pendant 3 jours. Il paraît qu'un calcul déchira plus tard la cicatrice.	ib.
19	ib.	D.J...,	34	6	Le dernier travail dura 72 heures	1 an	1	Fistule vésico-vaginale admettant le bout du doigt à 1 cent. du col		21 Septembre 1847	3	id	6 jours après		Guérison.	Les sutures durent être enlevées et replacées, car on croyait avoir compris entre les anses la paroi antérieure de la vessie.	ib.
20	ib.	E.M...,	24	1	Travail long terminé par la version	11 mois	1	Fistule vésico-vaginale située près du col utérin admettant une sonde cannelée		8 Juillet 1848	3	id	6e et 10e jour		Guérison	La sonde produit du ténesme.	ib.
21	Mr Malgaigne	M.R...,	39	6	Le dernier très laborieux fut terminé par le forceps	5 mois	1	Fistule vésico-vaginale d'un centimètre située près du col		23 Septembre 1847 / 2e Opération	2 / 1	id / id	le 7e jour		Amélioration Guérison.	Mr Malgaigne dit dans sa médecine opératoire qu'il s'était trompé quand il crut au succès de la 1ère opération.	ib.

Tableau synoptique des observations de Fistules vésico-vaginales opérées par le Procédé de Mr Jobert (de Lamballe).

N° d'Ordre	Nom du Chirurgien	Nom de la Malade	Âge	Nombre d'Accouchement	Remarques sur l'Accouchement	Date des Fistules	Nombre des Fistules	Siège et Caractère des Fistules	Opérations antérieures	Date de l'Opération	Nombre de points de suture	Durée de l'Opération	Date du rétablissement des Fils	Durée du traitement	Résultat obtenu	Remarques et Complications	Sources bibliographiques
22	Mr Jobert	B....,	38	1	Travail laborieux pendant 3 jours. Application du forceps.	?	1	Fistule vésico-vaginale de 2 1/2 cent. située tout près du col	Cautérisation. Insuccès.	17 Octobre 1846	3 points				Mort le 19 par suite d'accidents cholériques	Mort. Accidents cholériques – Autopsie. Adhérences et sensibilité dans le péritoine.	ib.
23	ib.	A. G....,	,	3	Le dernier fut très difficile. Administration de seigle ergoté.	?	1	Fistule vésico-vaginale de 8 centimètres située en arrière du col de la vessie	Opéré 28 jours après l'accident. Insuccès.	20 Juin 1848 31 Juillet 19 Août 21 Septembre	5 id 2 id 2 id 3 id		le 9e jour le 5e jour le 4e le 6e		Amélioration Insuccès Insuccès Insuccès	Un fil coupe les bords. Deux autres laissent deux pertuis. Vomissements répétés. Un fil coupe les bords	ib.
24	ib.	E. J....,	38	2	Le dernier très-laborieux. Administration de seigle	?	1	Fistule vésico-vaginale de 2 cent. située à 1 cent. du col utérin	Plusieurs cautérisations. Insuccès	6 Mai 1848 sous autoplastie 13 Juin 27 Juillet 30 id 23 Août	3 id 1 id 2 id 3 id id		le 6e jour le 5e le 3e le 5e le 8e		Amélioration Insuccès Insuccès Insuccès Insuccès	Douleurs au bas ventre. Ténesme vésical atroce. Les fils produisirent une déchirure considérable des bords. Les opérations ont été rapprochées les unes des autres.	ib.
25	ib.	G....,	28	1	Travail difficile. Plusieurs applications de forceps		1	Fistule vésico-vaginale située à 1 cent. du col utérin, admettant une sonde d'argent.	Cautérisation avec la potasse caustique. Insuccès	21 Octobre 1848	2 id		le 5e et 6e jour		Amélioration. Guérison momentanée par granulation	La sonde détermine des douleurs intenses. Le vagin contient une assez grande quantité de pus	ib.
26	ib.	A....,		1	Accouchement laborieux			Destruction complète de la cloison	Elytroplastie. Insuccès						Jugée incurable	Oblitération du col. Rétention des règles. Plusieurs ponctions par la refaire suivies du rétablissement des règles par cette voie.	ib.
27	ib.	B. M....,	39	1	Travail difficile. Application du forceps.		1	Fistule vésico-vaginale admettant deux doigts à 3 cent. du méat.	2 tentatives pour détruire les adhérences du vagin. Insuccès						Jugée incurable	Oblitération de la partie supérieure du vagin.	ib.
28	ib.	M. C....,	34	1	Accouchement contre nature			Fistule vésico-vaginale très considérable	Elytroplastie. Insuccès							Mort de pourriture d'hôpital.	ib.
29	ib.	A. R....,	42		Produite par un pessaire			Fistule vésico-vaginale de 6 cent. 1/2.	Tentatives pour détruire les adhérences du vagin. Insuccès						Jugée incurable	Adhérences du vagin	ib.

Tableau synoptique des observations de Fistules vésico-vaginales opérées par le Procédé de Mr. Jobert (de Lamballe)

N.º d'Ordre	Nom du Chirurgien	Nom de la Malade	Age	Nombre d'Accouchements	Remarques sur l'Accouchement	Date des Fistules	Nombre des Fistules	Siège et Caractère des Fistules	Opérations antérieures	Date de l'Opération	Nombre des points de suture	Durée de l'Opération	Date de l'enlèvement des Fils	Durée du traitement	Résultat obtenu	Remarques et Complications	Sources bibliographiques
30	M. Jobert	J. S...,	45	3	Le dernier dura 3 jours	9 ans	1	Fistule vésico-vaginale de 3 cent. avec destruction d'une grande partie de l'urèthre.	Elytroplastie. Réunion des bords. Cautérisation. Insuccès.	2 Mai 1848	3 Sutures		?		Insuccès	Destruction d'une partie de l'urèthre. Adhérence de la paroi antérieure de la vessie à la lèvre postérieure de la plaie.	ib.
31	ib.	P.	28	2	Le dernier dura 5 jours. Trois applications de forceps	2 ans	1	Fistule vésico-utérine de près d'un centimètre		18 Janvier 1854	3 id		le 23		Amélioration. Il reste un pertuis. Cautérisation. Insuccès. On la considère comme guérie.	Le col utérin est détruit. Vésébrite et Ténesme très-douloureux. Dyphthérite.	Thèse de M. Rufault. Gaz. - Paris 1854 - N° 315
32	ib.	C. D...,	27	1	Travail difficile, terminé avec le forceps	?	1	Fistule vésico-utérine		15 Juin 1854	3 id		le 20		Guérison	Un fil déchira les bords	
33	ib.	H. C...,	30	6	Travail de 3 jours. Version		1	Fistule vésico-utérine		25 Mai 1853	3 id		le 4 Juin		Guérison	La sonde provoqua des douleurs.	
34	ib.	L...,	23	1	Terminé avec le forceps après 5 jours de travail		1	Fistule vésico-utérine		7 Août 1854 / 25 Septembre	3 id / 2 id		le 12 / le 30		Amélioration / Insuccès	Deux fils laissent deux pertuis. Il reste un pertuis. Ténesme rectal et vésical très-fort.	
35	ib.	A. L...,	?	3	Le dernier fut provoqué et difficile. Rétrécissement de 85 millimètres	3 mois	1	Fistule vésico-utérine		24 Octobre 1849	3 id		le 11e jour / 2 mois après		Amélioration. Cautérisation. Guérison	Ténesme. Le trou d'un fil reste fistuleux. Gastro-entérite.	
36	ib.	M. D...,	26	1	Travail difficile. Application du forceps		1	Fistule vésico-utéro-vaginale de 4 cent.		17 Mai 1853	4 id		le 24		Guérison. Paralysie du Col	Ténesme vésical très-fort. Incontinence urétrale.	Thèse de M. Labbé - Paris 1861 - N° 40
37	ib.	S...,	20	1	Le travail dura 3 jours. Application du forceps	7 mois	1	Fistule vésico-utérine admettant le doigt	Cautérisation. Insuccès	9 Juin 1849	3 id		le 16		Amélioration. Il reste un pertuis qui laisse passer l'urine	Les contractions douloureuses de la vessie chassent la sonde.	
38	ib.	M. L...,	45		?	1	Fistule vésico-utéro-vaginale de 3 cent		7 Mai 1859 / 26 Juillet „	3 id		le 4		Insuccès / Guérison	Ténesme. La sonde est expulsée plusieurs fois	
39	ib.	E. D...,	24	1	Le travail dura 24 heures	1 an	1	Fistule vésico-utéro-vaginale admettant l'extrémité du doigt		23 Novembre 1859	4		la 4 Décembre		Guérison. Paralysie de l'urèthre qui guérit 2 mois après		
40	ib.	M. P...,	29	1	Travail laborieux. Application du forceps		1	Fistule vésico-utéro-vaginale superficielle d'un cent.		11 Janvier 1860	4		le 13 et le 23		Amélioration. La malade perd son urine en marchant		

Tableau synoptique des observations de Fistules vésico-vaginales opérées par le Procédé de M.ʳ Jobert (de Lamballe)

N.º d'Ordre	Nom du Chirurgien	Nom de la Malade	Âge	Nombre d'Accouchements	Remarques sur l'Accouchement	Date de Fistule	Nombre des Fistules	Siège et Caractère des Fistules	Opérations antérieures
41	M. Jobert	M. V. B...	28	2	Le 1ᵉʳ terminé avec le forceps. Le 2ᵉ par la Céphalotripsie. 2 jours après elle perdait son urine	1 an	1	Fistule vésico-vaginale de 2 ½ cent.ᵐᵉˢ	Cautérisation avec le fer rouge. Insuccès
42	il.	M. B...	24	9	Travail laborieux. Application d'instruments	1 an	1	Fistule vésico-vaginale qui admet un siflet de trousse	Plusieurs Cautérisations. Insuccès
43	ib.	M. B...	51	1	Travail naturel à l'âge de 23 ans	3 ans	1	Fistule vésico-vaginale, près le col vésical, admettant un doigt	
44	ib.	G...	28	1	Travail laborieux. Application du forceps	1	2	Fistule vésico-vaginale située sur le col vésical et admettant le doigt. Fistule recto-vaginale	
45	ib.	L...	23	?	?	?	1	Fistule vésico-vaginale	
46	ib.	F. M...	33	2	Le travail dura 48 heures. Déformation de la tête	2		Fistule vésico-utéro-vaginale qui admet une sonde de femme	
47	il.	B...	37	7	Le Dernier dura 36 heures. Terminé avec le forceps	2 ans	1	Fistule vésico-utéro-vaginale admettant 3 doigts	
48	ib.	A. L...	44	3	Le Dernier très laborieux		1	Fistule vésico-utéro-vaginale très grande	Cautérisation et Sonde à demeure. Insuccès
49	ib.	C...	34	3	Le Dernier très difficile	20 mois	1	Fistule vésico-utéro vaginale très considérable	

N.º d'Ordre	Date de l'Opération	Nombre des points de Suture	Durée de l'Opération	Date de l'enlèvement des Fils	Durée du Traitement	Résultat obtenu	Remarques et Complications	
41	26 Mai 1859	3 sutures		le 3 Juin		Guérison		Thèse de M. Caforgue - Nº 97 - Paris 1859.
42	19 Novembre 1852 28 Décembre id. 3 Avril	2 id 1 id 2 id		le 24 le 31 le 7 et le 8		Insuccès Insuccès Insuccès		
43	22 Décembre 1852	3 id		le 26 et le 27		Amélioration Cautérisation Guérison	Paralysie du col vésical qui dure quelque temps	
44	28 Mai ?	2 id 3 id		20 et 28 jours après 8ᵉ et 12ᵉ jour		Guérison Guérison	Hernie de la vessie. Destruction du Col vésical. Introduction de la sonde très douloureuse. Déchirure de la paroi recto-vaginale	
45	1ʳᵉ Opération 2ᵉ d° 5 Février 1854	? ? 2 id		? ? le 7 et le 9		Amélioration Amélioration Guérison	Contractions de la vessie qui chassent la sonde plusieurs fois	
46	22 Novembre 1850	3 id		le 28		Guérison		
47	16 Décembre 1849	3 / id		le 26 et le 29		Guérison	Ténesme pendant 2 jours	Traité des Fistules de M. Jobert - Paris 1852.
48	4 Avril 1851	3 id				Mort de péritonite	Rupture du Cul de sac recto-vaginal produite par le spéculum	
49	13 Juillet 1850 Août id. 7 Avril 1851 5 Juin id.	4 id 2 id 1 id		? la 14 		Insuccès Amélioration Amélioration Amélioration	Perte de substance très considérable. Un fil déchira les bords.	

Tableau synoptique des observations de Fistules vésico-vaginales opérées par le Procédé de Mr. Jobert (de Lamballe).

N° d'ordre	Nom du Chirurgien	Nom de la Malade	Âge	Nombre d'Accouchements	Remarques sur l'Accouchement	Date des Fistules	Nombre des Fistules	Siège et Caractère des Fistules	Opérations antérieures	Date des Opérations	Nombre des Sutures	Durée de l'Opération	Date de l'Enlèvement des Fils	Persistance du Gonflement	Résultat obtenu	Remarques et Complications	Sources bibliographiques
50	Mr Jobert	M.S.M.,	35	2	Le 2e très-difficile. Plusieurs applications de forceps.			Fistule vésico-utéro-vaginale superficielle. Grande perte de substance	Cautérisations Insuccès.	Opération en 2 temps 11 Octobre 1848 / 11 Janvier il / 21 Avril .	3 sutures / 4 » / 2 »		le 19 / le 18		Amélioration / Amélioration / Insuccès	Toute la cloison est détruite. 2 fils déchirent les tissus.	ib.
51	ib.	D...,	42	6	La cause de la fistule fut une tumeur développée dans l'épaisseur de la cloison.	2 ans	1	Fistule vésico-utéro-vaginale superficielle. Vaste perte de substance	Cautérisations Insuccès	Opérat. en 4 temps 23 Août 1851 / 23 Octobre / 27 Novembre	3 » / 3 » / 1 »		le 1er 9bre / le 29 / le 5e jour		Amélioration / Amélioration / Guérison	Vaste perte de substance. Sonde toujours mal supportée	ib.
52	ib.	L.L.,	28	2	Le dernier terminé avec le forceps	1 an	1	Fistule vésico-vaginale admettant le petit doigt.	Cautérisation avec le fer rouge. Insuccès	11 Juillet 1851	3 »		le 17		Guérison	Un fil coupe les tissus.	ib.
53	ib.	C...,		2	Le 1er travail dure 18 heures. Application du forceps	10 ans		Fistule vésico-vaginale admettant le bout du doigt.	Plusieurs cautérisations Insuccès	18 Juin 1851			le 3 Juillet		Amélioration	Destruction du col vésical. Adhérences au pubis	ib.
54	ib.	A.B...,	23	1	Le travail dure 8 heures. Application d'instruments			Fistule vésico-vaginale occupant le cul de sac bas-fond de la vagin.		3 Mars 1851 / 6 Juillet .	3 » / 2 »		le 9 et le 10		Insuccès / Amélioration	Grande perte de substance, laquelle admettait le pouce. Sortie de l'hôpital	ib.
55	ib.	S.O.B.,	26	1	Le travail fut très-laborieux. Plusieurs applications de forceps. La malade avait la vessie pleine d'urine. Un jour après le travail, toute l'urine sortait par le vagin. Les règles sont revenues 5 mois après l'accident.	3 ans	1	Fistule vésico-utéro-vaginale profonde, admettant le bout du doigt.	Aucun traitement antérieur.	26 Décembre 1863	3 »	25 minutes	le 2 Janvier		Mort d'épéritonite le 3 à 5h du matin. On voit qu'elle est morte de septico-autopsie. On trouve une perte petite du bassin le col de son excès vaginal prenant un repli saillant qui laisse passer le doigt.	La sonde provoque d'une douleur intolérable. Le 29 au soir, la malade eut des vomissements et plusieurs selles liquides. Les contractions douloureuses de la vessie ne cessent présent un seul instant. Le ventre devient sensible et ballonné et parla fièvre forme le 1er et le 2 Janvier. Enfin mort le 3.	
56	ib.	Micor N.,	25	1	L'accouchement fut difficile et dura 27 heures. Après avoir donné du seigle ergoté, le travail fut terminé avec le forceps. L'enfant était mort. 15 jours après l'urine sortait par le vagin. Les règles ont reparu 1 mois après l'accident.		1	Fistule vésico-vaginale située tout-près du col de la vessie, elle est transversale, son grand diamètre est de 4 centimètres et l'antéro-postérieur de 2 centimètres seulement.	Le 28 9bre 1863 un procédé analogue. Destruction en avant de l'urèthre qui était oblitéré par une valvule.	23 Décembre 1863	4 »		le 29 et le 3 Janvier		Insuccès. La fistule est très peu réduite.	L'urèthre était oblitéré. Une bride inextricable cachait la fistule; elle fut ouverte en même temps que le bord antérieur. La muqueuse vésicale faisait hernie à travers la plaie. Après l'opération il y eut une légère hémorrhagie par le vagin. La sonde fut bien tolérée.	

Tableau synoptique des observations de Fistules vésico-vaginales opérées par le Procédé de M. G. Simon (de Rostock).

N° d'Ordre	Nom du Chirurgien	Nom de la Malade	Âge	Nombre d'accouchements	Remarques sur l'Accouchement	Date des Fistules	Nombre des Fistules	Siège et Caractères des Fistules	Opérations antérieures	Date des Opérations	Nombre des Sutures	Durée de l'Opération	Date du rétablissement de la Fistule	Durée du Traitement	Résultat obtenu	Remarques et Complications	Sources Bibliographiques
1	M. G. Simon	M. R...,	?	1	La tête restée enclavée 18 heures. Pas d'instruments (Mars 1858)	14 mois	1	Fistule vésico-utéro-vaginale superficielle admettant 2 doigts.	?	Mai 1859. Pendant 4 à 5 mois, cautérisation avec le fer rouge et le nitrate d'argent	3 sutures de rapprochement. 4 de réunion	?	7e au 8e jour	6 mois	Amélioration. Il reste une portion au milieu de la cicatrice. Cautérisation. Guérison.	L'urine sortant par le vagin 8 jours après l'accouchement. Après l'opération, Diphtérite vaginale. Pas de sonde à demeure. Second accouchement 18 mois après la guérison. Pas d'accidents du côté de la fistule	Ueber die operation der Blasen-Scheidenfisteln von Gustav Simon, Professor der Chirurgie in Rostock — Brady, in 8°, p. 4 et suiv. — 1862.
2	ib.	M. B...,	32 ans	1	Travail laborieux. Application d'instruments. Femme petite, avec des jambes courtes et courbes (1853)	3 ans	1	Fistule vésico-vaginale située près du col utérin admettant un doigt	?	La 1re au mois de Mars 1858. 2e au mois de Mai 3e Août 1858 4e 7bre 1858 5e Juin 1859 Opération par le procédé de M. Simon 6e op. Septembre 1859 et après. Cautérisation avec le nitrate d'argent et le galvano-caustique 7e op. Mars 1860	3 sutures 5 id ? 9 id 7 fils d'argent simplement tordus 4 sutures de rapprochement. 5 de réunion 4 sutures de réunion	½ heure ib. ib. ? ? 3h ? ?	7e jour ib. ib. ? ? 8e au 10e jour le 8e jour du 6e au 7e jour	2 ans	1re op. Succès 2e ib. 3e Oblitér. du vagin p' la 1re fois. Succès 4e 2e Oblitération du vagin. Succès 5e par le procédé Simon Réunion des bords de la fistule. Succès 6e Amélioration. Cautérisation. Insuccès Guérison complète. Elle a été confirmée 12 mois plus tard. La malade conservait au moins à 3h et l'expulsait volontairement	La fistule était très cachée dans le repli où elle avait contracté de fortes adhérences. Prolapsus du rectum opéré et guéri par l'écrasement linéaire (Juin 1857). L'enlèvement d'un morceau de la paroi du rectum avait privé le vagin d'une grande partie de ses vaisseaux. Cette circonstance et la siège de la fistule expliquent les insuccès de l'opération. Dans la 6e et 7e opération on n'emploie pas de sonde à demeure	
3	ib.	Ch. R...,	50 ans	1	Travail très laborieux. Application du forceps (1857)	3 ans	2	Fistule vésico-vaginale admettant un doigt, située tout près du col utérin. 2e Fistule vésico-vaginale plus petite, située à droite de la 1re, admettant un stylet de trousse	Opérée par d'autres chirurgiens sans succès.	1re Août 1860 2e au 15 7bre 1860 après avoir été cautérisée plusieurs fois sans succès	4 de rapprochement. 4 de réunion 4 de réunion seulement	? 2 heures	au 6e jour au 7e jour	7 semaines	Guérison complète. Guérison complète, confirmée 6 mois après	La lèvre antérieure du col, qui était rudimentaire, fut avivée et réunie à la cloison dans la 1re opération. La petite fistule était très difficilement accessible. Pas de sonde à demeure dans les deux opérations.	

Tableau synoptique des observations des Fistules vésico-vaginales opérées par le Procédé de M. Simon (de Rostock).

N° d'Ordre	Nom du Chirurgien	Nom de la Malade	Âge	Nombre d'Accouchements	Remarques sur l'Accouchement	Date des Fistules	Nombre des Fistules	Siége et Caractères des Fistules	Opérations antérieures	Date des Opérations	Nombre des Sutures	Durée de l'Opération	Date du Rétablissement du Fils	Durée de Guérison	Résultat obtenu	Remarques et Complications	Source Bibliographique
4	ib.	M⁰ F...,	48 ans	1	Travail laborieux. Application du forceps	10 ans	1	Fistule vésico-vaginale de la grandeur de 2 francs située à la partie supérieure du vagin		Oblitération du vagin. 2 août 1860. 2ᵉ op. Le 8 février 1861	5 de rapprochement ; 3 de réunion ; 5 de réunion	?	Du 7ᵉ au 8ᵉ jour 1 jour après		Amélioration. Il reste un peu trie. 2ᵉ op. Guérison	Destruction du col utérin et de la partie supérieure du vagin ; il n'en restait qu'un prolongement sous forme d'un ruban à la partie postérieure. Ténesme vésical et rectal. Pas de sonde à demeure dans les 2 opérations	ib.
5	ib.	M⁰ W...,	30	2	Accouchements normaux. Plus tard développement d'un abcès dans la cloison qui en s'ouvrant produisit la fistule	3 ans	1	Fistule vésico-vaginale située à 3 cent. du méat, admettant une grosse sonde	Cautérisations avec le nitrate d'argent à 15 jours d'intervalle, par 6 succès ; 2 vaginales, pas de forceps	6 février 1861	3 de réunion	?	4ᵉ jour	5 jours	Guérison confirmée 4 semaines après	Fistule produite par un abcès de la cloison. Pas de sonde à demeure	ib.
6	ib.	M⁰ Sch...,	42	7	Le 7ᵉ très difficile. Application du forceps (1860)	8 mois	1	Fistule vésico-utéro-vaginale superficielle.	?	7 février 1861. 19 février ib.	4 de réunion ; 6 de réunion	?	4ᵉ jour Sett et 10ᵉ jour	22 jours	Amélioration. Reste 2 parties aux angles. Guérison confirmée 4 semaines après	Dans la seconde opération, on réussit par l'avivement les 2 parties et la plaie pouvait admettre le doigt. Pas de sonde à demeure	ib.
7	ib.	M⁰ H...,	33	2	Dans le dernier, le travail dura 36 heures ; application du forceps quelques instants après l'urine coulait par le vagin. (7ᵉ 1860)	6 mois	1	Fistule vésico-vaginale très près du col utérin (?) et d'un œil d'étendue	?	20 février 1861	5 de réunion	?	Du 4ᵉ au 5ᵉ jour	13 jours	Guérison confirmée 14 jours après l'opération	Pas de sonde à demeure. Cathétérisme toutes les 3 à 6 heures le premier jour de l'opération	ib.
8	ib.	M⁰ St...,	42	7	Dans le 7ᵉ, la tête resta 13 heures dans le bassin et fut extraite avec le forceps. Quelques instants après l'urine coulait par le vagin (1857)	3 ans	1	Fistule vésico-vaginale au bas-fond de la vessie qui admettait 2 doigts.	Cautérisations répétée et application d'érigne par un autre opérateur.	1838. 19 avril 1860. Mai et juin, 2 Cautérisations avec le courant électrique	3 de rapprochement ; 4 de réunion	?	6ᵉ, 7ᵉ et 8ᵉ jour	3 ans	(Amélioration. Au bout de 2 ans l'ouverture n'admettait que le petit doigt). Amélioration. Il reste un peu trie. Guérison confirmée au mois de Mars, 1861	Pour 2 sutures on emploie du cuir de cheval. Sonde à demeure pendant les premiers jours seulement.	ib.
9	ib.	M⁰ H...,	?	1	Travail difficile terminé avec le forceps		1	Perte totale du bas-fond de la vessie et d'une partie de l'urètre, par laquelle on pouvait entrer dans la vessie avec 4 doigts		Septembre 1857. Résignation et	3 de rapprochement ; 6 de réunion	?	?	?	Amélioration. Il reste une petite ouverture qui laisse passer une sonde. Un léger amincissement	La perte de substance commençait à 3 cent. du méat et s'étendait jusqu'au col de la matrice et les parties latérales de la cloison ; la vessie renversée sortait par la vulve et	ib.

Tableau synoptique des observations de Fistules vésico-vaginales opérées par le Procédé de M. Simon (de Rostock).

N° d'Ordre	Nom du Chirurgien	Nom de la Malade	Âge	Nombre d'Accouchement	Remarques sur l'Accouchement	Date des Fistules	Nombre des Fistules	Siége et Caractères des Fistules	Opérations antérieures
10	G. Simon	A. Sch...,	36 ans	1	La tête de l'enfant resta enclavée deux jours dans le bassin et fut extraite avec le forceps. 11 jours plus tard, l'urine sortait par le vagin	8 ans	1	Fistule vésico-vaginale très-considérable avec soudure consécutive du vagin sous forme de pont; dans ce pont il y avait 3 ouvertures par lesquelles sortait l'urine	Plusieurs cautérisations et ..gnisations. Pas de succès. (1852 - 1859)

N° d'Ordre	Date des Opérations	Nombre de Sutures	Durée de l'Opération	Date de l'établissement des Fils	Durée du Traitement	Résultat obtenu	Remarques et Complications	Source bibliographique
10	Cautérisation avec le nitrate d'argent et le fer rouge (1858). Automne 1859 2 Opérations Printemps 1860 Oblitération du vagin. Nouvelle opéra-tion 6 semaines après la dernière Août 1860 - 11 semaines après la dernière opération Oblitération du vagin, au 2 Juin 1859. Août 1859. Les 2 fistules furent opérées 4 Cautérisations, 2 ..gnisations (Août et 9bre) Les der-niers jours de 9bre 1859 Le 2e portois est opéré 6 semaines après	9 de réunion 6 fils d'argent et 6 autres Bozeman 8 de réunion 8 de réunion 5 de réunion 5 is les 2 avec fils d'argent 6 de réunion avec crins de cheval 7 de réunion avec crins fins de cheval		du 6e au 8e jour au 10e jour du 4e au 5e du 5e et 6e jour 6e jour 6e jour au 3e jour du 3e au 4e jour		la fistule s'agrandit Insuccès Insuccès Amélioration. Il reste deux petites ouvertures. Guérison d'un perinée et production d'un nou-veau par la déchirure produite par un fil. Insuccès pour la 2e Guérison complète confirmée 6 mois après. La malade retenait 4 heures son urine. Amélioration. Il reste deux petites fistule Guérison de deux fistules. Il reste 2 nouveaux produits par les fils. ... Guérison Guérison 12 mois plus tard. La malade pouvait rete-nir son urine 5 heures	formait une tumeur grosse comme le poing. Il existait en même temps un prolapsus de la matrice. Avant d'oblitérer le vagin, on détruisit la réunion des bords qui avait été obtenue en partie par les premières opérations. Pas de sonde à demeure, excepté dans les 1ère opération. Dans la dernière opération, il survint du ténesme vésical et rectal qui dura 3 jours. Ténesme vésical au moment des règles. On ne peut déterminer l'étendue de la perte de substance de la cloison, car il fut impossible de distinguer le bord antérieur et postérieur de la fistule vésico-vaginale, même après avoir coupé le pont formé par les adhérences. Déchirure du périnée jus...	ib.

Tableau synoptique des observations de Fistules vésico- vaginales opérées par le Procédé de Mr G. Simon (de Rostock).

N°	Nom du Chirurgien	Nom de la Malade	Âge	Nombre d'accouchements	Remarques sur l'Accouchement	Durée des Fistules	Nombre des Fistules	Siège et Caractères des Fistules	Opérations antérieures	Date des Opérations	Nombre des Sutures	Durée de l'Opération	Date de l'enlèvement des fils	Durée du traitement	Résultat obtenu	Remarques et Complications	Source
11	G. Simon	Mme Harg.	28	1	Le travail dura 3 jours. Aucun moyen thérapeutique ne fut employé.	3 ans	1	Fistule vésico-vaginale située au bas fond de la vessie, de l'étendue de 2 centimètres	Opérée 3 mois après l'accident. 2° Deux mois après. 3° 6 mois après. Deux ans plus tard 3° opération et plusieurs cautérisations. Pas de succès.	Oblitération du vagin 7bre 1858 / Octobre 1859 nouvelle oblitération après avoir enlevé toute la cicatrice / 7bre 1860 même opération antérieures / 7bre ce glbre	8 de réunion / 8 de réunion / 8 de réunion	? / ? / ?	Du 7e au 8e jour / au 10me jour / Du 5e jour	6 ans	Amélioration. Il reste trois petites ouvertures fistuleuses. Cautérisations plusieurs fois répétées. Insuccès: les ouvertures persistèrent. / Amélioration. Il reste un pertuis capillaire au milieu de la cicatrice. Deux cautérisations avec le nitrate d'argent. Insuccès la malade ne perd son urine qu'en faisant des mouvements brusques.	La cicatrice s'étendait de la lèvre antérieure du col jusqu'à 2 cent. du méat. L'urèthre était réduit à un morceau d'un cent. à 1-1/2 cent.; mais il a suffi pour guérir l'incontinence d'urine. En sortie la malade, l'urine sortait en jet. Sonde à demeure dans les deux premières opérations. Pas de sonde permanente dans la 3e Cath. à demeure toutes les 2 ou 3 heures le premier jour seulement; car la malade ne pouvait pas uriner toute seule.	ib.
12	ib.	E. v. R.	43	1	Le travail dura trois jours et fut terminé par la céphalotripsie et le morcellement de l'enfant. Quelques instants après l'urine et les excréments sortaient involontairement.	14 ans	2	Destruction de la paroi vésico et recti-vaginale excepté une portion de l'urèthre de 1-1/2 cent. et d'une partie de la paroi antérieure de la longueur du doigt.	6 opérations et plusieurs cautérisations. Amélioration de la fistule vésico-vaginale 1856-1860.	Du 15 Août 1860 la fistule vésico-vaginale fut opérée / Du 6 Novembre 1860, la fistule recto-vaginale	8 de réunion / 14 de rapprochement et 5 de réunion	9 / ?	Du 5e et 7e / Du 7e au 8e jour	10 ans	Guérison, mais incontinence d'urine par l'urèthre. / Amélioration. Il reste un pertuis. Cautérisation, 17 jours après, Guérison.	Urèthre réduit à un morceau de 2-1/2 centimètres. Prolapsus de l'utérus. Réunion de l'urèthre au col. Pas de sonde à demeure. Réunion de la paroi antérieure de col avec la paroi rectale. Recto-vaginale par le rectum.	ib.
13	ib.	J. W.	?	1	Travail difficile. Application du forceps. Rétrécissement de 3-1/2 du bassin.	?	1	La fistule était vésico-vaginale près du col de l'utérus et admettait une grosse sonde	?	8 Juin 1860	3 de réunion	?	Du 5e et 11^e		Amélioration. Il reste un pertuis. 6 semaines après, une cautérisation avec le nitrate d'argent. Guérison.	Pas de sonde à demeure.	ib.
14	ib.	B. M.	?	1	Travail laborieux. Application du forceps.	1 an	1	Perte de substance considérable de la cloison depuis l'urèthre jusqu'au col utérin	Rétablissement de l'urèthre et destruction des adhérences de la vessie	13 Juillet 1861	5 de rapprochement et 8 de réunion	4 heures	Du 6e au 10e jour	10 mois	Amélioration. Il reste un pertuis et une fistule qui s'était ouverte. Guérison spontanée du pertuis. Cautérisation. La malade incommodée par une seule cautérisation au nitrate d'argent. Pas de mouvements brusques.	Hernie de la vessie qui avait contracté des adhérences avec la paroi postérieure du vagin. Urèthre réduit à 2-1/2 cent. et oblitéré. Tumeur vésical pendant 3 jours. Pas de sonde à demeure.	ib.

Tableau synoptique des observations de Fistules vésico-vaginales opérées par le Procédé de M. G. Simon (de Rostock).

N° d'ordre	Nom du Chirurgien	Nom de la Malade	Âge	Nombre d'accouchements	Remarques sur l'Accouchement	Date des Fistules	Nombre des Fistules	Siège et Caractères des Fistules	Opérations antérieures	Date des Opérations	Nombre de Sutures	Durée de l'application	Date du Rétablissement des Filets	Durée du Rétablissement	Résultat obtenu	Remarques et Complications	Source bibliographique
15	M. G. Simon	N. N. S.	?	1	Travail long (3 jours). Application du forceps. Incontinence d'urine 10 jours après. Conjugata 4 pouces	8 ou neuvième	2	Fistule uréthro-vaginale à deux cent. et demi du méat, de la grandeur d'un pois. Fistule vésico-vaginale à 3 cent. du méat admettant la base du petit doigt		8 semaines après l'accouchement 1861. Réunion des deux fistules en une seule	9 sutures de réunion, 1 fil d'argent		Du 5e au 7e jour		Guérison 15 août 1861, quoique l'uréthre était en grande partie détruite	Oblitération de l'uréthre à 2 1/2 cent. du méat et adhérence de cette partie à l'arc du pubis. Cathétérisme intermittent toutes les 2 heures les premiers 8 jours.	ib.
16	ib.	?	28 ans	2	Travail très difficile. Embryotomie (1859). Diamètre oblique du bassin fort rétréci.	2 ans	1	Fistule vésico-vaginale de 2 cent. située près du col utérin.		1861. D'après l'avivement la fistule fut agrandie de 2 cent.	4 de rapprochement 5 de réunion		Du 6e au 8e	6 semaines	Guérison Août 1861. Elle pouvait retenir son urine 3 à 4 heures	Catarrhe vésical. Diphthérite vaginale et sur la muqueuse vésicale qui faisait hernie à travers la fistule. Par refroidissement. Catarrhe vésical pendant 8 jours.	ib.
17	ib.	C. W.	5 ans	1	Travail laborieux terminé avec le forceps. Conjugata 3 1/2 pouces		1	Fistule vésico-vaginale de la grandeur d'un pois située près du col utérin	Débridement et élargissement du vagin	1861, 15 Octobre 1861 on pratique l'oblitération du vagin	5 de réunion, 7 de réunion		Du 7e au 18e jour, du 6e au 9e jour		Insuccès. Amélioration. Il reste une petite fistule. Guérison spontanée 14 jours après	Les 2/3 du conduit vaginal étaient oblitérés et la fistule trois-troisième a rétréci. Par la fronde à demeure après les deux opérations.	ib.
18	ib.	M. W.		1	Travail difficile. Application du forceps. Conjugata 4 pouces	3 mois	1	Fistule vésico-vaginale de la grandeur d'un pois et située tout près du col utérin		Le 6 Décembre 1861	5 de réunion (4 fils d'argent)		Du 7e au 17e jour	17 jours	Guérison	Un fil de soie et un fil d'argent restèrent sous-pubiens sans accident, 17 jours. Par la fronde à demeure	ib.
19	ib.	F. J. W.	16 ans	1	Accouchement laborieux. Application du forceps. La conjugata était de 3 pouces 1/2		2	Fistule uréthro-vaginale située à 2 cent. du méat. Fistule vésico-vaginale de la grandeur d'une pièce de 5 francs		1861. Opération de la fistule uréthrale	10 de réunion	?	?	?	Guérison de la fistule de l'uréthre et communication de ce conduit avec la vessie.	L'extrémité postérieure de l'uréthre et le col de la vessie étaient oblitérés et adhérents au pubis. L'uréthre avait que 2 cent. de longueur. Le vagin faisait hernie à travers la fistule postérieure.	ib.
										4 semaines après la 1ère opération	5 de réunion 5 de détorsion				Amélioration. Il reste une fistule qui laisse passer une sonde. Elle fut cautérisée plusieurs fois. Insuccès. Guérison.	Dans toutes les opérations, on n'employa pas la fronde à demeure	
										2e opération	?	?	?	?			

Tableau synoptique des observations de Fistules vésico-vaginales opérées par le Procédé de M. Sims.

N° d'ordre	Nom du Observation	Nom de la Malade	Age	Nombre d'Accouchements	Remarques sur l'Accouchement	Date des Fistules	Nombre des Fistules	Siège et Caractères des Fistules	Opérations antérieures	Date des Opérations	Nombre des Sutures	Durée de l'Opération	Date de l'enlèvement des fils	Durée du traitement	Résultat obtenu	Remarques et Complications	Source
1	B. Brown	I. L.	37 ans	2	Le premier dura 2 jours, les plaies d'instruments 3 jours après, toute l'urine passant par le vagin.	mars	2	Fistule vésico-vaginale, située près du col vésical. Fistule vésico-vaginale plus petite à une pouce de la première.	Opération avec les sutures. Succès. Plusieurs cautérisations. Insuccès.	13 Décembre 1860. Id.	5 fils d'argent d'implomène tour... 2 pour la plaie postér.	9	le 23		Guérison. Guérison.	La malade continue à perdre son urine par l'uretère qui reste paralysé.	Observation et nouvelles observations 1861.
2	ib.	M. D.	41	6	Le dernier dura deux jours — Céphalotripsie.	14 mars	1	Fistule vésico-vaginale de deux pouces de longueur.		7 Février 1861.	6 fils d'argent	9	le 20		Guérison.	Les bords étaient indurés en cornée du côté de la vessie.	ib.
3	ib.	E. B.	30	6	Le 6e dura 9 heures.	2	2	Fistule vésico-vaginale de la grandeur d'une pièce de 5 schillings. Fistule plus petite près du col utérin.		31 Janvier 1861, 21 Février, 13 Mars, 21 Mars	13, 5, 3, 3		8 Février, le 21, le 21.		Amélioration, Amélioration, Guérison de la grande fistule, Guérison.		ib.
4	ib.	E. B.	26	1	Le travail dura 10 heures, terminé avec le forceps.	14	1	Fistule vésico-vaginale. Ouverture une plume d'oie.		8 Avril 1861	4	10 minutes	le 16	22 jours	Guérison.	Le vagin était presque complètement oblitéré. Il existait à peine un petit orifice par lequel les règles s'échappaient.	ib.
5	ib.	M. M.	26	2	Le dernier accouchement à sa 12e heure. Pas d'instruments.	7	1	Petite fistule vésico-vaginale, située à 3 lignes du col utérin, qui était oblitéré.		9 Mai 1861	4		le 18	1 mois	Guérison.	Le col utérin était complètement oblitéré. Les règles passaient par la vessie, ce qui prouve qu'il existait une fistule vésico-utérine.	Observation N° 16, 1, 4, 30, 1862.
6	ib.	M. D.	42	5	La fistule datait du dernier accouchement qui nécessita l'emploi du forceps. 4 jours après l'urine sortait par le vagin.	11 ans	1	Fistule vésico-vaginale, située près du col utérin.	Deux opérations antérieures. Insuccès.	6 Juin 1861	9		le 23	22 jours	Guérison.		ib.
7	ib.	M. A.	37	3	Le dernier accouchement à sa 3e heure. Application du forceps.	3	1	Petite fistule vésico-vaginale de la grandeur d'un pois.	Une opération. Amélioration.	18 Juillet 1861	4		le 11 Août		Guérison.		ib.
8	ib.	E. D.	60	5	Le 5e dura 24 heures par d'instruments.	18	1	Large fistule vésico-vaginale de 2 pouces de long, située près du col.		5 Septembre 1861	5 fils qui passaient à travers la lèvre antérieure du col utérin.		le 7 Août		Guérison.	L'uretère faisait hernie à travers la vessie.	ib.

Tableau synoptique des observations de Fistules vésico-vaginales opérées par le Procédé de Mr Sims.

	Nom du Chirurgien	Nom de la Malade	Âge	Nombre d'Accouchements	Remarques sur l'Accouchement	Date des Fistules	Nombre des Fistules	Siége et Caractères des Fistules	Opérations antérieures	Date des Opérations	Nombre des Sutures	Durée de l'Opération	Date du Rétablissement des Fils	Durée du Traitement	Résultat obtenu	Remarques et Complications	Sources bibliographiques
	B. Brown	M. a. D.	42 ans	1	L'accouchement dura 36 heures. Application d'un forceps. [illegible]	16 ans	2	Fistule vésico-vaginale qui admettait le bout du doigt. Large fistule recto-vaginale à 2 pouces de l'anus.		4 Avril 1860 (oblitération de la vulve) 16 Mai » 20 » le 27 Juin	Suture perdue avec 3 plumes d'oie 11 superficielles 6 profondes [illegible] 2 profondes 3 superficielles 3 fils d'argent		le 7 le 21 le 19 le 23 le 28 1er Juillet		Amélioration Amélioration Insuccès Insuccès. [illegible]	Le vagin était presque complètement oblitéré. On pratiqua l'oblitération de la vulve en laissant les deux fistules en arrière. Les insuccès s'expliquent par le désir qu'avait la malade de conserver son infirmité, [illegible]	The Lancet N°. 16. 8. t. p. 401 1860.
	M. Aize de Montelli[illegible]	Pauline B. ou V...	41	2	Travail long. Application du forceps. Au bout de 11 jours après le second accouchement [illegible] sortie par le vagin.	4 mois	1	Fistule vésico-vaginale transversale, d'une étendue de 3 centimètres.		Le 25 Juillet 1862 Procédé Bozeman Le 16 Septembre 1863 Procédé de M. Sims Le 27 Septembre	7 fils d'argent 1 fil		le 11me jour le 27 le 10me	2 mois guérison [illegible] 3 opérations	Insuccès complet [illegible] Amélioration. Il reste ouverture de 3 à 4 millimètres Guérison complète	Cette observation est remarquable par les opérations qui ont été faites par M. [illegible].	Gazette des hôpitaux 1863. p. 596.
	M. Bezou[illegible] aix, hôpital St Jean Bruxelles	Joseph. F...	39	6	18 jours après son 6me accouchement, le pessaire ayant sorti par le vagin. Pendant 5 heures l'épaule droite comprima le [illegible] vésico-vaginale contre le pubis.	3 ans ou deux	1	Fistule vésico-vaginale, grande comme une lentille, située immédiatement au devant du col utérin.	Différentes cautérisations. Amélioration.	le 31 Mai 1861	10 fils	1 heure en part	le 8me jour	16 jours	Une opération. Guérison.	[illegible]	Observation chirurgicale critique sur l'opération de la fistule vésico-vaginale par le Docteur Deroubaix Bruxelles 1863
	»	V....	36	3	Le 3me accouchement dura 36 heures, terminé avec le levier. La cloison vésico-vaginale tomba en gangrène 1860.	Date du 27 Juin 1860	1	Fistule vésico-vaginale d'un demi centimètre de diamètre, située immédiatement derrière le col du vagin. Après la 1re opération elle avait 2 centim.		Le 14 Novembre 1860. Procédé de M. Jobert le 13 Mai 1861 Procédé Bozeman le 5 Août 3e opérat. procédé Bozeman le 23 7bre 1861 même procédé modifié le 13 Juin 1862 Procédé de M. Sims	2. 2. 3 fils fil fixé avec cylindre de plomb 10 fils d'argent 2 gommes	1. 2 heures 1. 1. 1.	2. le 20 le 11 9me jour 11me jour	2.	Insuccès. Amélioration Insuccès Insuccès Guérison complète.	Dans la 1re opération la fistule augmenta en l'étendue de la sonde d'échina les tissus. La seconde la [illegible] [illegible]. Les deux autres la laissèrent dans le même que. Les fils avaient déchiré les tissus. La guérison est obtenue immédiatement par le procédé de M. Sims, ce qui démontre sa supériorité sur les autres procédés.	[illegible]

Tableau synoptique des observations de Fistules vésico-vaginales opérées par le Procédé de M. Sims.

N° d'ordre	Nom du Chirurgien	Nom de la Malade	Âge	Nombre d'Accouchement	Remarques sur l'Accouchement	Date des Fistules	Nombre des Fistules	Siège et Caractères des Fistules	Opérations antérieures	Date des Opérations	Nombre des Sutures	Durée de l'Opération	Date de l'Enlèvement des Fils	Durée de Guérison	Résultat obtenu	Remarques et Complications
13	"	a. T...	32 ans	5	Le 5e eu lieu le 27 avril 1862 et fut terminé très laborieusement au moyen de l'application successive de plusieurs leviers. Immédiatement après l'urine sortant par le vagin.	2 mois	2	La dimension de chacune des 2 fistules était à peu près celle d'une grosse tête d'épingle.		Le 17 Juin 1862.	14 fils		8e jour	12 jours	Une opération. Guérison.	Après l'avivement la plaie présentait la forme d'une espèce de S. Elle avait 6 cent. de longueur et 3 cent. de largeur. Le pont qui réunissait les 2 fistules ne fut pas coupé dans toute son épaisseur mais sous l'élément arrivé.
14	"	"	26	?	Taille vésico-vaginale pour l'extraction d'un calcul.	5 mois	1	Fistule vésico-vaginale de 5 mill. arrondie et située à 2 cent. du col vésical.		11 Octobre 1862	9 fils	?	9e jour	12 jours	Une opération. Guérison.	Cette observation est intéressante, puisqu'elle démontre l'innocuité de la taille vésico-vaginale, depuis que le procédé de M. Sims est connu. Il en sera peut-être de même pour la taille recto-vésicale chez l'homme.
15	M. Desrousseaux Hôpital St Sauveur de Lille.	El. G...	22	1	Accouchée le 8 Mars 1862; le travail dura deux jours. – L'application de forceps. – Écartement considérable de la symphyse pubienne. 2 jours après l'urine sortant par le vagin.	7 mois	2	Énorme fistule vésico-vaginale s'étendant depuis le méat jusqu'au col de l'utérus; 2e Une petite fistule uréthro-vaginale séparée de l'autre par un petit pont.	Sonde à demeure en tampon sans résultat.	Le 22 Septembre 1862. / Le 2 Novembre / Le 24 Novembre / Le 25 Décembre	20 points 10 sutures / 15 points / ?		Le 1er octobre / le 10 / ? / Le 11 Janvier 1863.		Amélioration : la fistule méthrale persistait. De l'ancienne fistule : il existait 2 petites portions en avant, et en arrière, une ouverture qui admettait le doigt. / Amélioration : Il existait une portion à gauche du clitoris, sous le pubis. Dans l'ancienne fistule, il existait aussi un petit orifice. / Amélioration : Le petit portion situé à gauche du clitoris persiste. / [illegible] la dernière portion persiste toujours. La malade succomba le 19 janvier à la suite d'une érysipèle.	Pendant le cours des opérations on observa des tiraillements vésicaux à l'accès de fièvre; l'introduction de la sonde était difficile où elle se portait constamment à droite; la partie antérieure de la fistule fut toujours réfractaire à la suture. À l'autopsie on trouva une règle du côté gauche de la vessie, siège de portion où l'urine se dirigeait naturellement. [illegible] avec une partie saillante de la cavité urinaire, et son orifice interne était extrêmement étroit.

Tableau synoptique des observations de Fistules vésico-vaginales opérées par le Procédé de Mr Sims.

N° d'ordre	Nom du Chirurgien	Nom de la Malade	Âge	Nombre d'Accouchements	Remarques sur l'Accouchement	Date des Fistules	Nombre des Fistules	Siège et Caractères des Fistules	Opérations antérieures	Date des Opérations	Nombre des Sutures	Durée de l'Opération	Date de l'Enlèvement des Fils	Durée du Traitement	Résultat obtenu	Remarques et Complications	Sources bibliographiques
16	M. Marion Sims, hôpital de la faculté	M. C...	25 ans	2	Le travail dura 3 jours. Cinq jours après la [...] la tête poussait [...] amène par le vagin.	13 mois	1	Fistule vésico-vaginale de 4 à 5 centim. d'étendue et située à 1 cent. du col utérin.	10 jours avant de pratiquer l'opération on [...] la fistule.	Oblitération du vagin au 9 Juin 1863	9 points de suture	?			Morte au 4e jour de l'opération.	Il existait à la lèvre antérieure de la fistule, une bride cicatricielle qui la cachait en partie. Le col utérin presque complètement détruit. Autopsie. Le cul-de-sac recto-vaginal n'a pas été intéressé par la suture. Signes de péritonite. Tubercules aux deux poumons. Foie gras etc...	Voir les remarques plus haut. ib.
17	M. le Prof. Nélaton	A. M. R...	32 ans	3	La 3e fut laborieuse. Application de forceps, 5 à 6 jours après, l'urine s'écoulait par le vagin.	11 mois	1	Fistule vésico-vaginale de 2 centim. située près du col utérin.	Aucune opération antérieure.	3 Février 1864 19 Mars 1864	5 points de suture 3 points	1 heure 1/10 minutes	le 20 le 28		Amélioration: Il reste une portion. Guérison: La malade sort de l'Hôpital. Récidive. 9 jours après l'opération.		ib.
18	ib.	E. H...	25 ans	1	Au mois de Décembre 1863. Le travail dura 18 heures et se termina spontanément. Incontinence d'urine 5 jours après.	5 mois	1	Fistule vésico-vaginale admettant 2 doigts située au bas-fond de la vessie et dirigée obliquement de gauche à droite.	Aucune opération antérieure.	5 Avril 1864	9 points de suture en fil d'argent	40 minutes	le 14		Amélioration. Il reste une portion.	Résidence de la matrice	ib.
19	M. Danyau R. hôpital Ste Marie	C. R...	45 ans	2	Le travail dura 24 heures. Une sonde introduite par l'urèthre pouvait la traverser facilement.	5 mois	1	Fistule vésico-utérine.		14 Mai 1862 14 Mars 1863	4 points de suture ib.	" "	" "	3 jours après "	Guérison Guérison	La femme devint enceinte, on provoqua l'accouchement pour [...] on dut pratiquer l'opération pour la deuxième fois.	ib.
20	M. Foucher hôpital Necker	A. D.	27 ans	3	3e grossesse gémellaire. Accouchement pénible. Application du forceps.	10 mois	1	Fistule vésico-vaginale de 3 cent. située près du col utérin au fond d'un infundibulum.		18 Janvier 1864	8	1 heure	le 28	15 jours	Guérison. Elle est confirmée 3 mois après.	La fistule se trouve cachée derrière un repli cicatriciel. La lèvre antérieure du col limite en arrière la fistule. Hernie de la muqueuse de la vessie.	ib.

(*Méthode américaine*) *Procédé de M. Bozeman.*   (Ce tableau fait suite à celui publié par Mr. Andrade dans sa thèse inaugurale).

N° d'ordre	Nom du Médecin	Nom de la Malade	Âge	Nombre d'Accouchements	Remarques sur l'Accouchement	Date des Fistules	Nombre des Fistules	Siège et Caractères des Fistules	Opérations antérieures	Date des Opérations	Nombre de Sutures	Durée de l'Opération	Date de l'enlèvement des Fils	Durée du traitement	Résultat obtenu	Remarques et Complications	Annexe
1	M. Beau	Mme M.		1	Accouchement laborieux. Application d'instruments	6 ans	1	Fistule vésico-vaginale d'un cent. et demi	Procédé Reybard. Insuccès.	5 Juin 1861, Procédé de M. Allée	5 fils d'argent	1 heure 1/2	le 15	25 jours	Guérison, confirmée 7 mois plus tard.		
2	Dr Foltz	Mlle X..,	35 ans	1	L'accouchement dura 48 heures. Pas d'instruments	2 mois 1/2	1	Fistule vésico-vaginale de 3 cent.	Dilatation du vagin avec l'éponge préparée.	15 Décembre 1862	9 fils et 2 tubes de Gatti	Plus de 2 heures	le 23	35 jours	Guérison. Confirmée 8 mois plus tard	Rétrécissement du vagin au niveau de plaie. Le col de l'utérus est en partie détruit.	
3	Dr Bouuquet d'Aix	Mme R..,	37	6	Pendant le travail la tête de l'enfant resta engagée dans le bassin, 10 heures. Administration du seigle ergoté	4 ans	1	Fistule vésico-vaginale admettant le bout du doigt, située à 15 millim. du col utérin		31 Octobre 1861	6, Bouton Bozeman	2 heures	le 14e jour	20 jours	Guérison	Au moyen de la sonde de Belloc, on passa un lac par l'urèthre et la vessie pour abaisser le fistule.	
4	Dr Guerlain (de St Omer)	X..,	26	1	Accouchement laborieux. Application du forceps	17 mois	1	Fistule vésico-vaginale de 15 millim. située à 4 cent. du col utérin		20 Septembre 1862 / 14 Juillet 1863	4 id / 7. 2 tubes de Gatti	1 heure / 1 heure	le 16 / le 24		Insuccès / Guérison confirmée 28 jours plus tard.	Les fils ont déchiré les bords. La fistule était difficilement accessible	
5	Dr Foucher	E. Leroux	40	11	Accouchement long et pénible. Application d'instruments.	3 mois	1	Fistule vésico-vaginale de 3 centimètres, située près du col utérin.	Plusieurs cautérisations. Insuccès	2 Juin 1861	10 sutures		le 19	45 jours	Guérison. Paralysie de l'urèthre pendant quelques jours qui disparut à la 4e cautérisation	La fistule était fondée derrière une bride cicatricielle et les lèvres étaient indurées.	
6	id	M. F..,	34	3	Accouchement difficile. Application de forceps	4 ans 1/2	2	Fistule vésico-vaginale de 1.1/2 cent. La fistule postérieure avait 2 cent. limitée en arrière par la lèvre inférieure du col.	Une opération a été pratiquée. Il y a 2 ans. Insuccès	26 Juillet 1860 on opéra les deux fistules, quelques semaines plus tard	7 pour la 1ère / 10 pour la 2e / 1 Suture	2 heures	la 11e jour / ?		Guérison pour la 2e / Amélioration pour la 1ère Guérison	La fistule postérieure était située derrière une bride cicatricielle. Dans la 1ère et la 2e opération de la fistule antérieure les fils ont coupé les bords de la plaie.	
7	Dr Rames	M. F..,	15	1	Taille vésico-vaginale pour l'extraction d'un gros calcul, qui avait pour base une épingle introduite par l'urèthre	1 an	1	Fistule vésico-vaginale d'un cent. située à 4 cent. du méat urinaire	Cautérisation avec le nitrate d'argent et le fer rouge. Insuccès	18 Juillet 1861 / 17 Juin 1862	3 ib. / 5 ib.		le 25 / le 23		Insuccès / Guérison	Les fils furent trop foncés et celui du milieu coupa les bords. 2e opération. La malade retira la sonde qui la faisait souffrir et urina involontairement.	
8	Dr Verneuil	N. B..,	21	3	Le second accouchement dura 48 heures. Pas d'instruments	1	1	Fistule vésico-vaginale admettant le doigt située à 1 cent. du col utérin		19 Janvier 1860 / 15 Juin / 17 Septembre / 25 Octobre 1861	7 id / 5 id / 5 id / 3 id	2 1/2 h	le 28 / le 23 / le 31		Amélioration Insuccès / Guérison pendant 6 mois Insuccès / Guérison par la cautérisation	La lèvre antérieure du col était rétrécie. La sonde provoqua l'inflammation de la vessie et de l'urèthre. Le vit et un instrument vaginal expulsèrent la fistule.	

(Méthode Américaine)

Procédé de M. Bozeman.

N° d'Ordre	Nom du Chirurgien	Nom de la Malade	Âge	Nombre d'accouchements	Remarques sur l'Accouchement	Durée des Fistules	Nombre des Fistules	Siège et Caractères des Fistules	Opérations antérieures	Date des Opérations	Nombre des Sutures	Durée de l'Opération	Date du rétablissement des Fils	Durée du Traitement	Résultat obtenu	Remarques et Complications	Sources bibliographiques
9	M. Verneuil	Aub...,	37 ans		L'étiologie de la fistule est très obscure	2 ans	1	Fistule vésico-vaginale de 2 cent. située à 2 1/2 du méat urinaire		17 Juin 1861	9 sutures	4 1/2 h	le 25	30 jours	Guérison	Lèvres indurées. Hernie de la vessie	Archives générales de méd. et.
10	ib.	Mᵉ Rivot	22	1	L'accouchement dura 3 jours. Application du forceps	2 mois	1	Fistule vésico-vaginale admettant une sonde de femme située au bas-fond de la vessie		25 Juin 1861	4 id	1 heure	le 30	26 jours	Guérison	Col utérin complètement oblitéré et détruit; rétention des règles; le col s'ouvre par les seuls efforts de la matrice	(M. p. 301)
11	Baker Brown	M. B...,	43	11	La fistule fut produite par un calcul pendant le travail qui dura 48 heures	3 ans	1	Pertuis fistuleux situé près du col utérin	Cautérisation avec le fer rouge	Incisions latérales. Sonde				25 jours	Guérison sans opération avec la suture		
12	ib.	Mᵉˢ E...,	25	5	La tête de l'enfant resta 8 heures dans l'excavation	7 mois	1	Fistule vésico-vaginale admettant le doigt	Cautérisation. Infructé.	4 Avril 1852 / 20 Février 1854	6 id / 6 id	2 heures / 1/4	le 12 / 10e jour	30 jours	Infructé. La guérison paraît parfaite. Mort le 12 Mars par suite d'une pleuro-péricardite.	Dans les 2 opérations, les fils ont coupé les bords. À la 2e opération, on décha l'urèthre de son insertion au pubis	Londres 1861
13	B. Brown	S. P...,	45	8	Le dernier accouchement fut très laborieux et dura 15 heures. Applications d'instruments	6 ans	2	2 Fistules vésico-vaginales très petites séparées l'une de l'autre de 1/2 pouce	Plusieurs opérations et Cautérisations avec le fer rouge. Infructé.	1er Novembre 1858 / 3 Janvier 1859 / 3e opérat. quelques semaines après			le 12		Guérison de la fist. antér. Infructé pour la seconde. Infructé du mois de Juin 186.. Guérison spontanée presque complète.	Les lèvres de la seconde fistule étaient presque cartilagineuses.	
14	ib.	L. R...,	40	3	La 1re très laborieux fut terminé par le forceps	11	1	Fistule vésico-vaginale admettant le pouce, située au milieu de la cloison.		12 Avril 1860 / 17 Mai "	5 crampons		le 21 / le 28	2 mois	Amélioration / Guérison	Les bords de la fistule étaient presque cartilagineux.	(Diseases of Women. Seconde édition. Londres)
15	ib.	M. W.	34	5	Accouchement laborieux. Manœuvres mal faites par une sage-femme.	3 mois	1	Fistule vésico-vaginale très petite, située près du col vésical		26 Avril 1860	3 id				Mort le 3 mai de Pyémie	Il y avait du lait dans les mamelles et l'opération fut faite prématurément.	
16	ib.	Mrs. B...,	37	3	Le dernier dura 3 jours. Application d'instruments	2 mois	1	Fistule vésico-vaginale de la grandeur d'un schelling située près du col utérin		29 mai 1860 / 15 Juin	5 avec bouton / 3 crampons		au 10e jour / au 11e	5 semaines	Amélioration / Guérison	Il existait à la lèvre antérieure une bride cicatricielle qui n'a pas été divisée à la 1re opér. laquelle tiraillait les bords	
17	ib.	H. S...,	21	1	L'accouchement dura 3 jours. Pas d'instruments	3 ans	1	Fistule vésico-vaginale de la grandeur d'un florin, intéressant la moitié de l'urèthre et une partie de la vessie	Plusieurs brides cicatricielles furent divisées	20 Juin 1860 / 19 Juillet	7 fils simplement tordus / 2 crampons		au 15e jour / au 9e		Amélioration / Guérison	L'utérus faisait hernie à travers la vulve, et le vagin était comblé de cicatrices. La moitié de l'urèthre et une partie de la vessie étaient détruites	

(Méthode Américaine) Procédé de M. Bozeman.

N.° d'Ordre	Nom du Chirurgien	Nom de la Malade	Âge	Nombre d'Accouchements	Remarques sur l'Accouchement	Date de la Fistule	Nombre des Fistules	Siège et Caractères des Fistules	Opérations antérieures	Date des Opérations	Nombre de Sutures	Durée de l'Opération	Date de l'Enlèvement des Fils	Durée du Traitement	Résultat obtenu	Remarques et Complications	Sources bibliographiques
18	B. Brown	S. O...	39 ans	9	Le dernier dura 8 jours. Application d'instruments.	4 mois	1	Fistule vésico-vaginale de la grandeur d'une pièce de 5 centimes; située près du col vésical.		31 Mai 1860	3 crampons		9 Juin	10 jours	Guérison		ib.
19	ib.	M. B..	32	1	L'accouchement dura 24 heures. Pas d'instruments.	4 mois	1	Fistule vésico-vaginale d'un pouce, située tout près du col vésical.	Le 13 Juillet on divise une bride cicatricielle.	2 Août 1860 / 16 août	3 crampons / 6 fils		11 août / 27 "	2 mois et demi	Trouncée / Guérison	Une bride cicatricielle vésico-... ...dans le vagin	ib.
20	ib.	M. B..	42	1	L'accouchement dura 24 heures. Application d'instruments.	8 ans	1	Fistule vésico-vaginale admettant le doigt, située à 2 pouces de l'entrée du vagin		13 août 1860	7 fils cinquplombé téz? à 2 p.us		20 août	1 mois	Guérison	Les bords de la fistule étaient cartilagineux. Restauration de l'uréthra étir oblitéré à son orifice vésical.	ib.
21	ib.	E. B...	41	1	L'accouchement dura 8 heures et fut terminé par la menstruation d'une vésicale immédiat? par le vagin	5 mois	1	Fistule vésico-vaginale de 2 pouces environ de longueur.		2 Août 1860 / 16 " / 13 Septembre	7 crampons / 5. boutons / —		le 10 / le 25 / le 22		Amélioration / Amélioration / Guérison	Bride cicatricielle à la partie supérieure du vagin qui ne furent pas divisées. Dévition complète du plésina	ib.
22	ib.	S. H...	28	1	L'accouchement dura 3 heures. Céphalotripsie.	10 jours	1	Grande perte de substance de la cloison (6 schillings)	Plusieurs brides cicatricielles furent divisées	22 Mars 1860 / 31 Mai " / 26 Juillet " / 13 Septembre "	3 crampons / 7 crampons / 6 crampons / 7 boutons		le 29 / le 7 Juin / le 4 Août / le 27 "		Guérison de la partie supérieure / Trouncée / Guérison	Ensuite la cloison vésico débutiée. Plusieurs trabécularéraient le vagin. L'enser de la malade étair très délabrée	ib.
23	ib.	J. M...	21	1	L'accouchement dura 35 heures. Applic.t du Céphalotribe	3 mois	2	Fistule vésico-vaginale située derrière la symphyse ayant détruit la moitié de l'uréthra. Fistule recto-vaginale	Plusieurs brides cicatricielles furent sous-divisées avant d'opérer.	25 octobre 1860 / opérée le même jour	6. boutons		le 3 Novembre		Guérison / Guérison.	Plusieurs brides rétrécissaient le vagin. L'uréthre était à moitié détruite. La fistule recto-vaginale fut opérée le même jour avec non moins de succès.	ib.
24	Mc Sargett	M. Herk	29	2	La tête de l'enfant resta enclavée dans le bassin pendant 5 heures après administration de seigle ergoté.	3 ans	1	Fistule vésico-urèthro-vaginale superficielle admettant un stylet de trousse.	Procédé Jobert avec lin. Brosser Saincture Trouncée?	8 Avril 1859	3 sutures frisacer avec des ballon d'acier	1 h.e et 1/4	le 13	10 jours	Guérison; elle a été confirmée 5 mois plus tard.		Gazette médicale de Strasb.g 1861
25	ib.	J. Grillo	36	3	Grossesse gémellaire. Le travail dura 11 heures. Pas d'instruments.	6 mois	1	Fistule vésico-vaginale oblitérant le col et s'étendant vers le fond	Dans l'espace de 3 mois 10 centaines divers avec le fer rouge... Trouncée	28 septembre 1860	Suture en fil de fer recuit très fin	1 heure	le 6 octobre	1 mois	Guérison confirmée d'une plus tard	La sonde a été bien supportée... Le fil ont lésé un peu les tissus. La fistule était rétrécie sur la cicatrice d'une ancienne fistule guérie (voir etc. en 1857 (my. gaz. méd. de Strasbourg, 1858)	Gazette de Strasbourg
26	ib.	M. L...	31	11	La fistule date du 1.er accouchement. La tête de l'enfant resta enclavée pendant 16 heures		2	Fistule vésico-vaginale de 1/2 cent. Fistule vésico-vaginale plus petite située sur la ligne médiane à 2 cent. de la première qui est située à droite.	Opération autre suture. Amélior... à autre	8 février 1862 opération de la fistule à la fois	10 en fils de fer recuit très fin, fixésé avec de bala les scrabes	2 heures	le 17	1 mois	Guérison. Confirmée d'une plus tard	Le sonde a pendu été insupportable... ... fils ulcérer ...pointes.	ib.

EXPLICATION DES PLANCHES[1]

Pl. Ire. — *Position pelvi* ou *sacro-dorsale* (Steiss-Rückenlage). Le vagin est élargi par le spéculum en gouttière et par le spéculum plat.

Pl. II. — *Mise à jour immédiate de la fistule* et avivement des bords de la plaie.

Pl. III. — *Mise à jour médiate de la fistule* et avivement des bords.

Pl. IVet V. — *Opération de la fistule vésico-vaginale proprement dite.* Réunion des bords de la plaie par la double suture (les fils, dans la fig. 1re, ont été dessinés trop gros).

Pl. VI et VII. — *Opération de la fistule vésico-utéro-vaginale superficielle.* La lèvre antérieure du col utérin est avivée et réunie avec la paroi vésico-vaginale.

Pl. VIII et IX. — *Opération de la fistule vésico-utéro-vaginale profonde.* La lèvre antérieure du col utérin a été complétement détruite; la lèvre postérieure est avivée et réunie avec la cloison vésico-vaginale.

Pl. X et XI. — *Opération de la fistule vésico-utérine.* Les lèvres du col de la matrice ont été fendues, avivées et réunies, d'où il résulte que le col reste oblitéré, et l'écoulement des règles a lieu par la vessie. L'avivement s'étend vers la gauche, car la fistule s'étendait jusque-là.

Pl. XII et XIII. — *Opération pour oblitérer transversalement le vagin dans les grandes pertes de substance de toute la cloison vésico-vaginale.*

Pl. XII. — Fig. 1, manière d'appliquer la suture ; fig. 2, coupe transversale.

Pl. XIII. — Incision vestibulaire pour détacher le canal de l'urèthre de la symphyse, dans le but de relâcher le bord antérieur de la fistule.

Pl. XIV. — *Décubitus latéral gauche* et position du chirurgien.

Pl. XV. — (Plan supérieur) : fig. 1, spéculum en gouttière de M. Marion Sims ; fig. 2, petite spatule pour déprimer contre le pubis la paroi antérieure du vagin. Les autres instruments sont : un petit crochet, deux bistouris en fer de lance droit et courbe, une pince à dents de souris, enfin des ciseaux courbes sur le plat. — (Plan inférieur) : fig. 3, pince porte-aiguille de M. Sims ; point *a*, crochet des manches pour fixer la pince. Fig. 4, un fil est passé à tra-

---

(1) Les 13 premières planches ont été empruntées au dernier travail de M. Simon (1862).

vers les bords avivés de la plaie ; fig. 5, coaptation des lèvres au moyen de l'ajusteur. Les deux autres instruments sont une petite fourche pour faire glisser les fils et les fixer, et un petit crochet mousse pour faire basculer la pointe de l'aiguille au moment de sa sortie à travers les bords.

Pl. XVI. — (Plan supérieur) : fig. 1, avivement des bords par le procédé de M. Sims (1) ; fig. 2, passage des fils ; fig. 3, fils de soie fixés à un morceau de liége pour ne pas les confondre ; un fil de soie a été déjà remplacé par un fil d'argent. La figure montre la manière de le fixer par simple torsion et le mécanisme au moyen duquel on fait la coaptation, en même temps qu'on limite la striction de l'anse métallique au moyen de l'ajusteur.

Plan inférieur de la même planche : fig. 4, suture déjà terminée ; fig. 5, manière de placer la plaque de M. Bozeman ; fig. 6, les deux bouts de chaque fil sont passés à travers les trous des balles de plomb ; fig. 7, résultat de la suture par le procédé de M. Bozeman. La plaque est en place, c'est-à-dire la coaptation des bords de la plaie est faite ; les fils sont fixés par l'écrasement des balles de plomb et les bouts du fil coupés.

Pl. XVII. — Fig. 1, torsion du fil métallique ; fig. 2, sonde de M. Sims ; fig. 3, manière d'enlever les fils.

---

(1) Ces figures ont été faites d'après les dessins de M. Marion Sims. Nous les avons empruntées à la *Médecine opératoire* de M. A. Guérin, dernière édition ; Paris, 1864.

A. PARENT, Imprimeur de la Faculté de Médecine, rue Monsieur-le-Prince, 31.

PL. 1

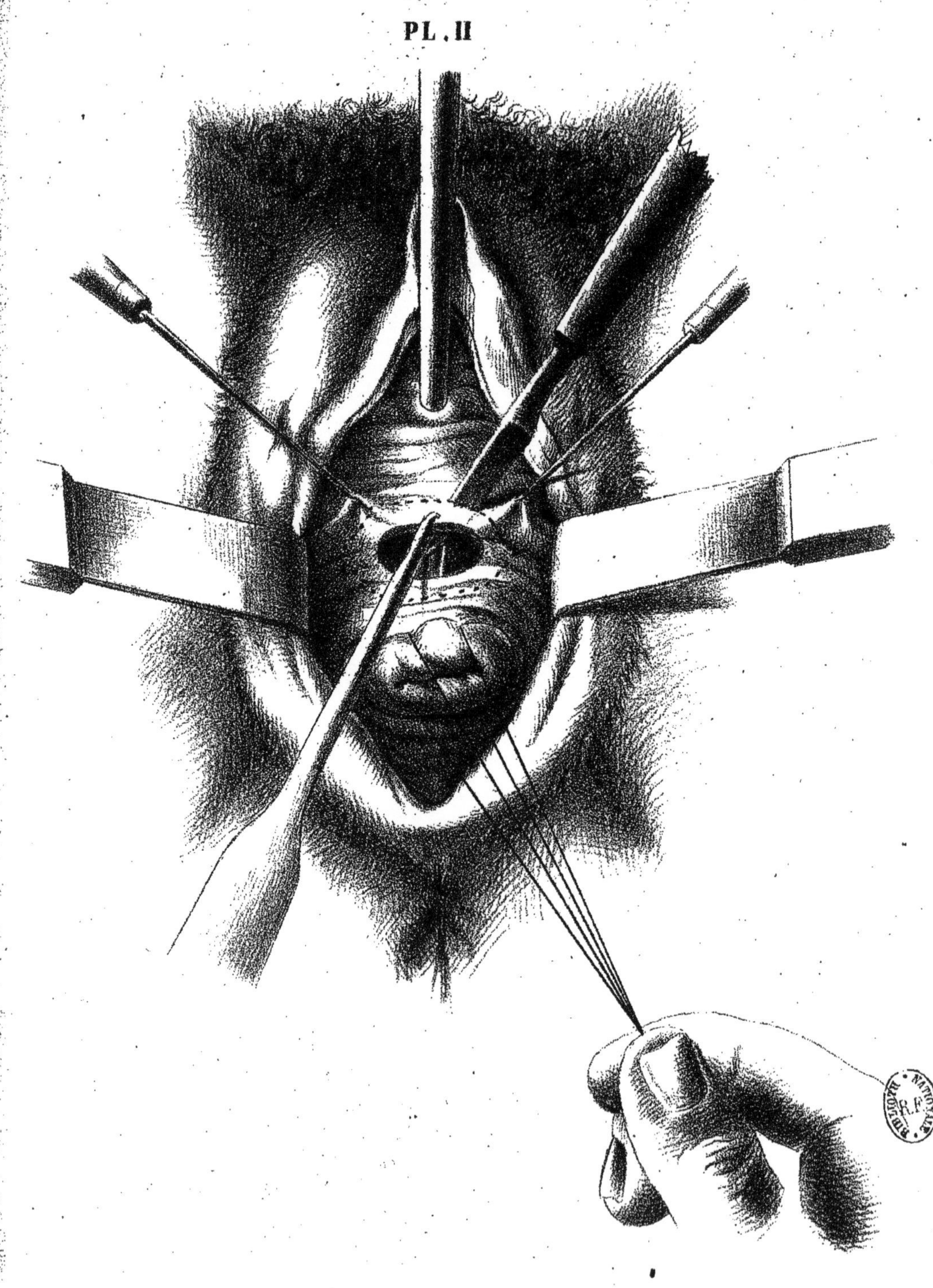
PL. II

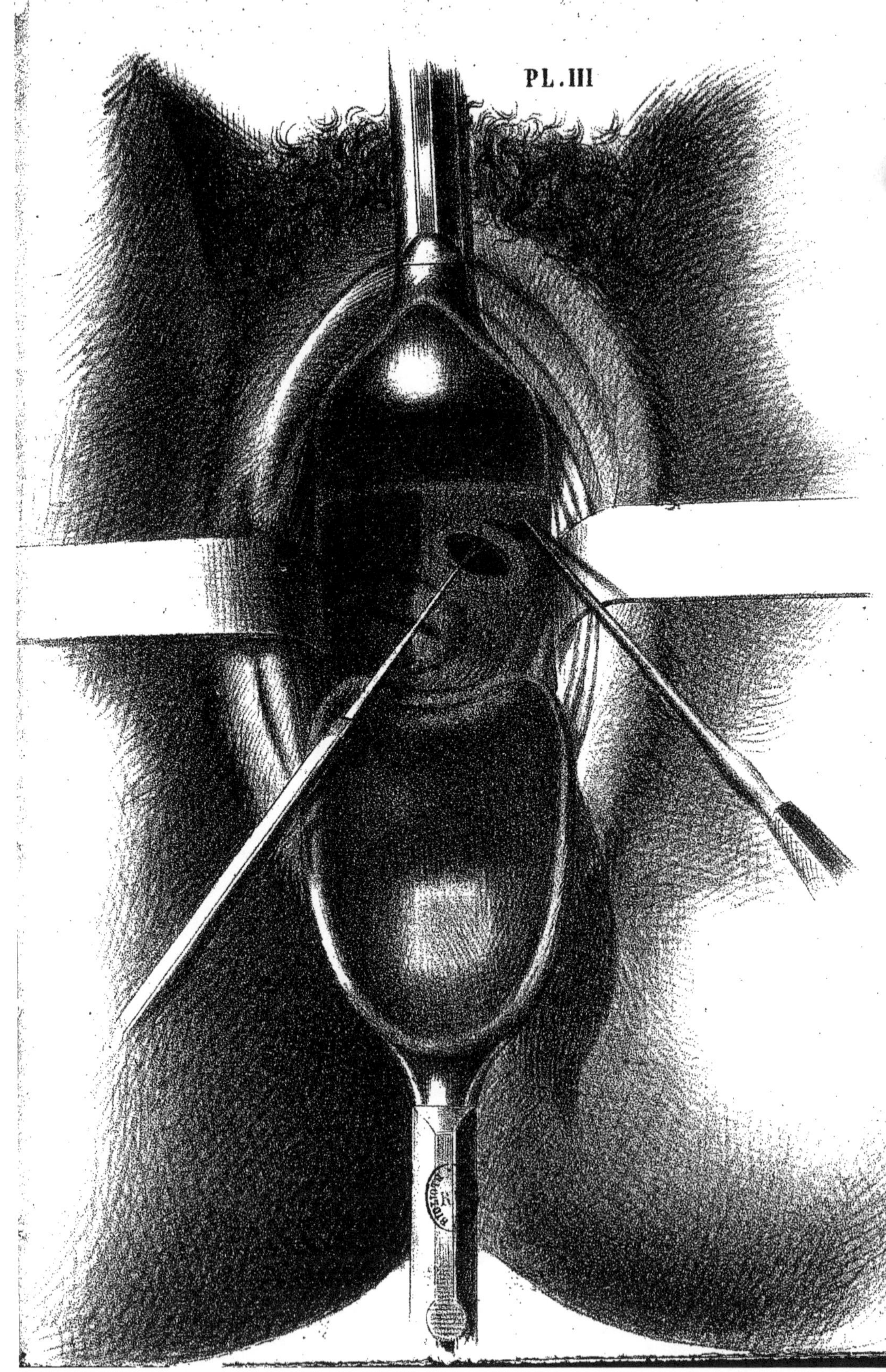

PL. III

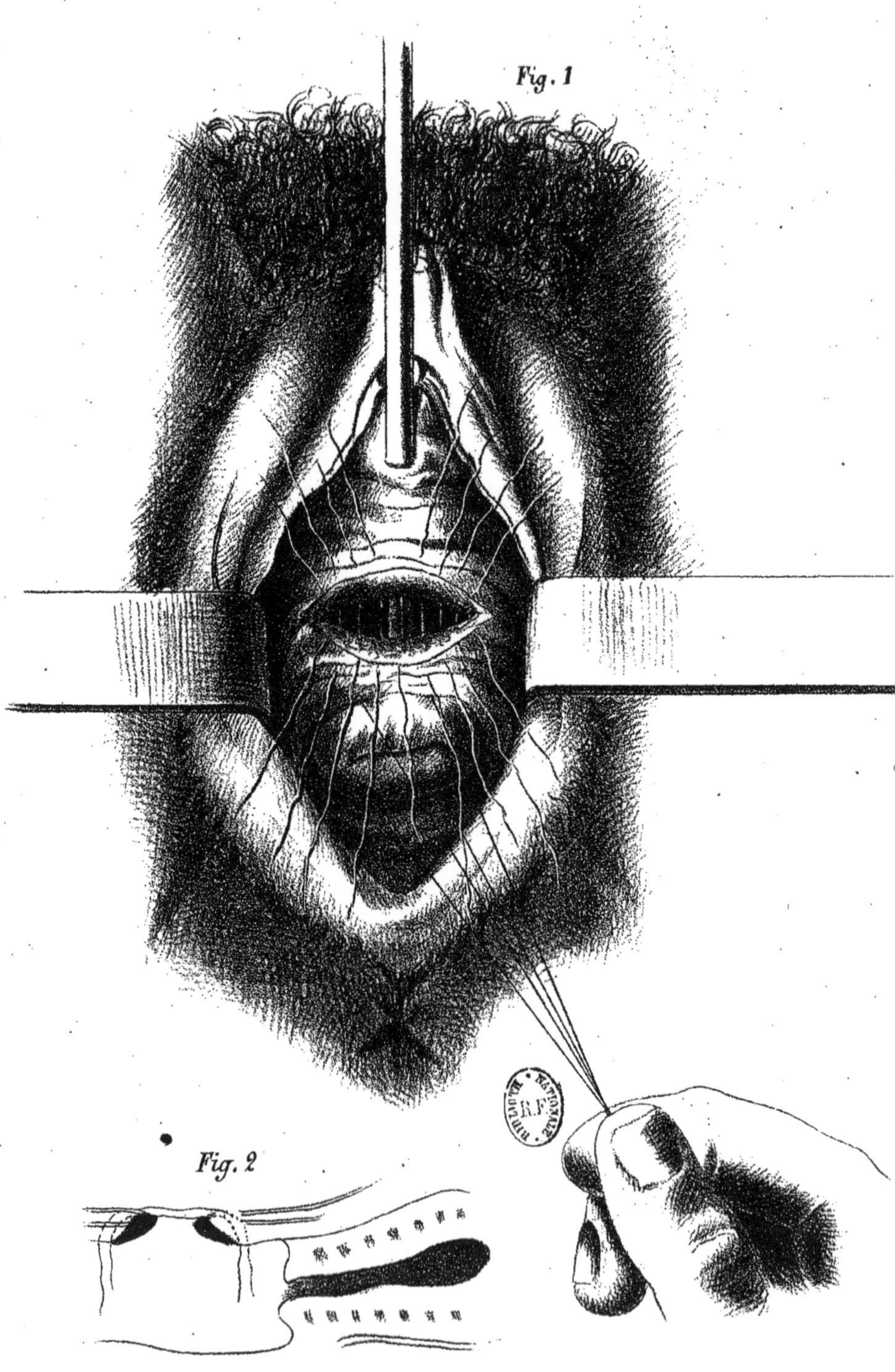

PL. IV
Fig. 1
Fig. 2

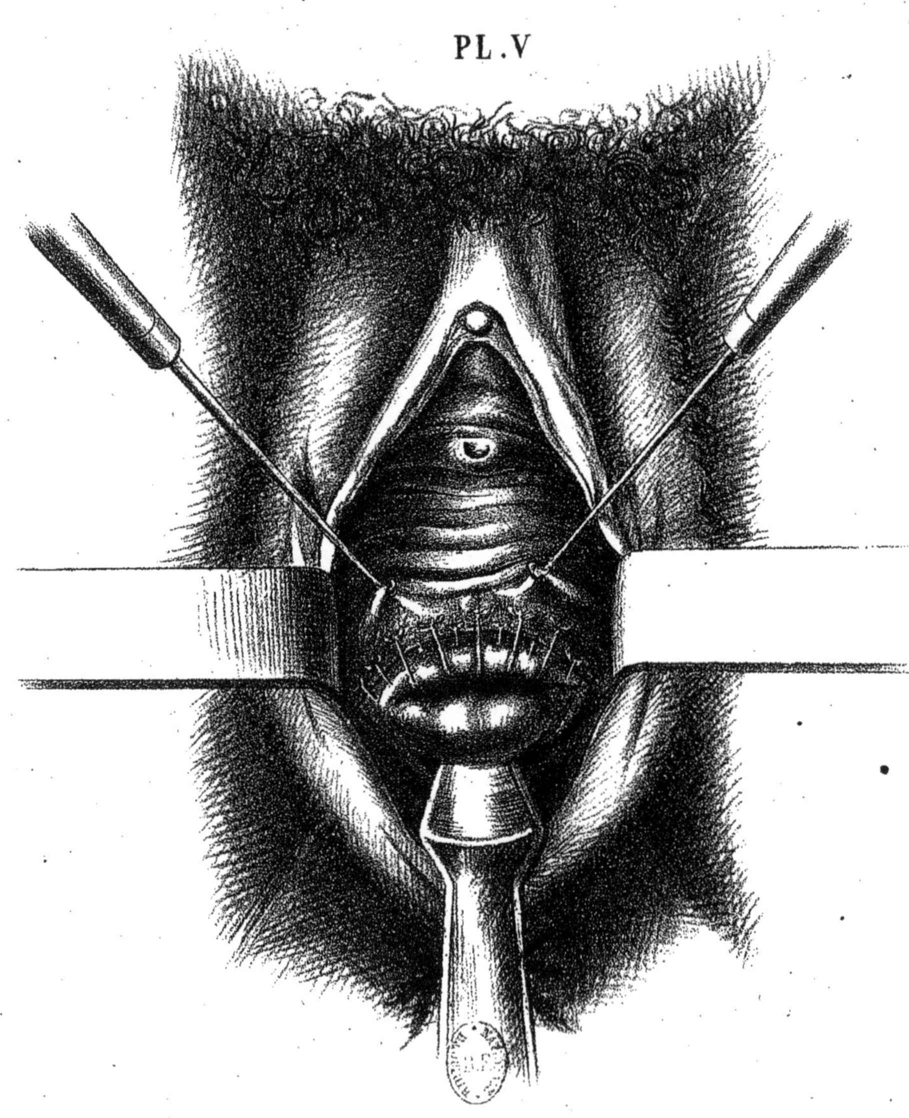
PL . V

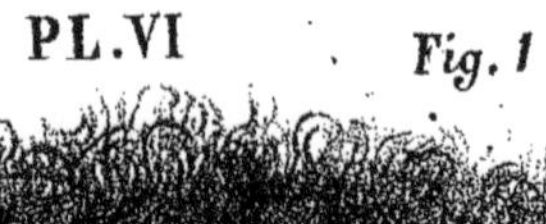

PL. VI
Fig. 1 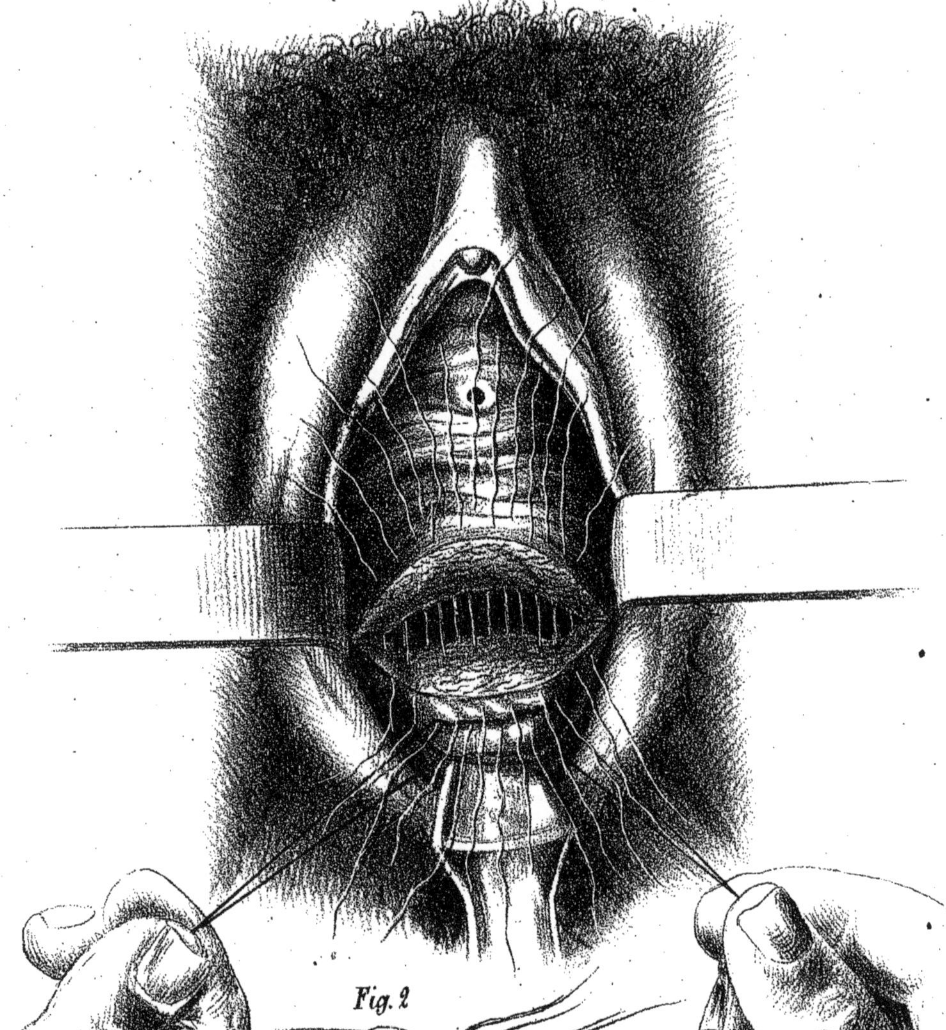
Fig. 2 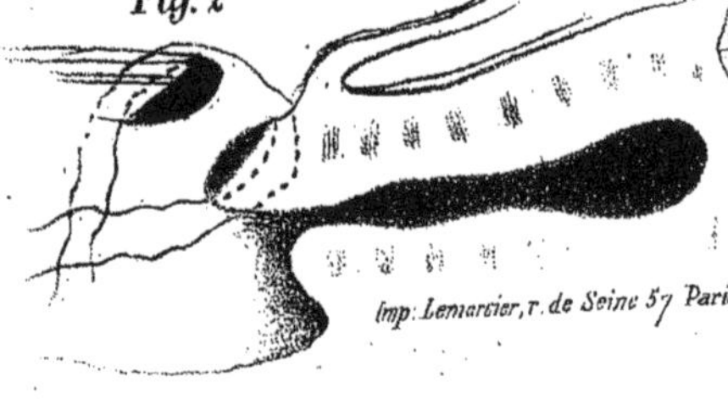
Imp: Lemercier, r. de Seine 57 Paris

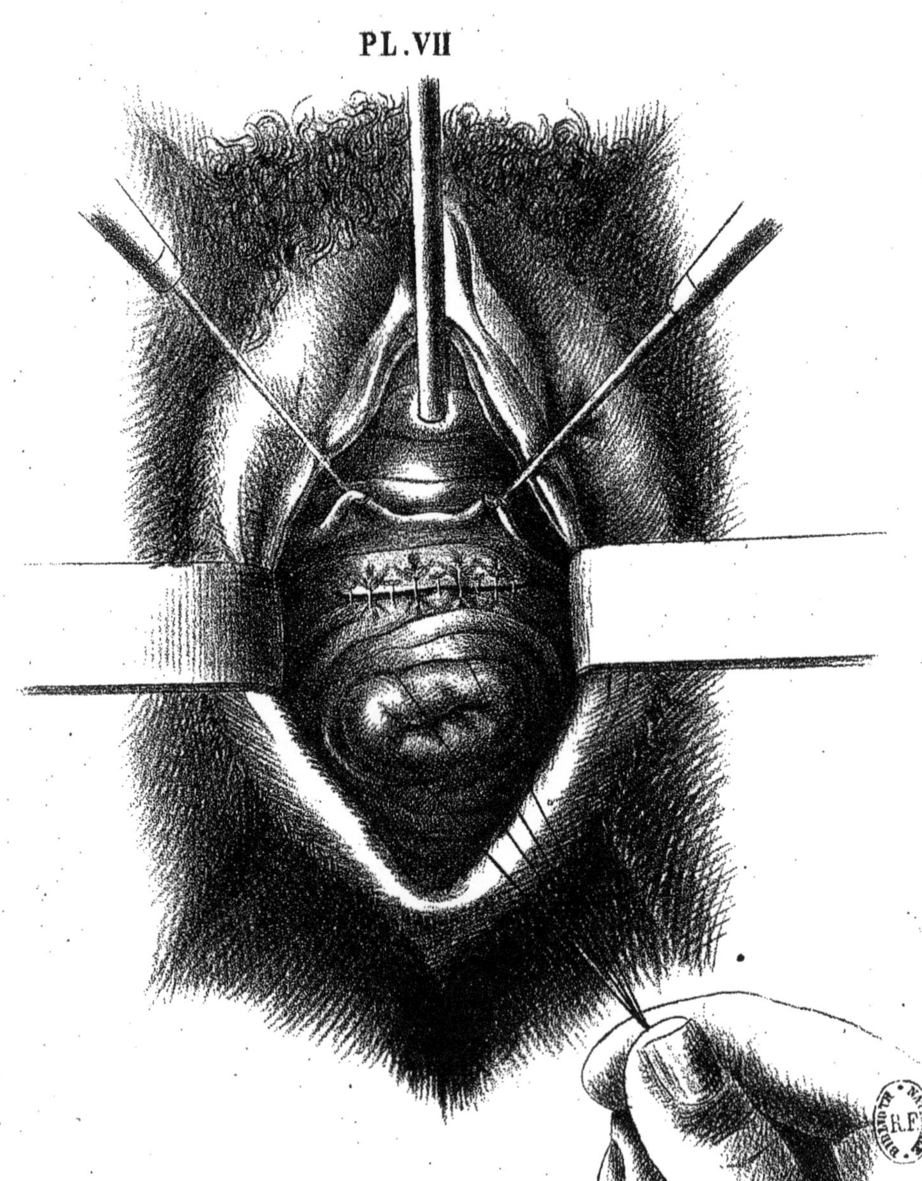

PL. VII

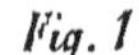

PL. VIII

Fig. 1

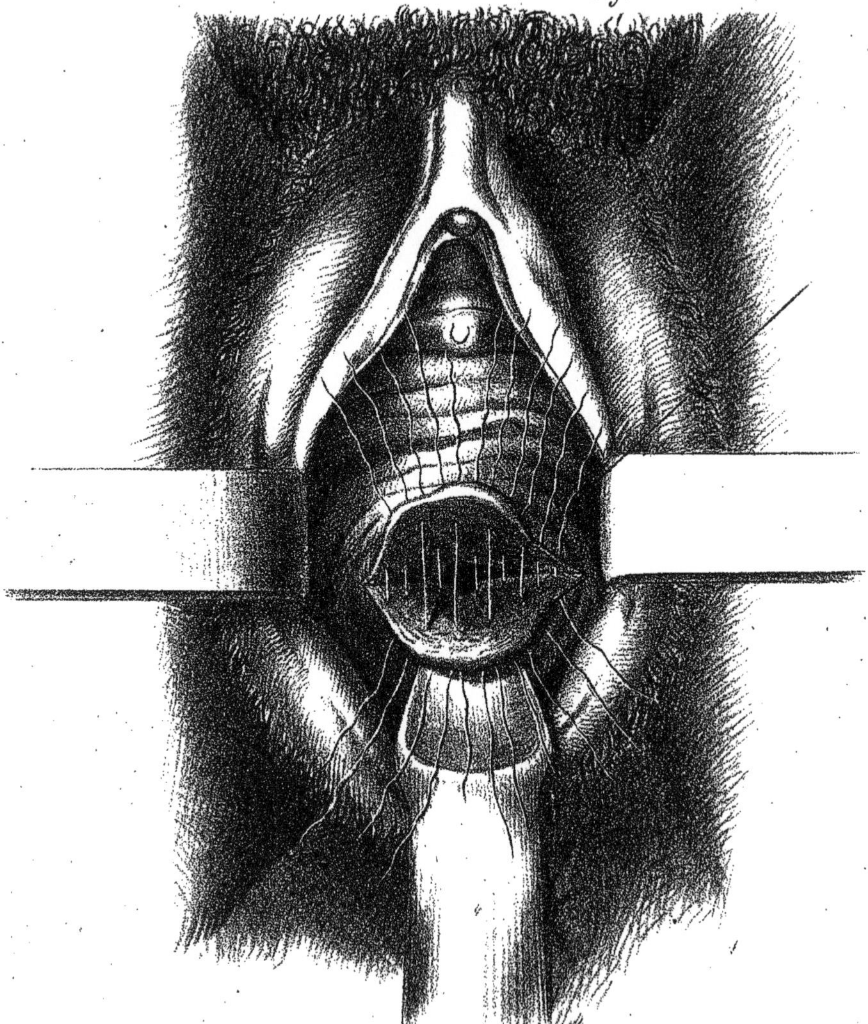

Fig. 2

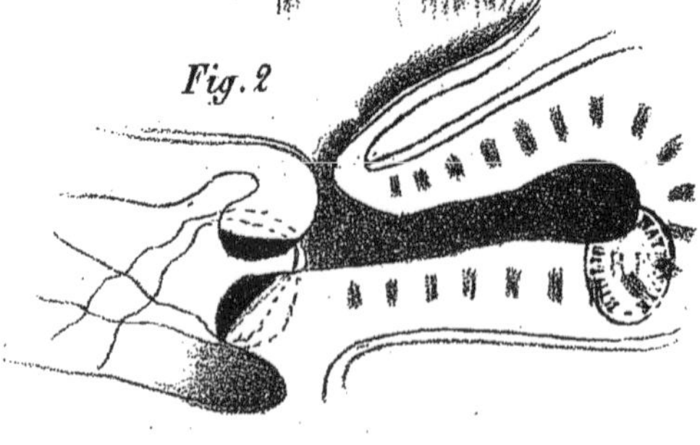

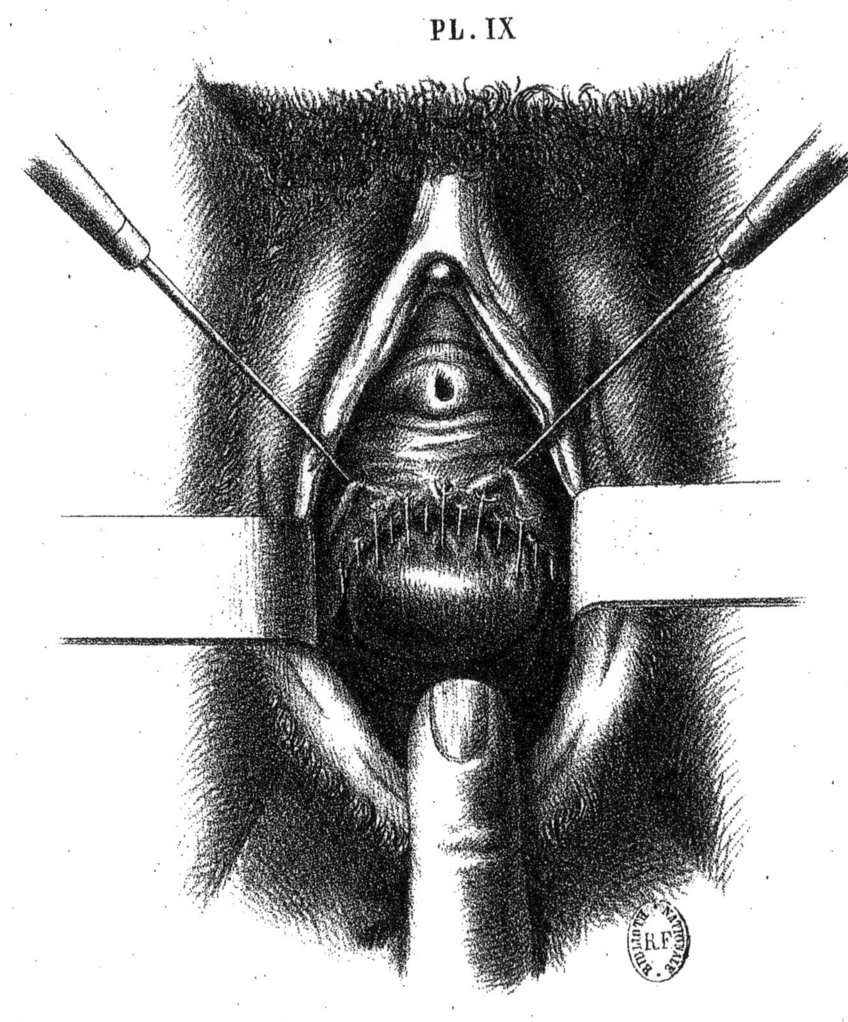

PL. XI

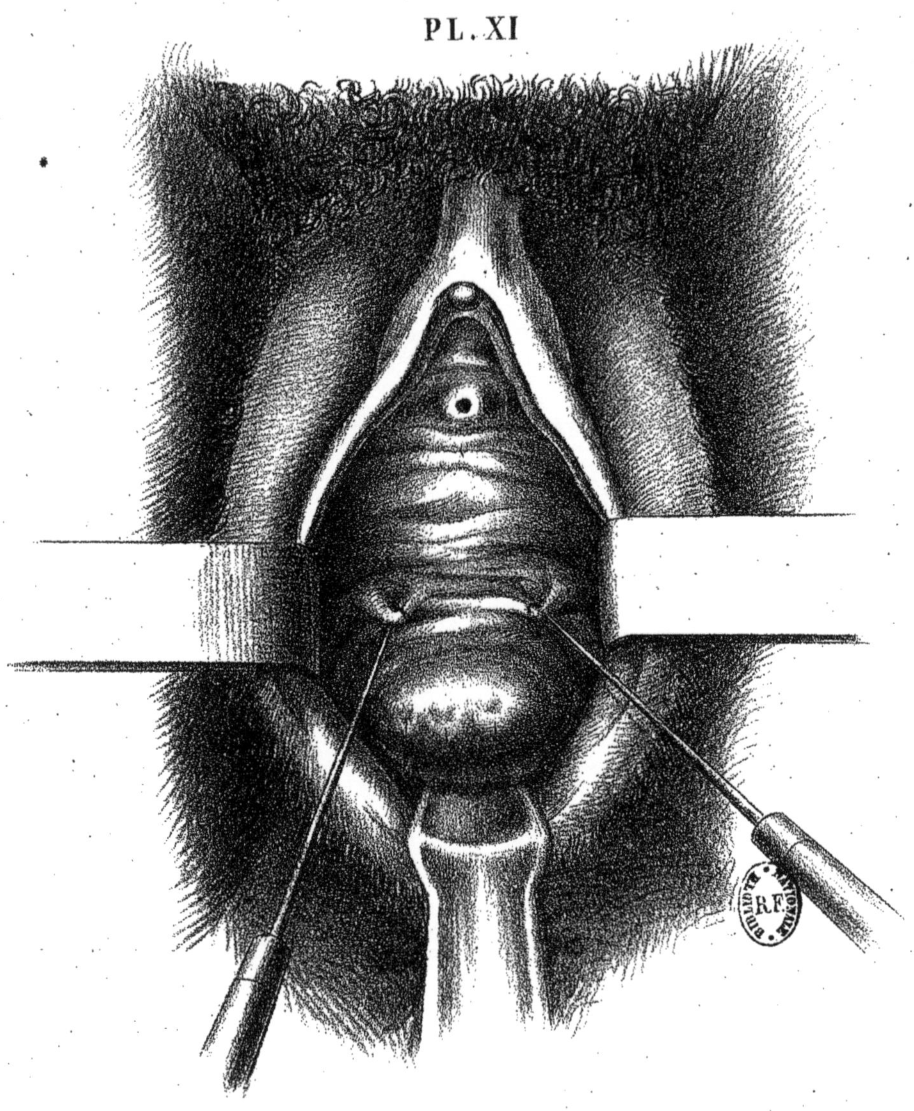

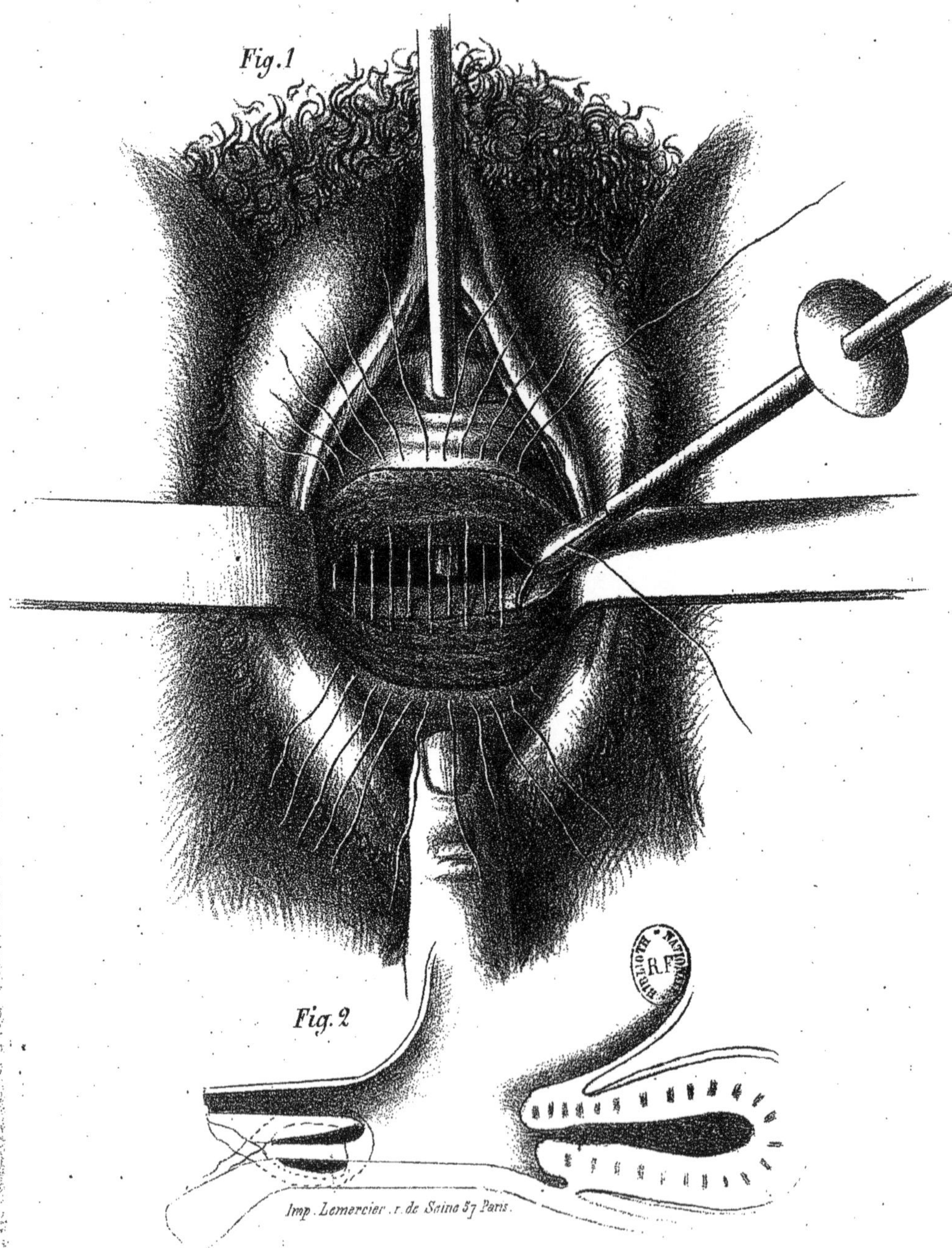
Fig.1
Fig.2
Imp. Lemercier . r. de Seine 57 Paris.

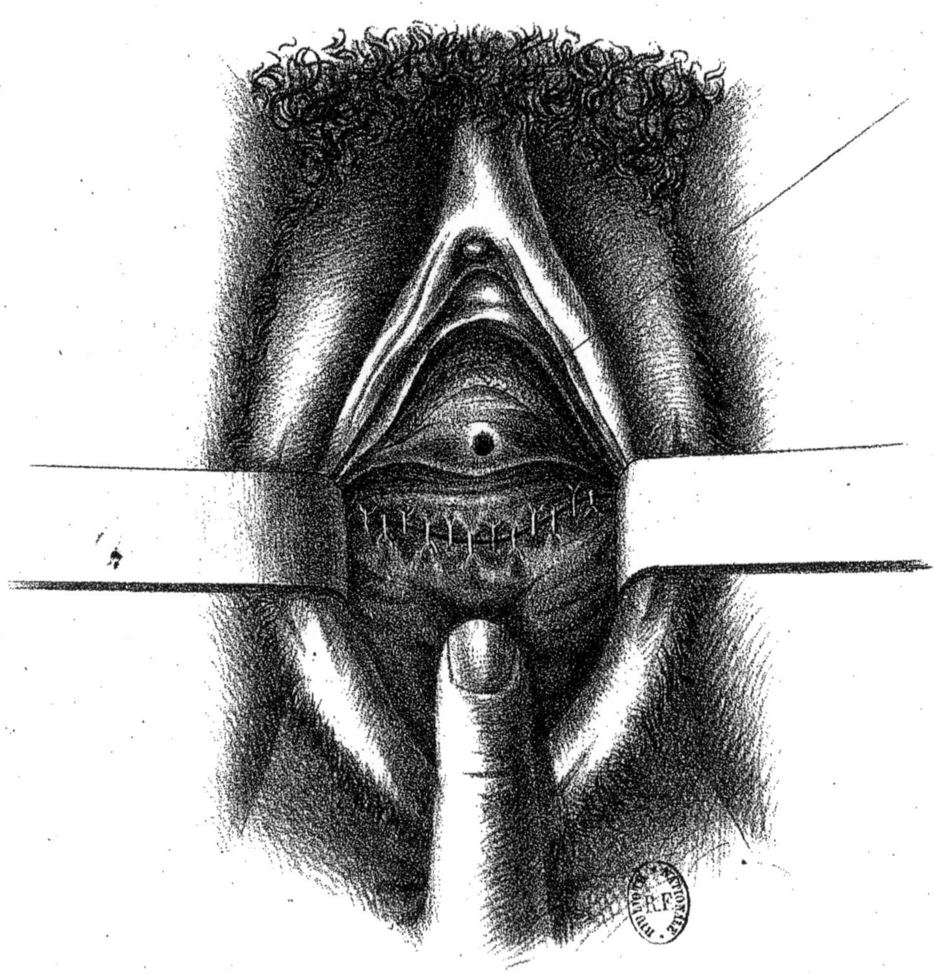

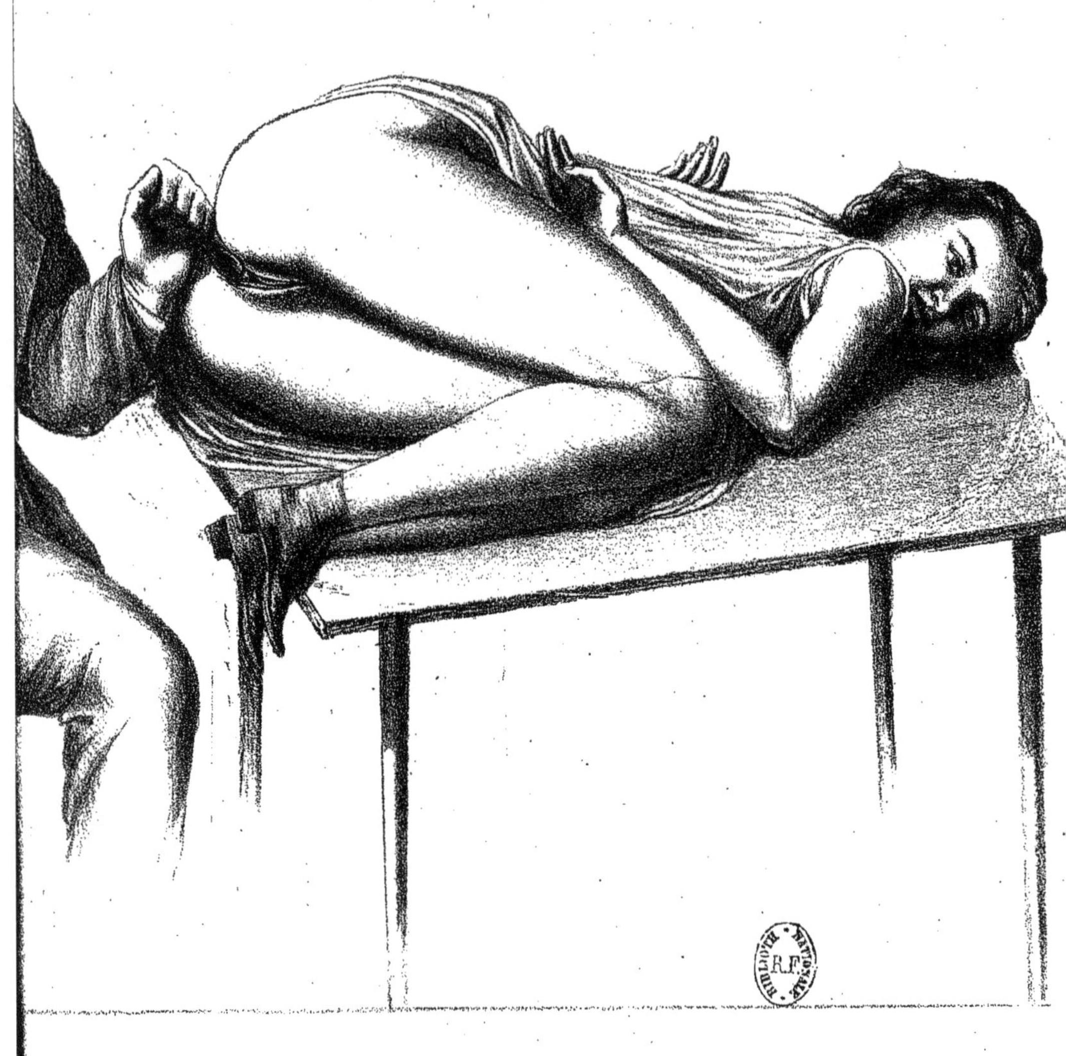

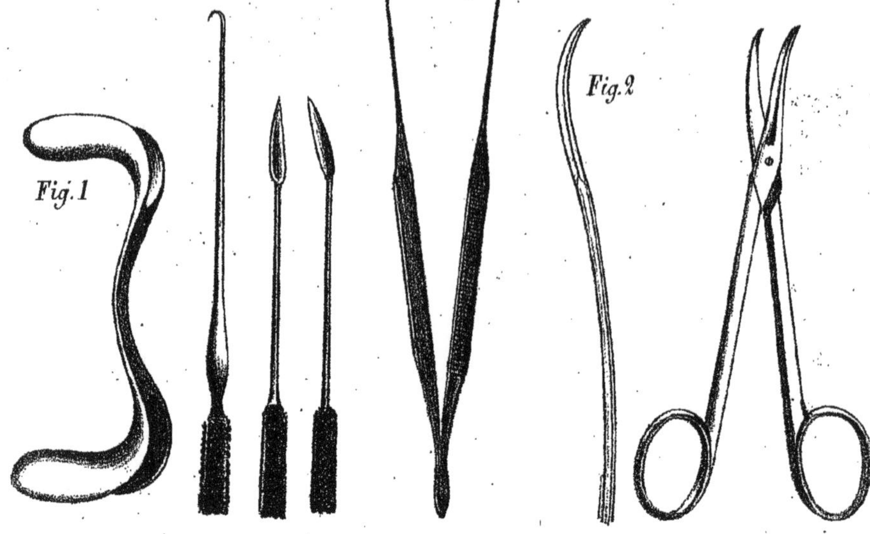

Fig.1

Fig.2

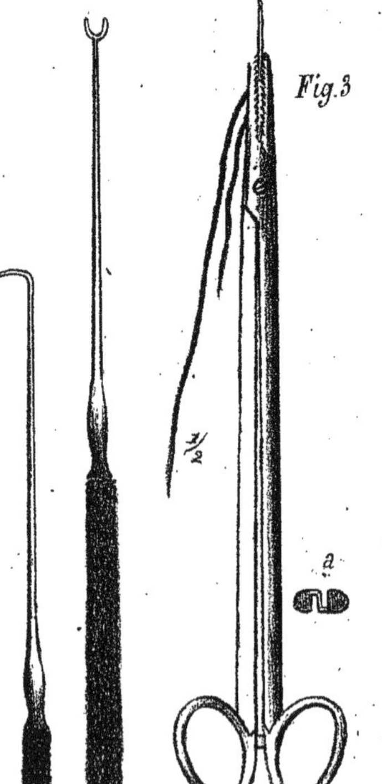

Fig.3

1/2

a

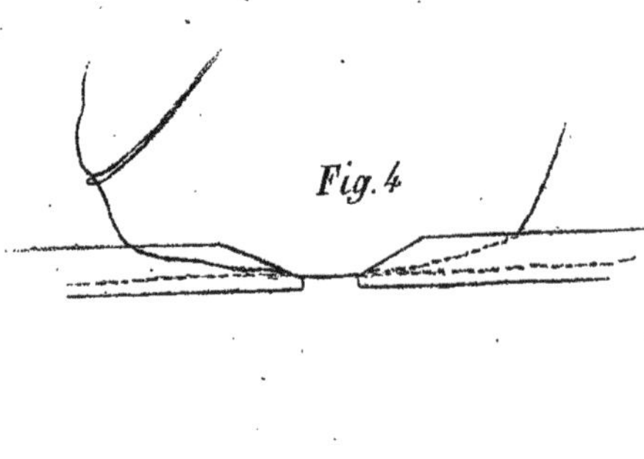

Fig.4

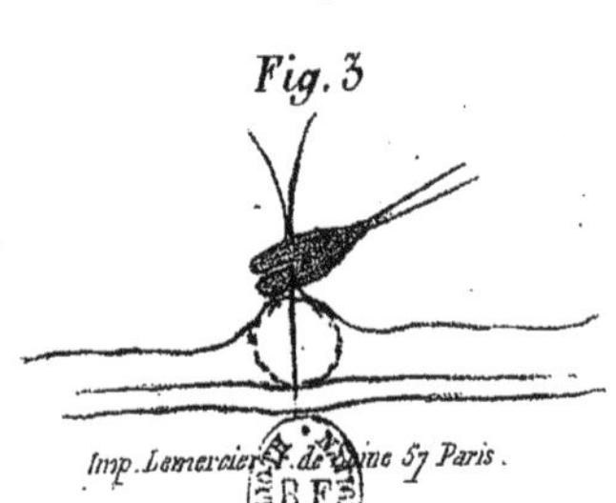

Fig.3

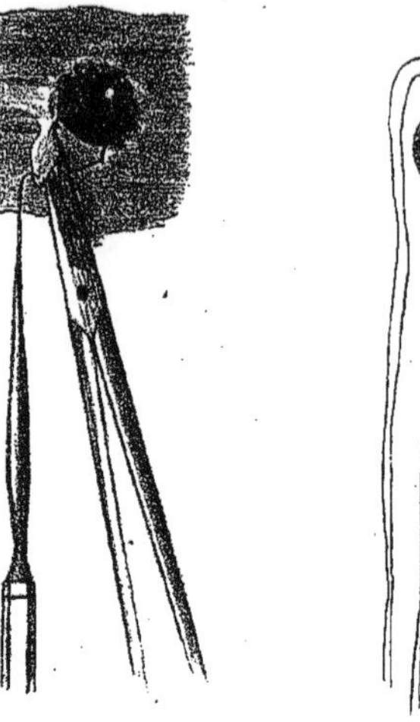

Fig. 1

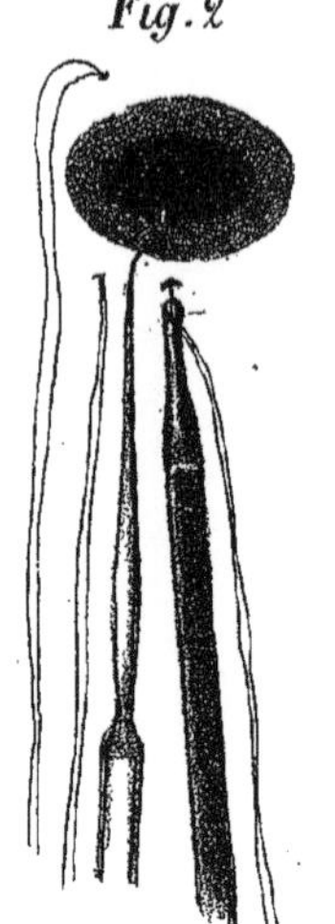

Fig. 2

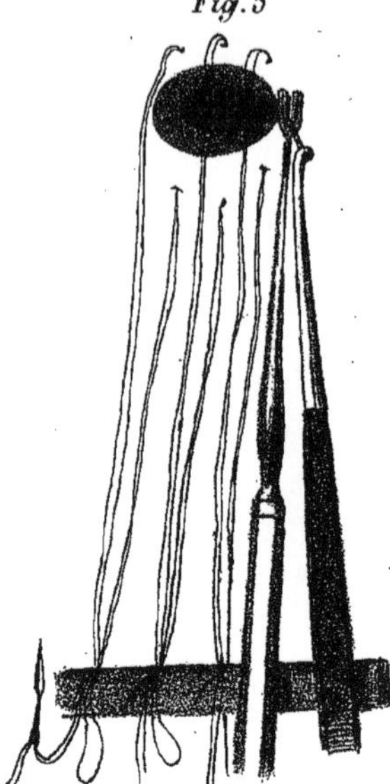

Fig. 3

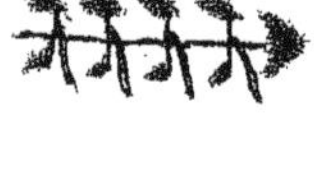

Fig. 4

Fig. 5

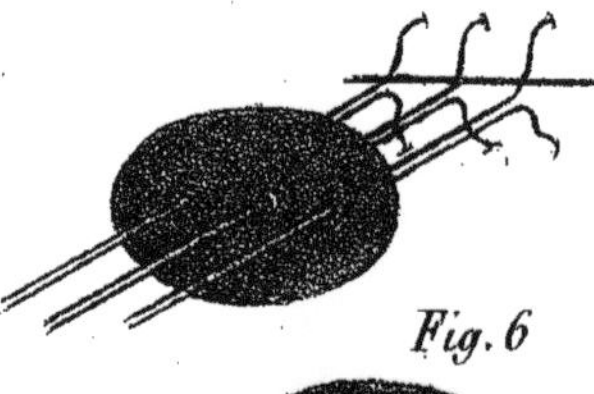

Fig. 7

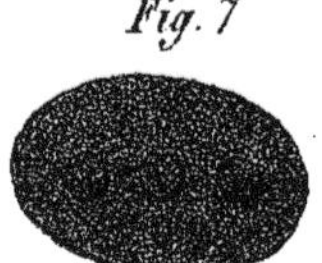

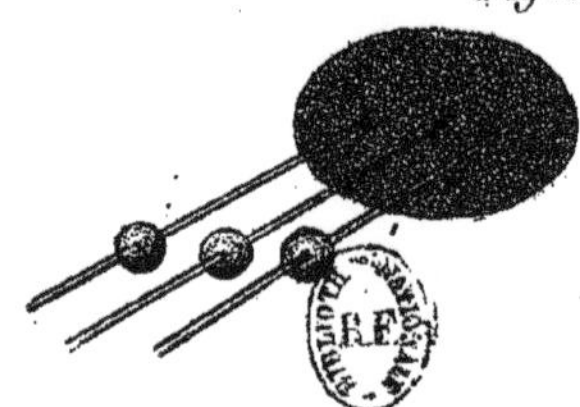

Fig. 6

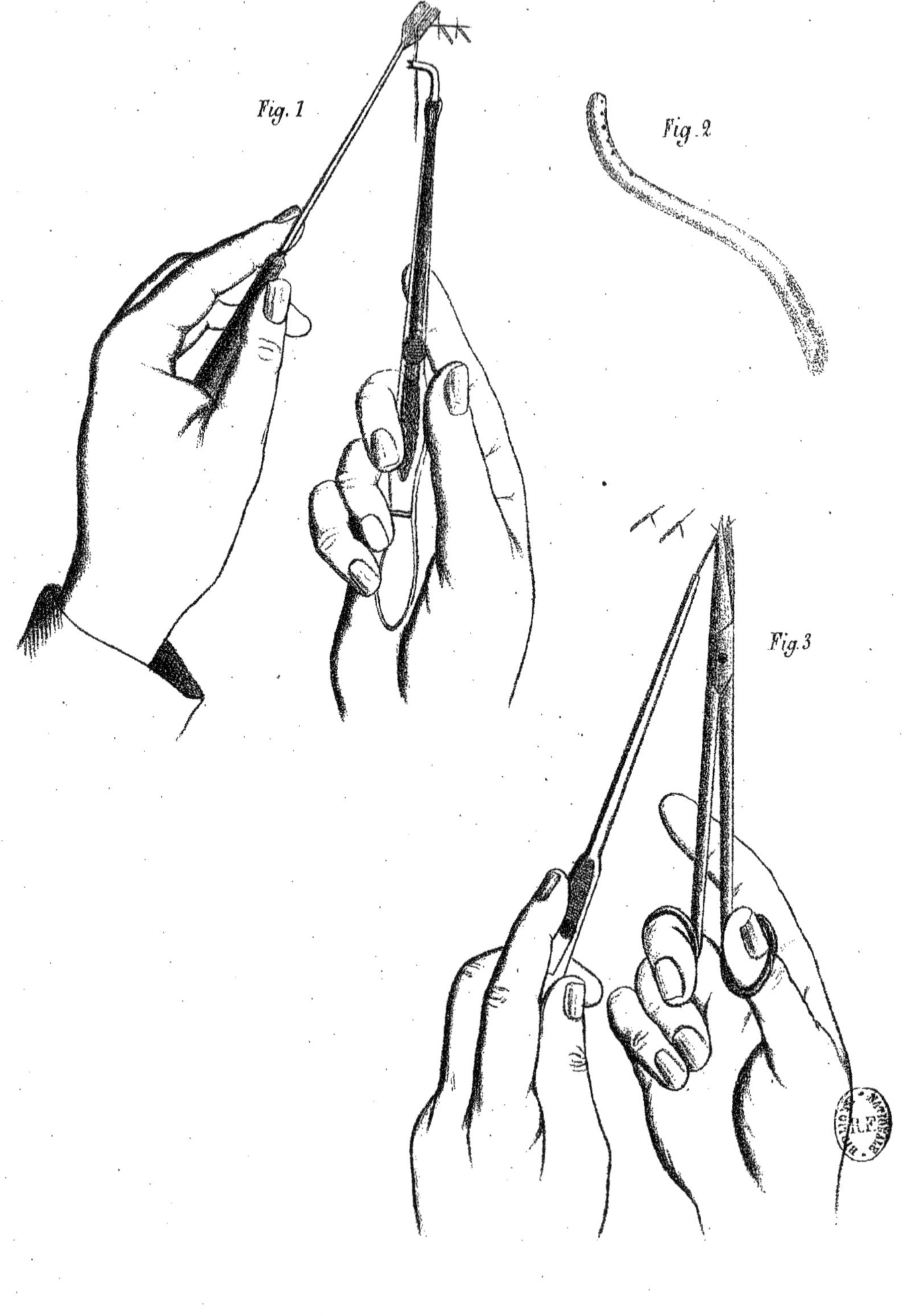

Fig. 1
Fig. 2
Fig. 3

A. PARENT, IMPRIMEUR DE LA FACULTÉ DE MÉDECINE,
31, rue Monsieur-le-Prince, 31.